高等职业教育改革创新教材 ｜ 供医学影像技术专业用

医学影像
信息技术与应用

主 编 杨德武 尹红霞

副主编 蔡惠芳 李 冰 李苗苗

编 者（以姓氏笔画为序）

王 卓（吉林大学白求恩第一医院）

王 哲（山东第一医科大学第一附属医院）

王宝才（红河卫生职业学院）

尹红霞（首都医科大学附属北京友谊医院）

李 冰（四川卫生康复职业学院）

李苗苗（山东医学高等专科学校）

杨钱龙（山东省立医院）

杨德武（北京卫生职业学院）

吴振暄（山东省肿瘤医院）

陈锡建（四川大学华西第二医院）

查远志（蒙自市第一人民医院）

黄翔静（雅安职业技术学院）

雷智鑫（自贡市第四人民医院）

蔡惠芳（北京卫生职业学院）

U0296065

人民卫生出版社

·北京·

图书在版编目（CIP）数据

医学影像信息技术与应用 / 杨德武，尹红霞主编 .
—北京：人民卫生出版社，2021.10（2024.8 重印）
ISBN 978-7-117-31703-0

Ⅰ.①医…　Ⅱ.①杨…②尹…　Ⅲ.①医学摄影 —信
息技术　Ⅳ.①R445

中国版本图书馆 CIP 数据核字（2021）第 107722 号

人卫智网	www.ipmph.com	医学教育、学术、考试、健康，购书智慧智能综合服务平台
人卫官网	www.pmph.com	人卫官方资讯发布平台

医学影像信息技术与应用

Yixue Yingxiang Xinxi Jishu yu Yingyong

主　　编：杨德武　尹红霞
出版发行：人民卫生出版社（中继线 010-59780011）
地　　址：北京市朝阳区潘家园南里 19 号
邮　　编：100021
E - mail：pmph @ pmph.com
购书热线：010-59787592　010-59787584　010-65264830
印　　刷：三河市潮河印业有限公司
经　　销：新华书店
开　　本：787 × 1092　1/16　印张：17
字　　数：403 千字
版　　次：2021 年 10 月第 1 版
印　　次：2024 年 8 月第 4 次印刷
标准书号：ISBN 978-7-117-31703-0
定　　价：59.00 元

打击盗版举报电话：010-59787491　E-mail：WQ @ pmph.com
质量问题联系电话：010-59787234　E-mail：zhiliang @ pmph.com

前　言

医学影像信息学是医学影像技术专业的基础课程。高等职业教育改革创新教材《医学影像信息技术与应用》是根据教育部 2019 年 7 月颁布的《高等职业学校医学影像技术专业教学标准》中的培养目标和课程教学需要组织编写的。

在本教材编写中，依据高等职业教育培养高素质技术技能人才的具体目标，紧贴医院放射科技术岗位规范，以医学影像信息技术及应用能力为教学重点，突出理论学习、技能训练和素质提升的对接与融合，体现高等职业教育特色和课程改革成果。教材内容的选取贯彻"必需、够用、实用"原则，包括医学影像信息技术认知和医学影像信息技术操作两部分内容。其中，医学影像信息技术认知部分包括医学影像、医学影像信息系统、医学影像信息安全、医学影像处理技术及医学图像人工智能技术的基础理论知识，目的是使学生熟悉医院放射科影像处理、信息管理等岗位的工作职责和技术发展；医学影像信息技术操作部分基于工作过程导向的项目化教学内容，共设置医学影像存档与通信系统的使用、普通 X 线影像处理、CT 影像处理、MRI 影像处理 4 个训练项目 26 个训练任务。每个训练任务按照临床案例导入、图像质量分析、技术操作流程和质量规范评价的逻辑关系展开，重在体现职业教育认知规律和职业岗位特色，有助于教师开展教学模式创新。教材中的数字资源为学生的学习和训练提供了保障。

本教材的参考授课时数为 54 学时，实际授课学时可根据各院校的教学安排和基础条件进行调整。教材的理论授课学时与实训学时比例建议为 1：2，基础教学条件为医学影像存档与通信系统和放射科常见案例的影像资料。

感谢兄弟院校对教材编写工作的指导和帮助，同时对参与本教材编写的医院放射科专家表示由衷的谢意。

　　由于本教材是适应医院放射科的发展及人才培养需求的提升而编写,多数内容没有相关的教材或资料可以参考,且编者的经验和水平有限,对于教材中存在的不足之处,恳请各位读者在使用中多提宝贵意见,以便再版时改进。

杨德武　尹红霞

2021 年 8 月

目 录

下篇　医学影像信息技术操作

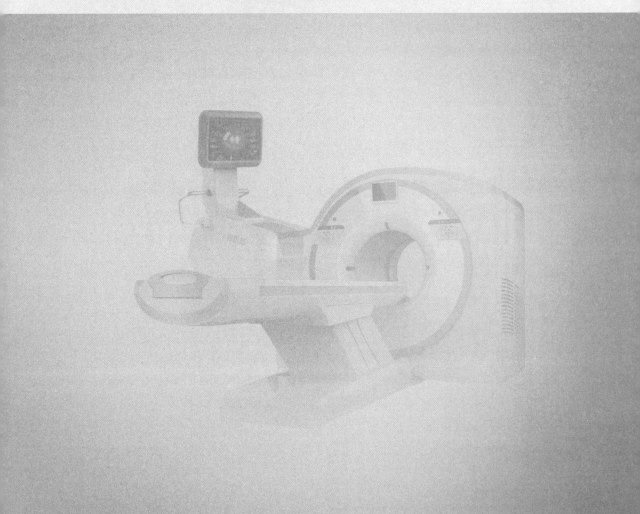

上篇 ▶
医学影像信息技术认知

第一章　医学影像的认知

学习目标

1. 掌握：医学影像的基本概念；医学数字影像质量评价方法及标准。
2. 熟悉：DICOM 标准的内容。
3. 了解：HL7 标准的内容；医学影像管理的相关法律法规。

第一节　医学影像基础

一、医学影像基本概念

医学影像作为临床检查进程中的核心部分，可以有模拟影像和数字影像两种不同的表现形式，在实际应用过程中，经常会存在两者混用的现象。放射科技术人员在进行影像信息处理前，了解医学影像的相关概念是非常必要的。

1. **模拟影像**　如果信息的变化随着时间和距离的改变发生连续变化，我们把连续变化的信号称为模拟信号，由模拟信号构成的影像就是模拟影像。X 线模拟影像则是由 X 线穿过被检体后在胶片上形成的 X 线影像。

2. **数字影像**　将模拟信号通过模数转换器（analog-to-digital converter，ADC）转换成为数字信号，再经过计算机处理而形成的影像称为数字影像。X 线模拟影像经过数字化形成的影像则称为 X 线数字影像。

3. **数字矩阵**　首先，矩阵表示一个横成行、纵成列的数字阵列，是由二维排列成的方格组成。X 线数字成像是按照每个方格接收的 X 线剂量多少给每个方格赋予不同的数值，这些数值构成一个二维阵列，我们称之为数字矩阵。

4. **像素**　是指数字矩阵中的每一个方格单元，是构成数字影像的最小单元。每个像素的密度是均一性数值。

二、医学数字影像质量评价

随着各种成像技术、显示技术和图像处理技术不断应用于临床，医学数字影像已经是临床进行医学诊断、治疗和研究的重要依据。作为医学影像技术人员,对医学影像质量进行判断、分析是一项必备的职业技能。但是,由于图像的获取过程是非常复杂的,不同的数字影像的评价标准不同,如今并未形成非常严格的统一标准。总的来说,影像质量评价是对影像形成过程中的各个环节的性能进行评价,在临床上评估获得的影像是否满足诊断需求以及影像质量的好坏,通常采用综合评价法对影像质量进行评价。所谓综合评价法是以诊断要求为依据,用物理参量作为客观评价手段,再以成像技术条件作为保证,三者有机结合,同时尽量减少患者受照剂量的影像质量综合评价方法。

影像质量综合评价法一般包含以下几个方面:

1. 影像显示 根据临床影像诊断需要显示感兴趣区的解剖结构和细节,一般用可见度表示。根据可见度由高到低分为三级:清晰可见、可见、隐约可见。可见度受到检查技术、患者配合程度及设备性能等因素影响。

2. 物理显示 一般以影像清晰度表示,体现为画面美观、体位设计标准、摄影标志齐全、用片尺寸合理、布局规范、照射野适中、照片无污染和划痕等。

3. 辐射剂量 以剂量参考水平(dose reference level,DRL)表示,DRL 是放射检查过程中患者辐射剂量管理的实用工具,通常为在体模或参考人群表面上的空气内或组织等效材料内的吸收剂量。不同的国际组织或国家对不同体位的 DRL 规范数值存在一定的差异,例如美国放射学会剂量指数注册表(ACR-DIR)胸部增强扫描的剂量长度乘积(dose-length product,DLP)为 469mGy·cm,腹盆腔增强扫描的 DLP 为 755mGy·cm;日本腹盆腔增强扫描的 DLP 为 1 800mGy·cm;我国胸部增强扫描的 DLP 为 468mGy·cm,腹部增强扫描的 DLP 为 1 787mGy·cm。

4. 成像技术 主要评价包括标称焦点、管电压、管电流、曝光时间、总滤过、滤线栅性能、摄影距离、照射野等在内的技术参数,标准影像应以满足临床诊断要求为主,无技术操作缺陷,防护合理,且尽量降低辐射伤害。

5. 影像密度 是图像对比显示的基础,根据人眼识别能力,影像密度值应控制在 0.25~2.0,不同摄影部位的影像密度规范存在差异。

按照以上综合评价法,不同成像设备所获得的影像有不同的评价标准,参考如下:

1. 计算机 X 线摄影(computed radiography,CR)影像和数字 X 线摄影(digital radiography,DR)影像质量评价

(1)影像必须要满足临床诊断需要:要求人眼能够识别的照片密度值控制在 0.25~2.0,影像要层次分明,无噪声和体外伪影的干扰。

(2)影像信息要全面:必须包含左右标识、检查号、检查日期、检查医院,以及患者姓名、性别、年龄等基本信息。

(3)影像放大比例要一致:同一部位,无论摄影时间和摄影体位如何,均要求放大比例一致。

(4)影像整体布局合理,无失真变形。

(5)影像照射野选择要合理。

2. CT 影像质量评价 计算机断层扫描(computed tomography,CT)图像质量影响因素颇多,除了成像设备的固有影响因素外,还有很多其他的影响因素,例如被检部位的金属异

物、重建算法的选择等。因此,CT 图像的质量评价也比较复杂,需要满足以下标准:

(1)诊断学标准:必须满足临床提出的诊断学要求,这些标准可通过解剖特征的"可见度"和"清晰度"来表述。

(2)物理学标准:通过客观方法进行测试,包括图像噪声、对比度和空间分辨率、CT 值的均匀性和稳定性,这些是优质 CT 影像的质量保证。

(3)成像技术条件:CT 的成像技术条件包括扫描时间、计算时间、层厚、层间距、视野(field of view,FOV)、曝光参数、重建方法、窗宽、窗位等。

(4)临床和相关性能参数:包括受检者预备、检查技术方法、影像观察条件、医学影像存档与通信系统(picture archiving and communication systems,PACS)传输等。

(5)受检者受照剂量:CT 检查的辐射剂量相对较大。由于近些年受检者的受照剂量多少越来越受到重视,因此检查中要对受检者受照剂量予以足够重视,在不影响诊断效果的前提下,尽量降低辐射剂量。

3. MRI 影像质量评价　MRI(magnetic resonance imaging,磁共振)影像的产生受到很多因素的影响,由于 MRI 系统结构和成像技术的复杂性使得其扫描序列和扫描参数的选择非常灵活多样,这样就使得 MRI 影像质量在很大程度上取决于操作者对设备成像参数、扫描序列、射频线圈、补偿方法、系统性能等的选择和被测组织固有的生理特性。

通常评价 MRI 影像的主要技术指标是空间分辨力、图像信噪比、图像对比度和图像均匀度等。

(1)空间分辨力:是 MRI 影像在显示的兴趣区内对细微结构的分辨能力。空间分辨力取决于体素的大小,体素越小,能够分辨出的细微结构也越小,空间分辨力越高;反之,则空间分辨力越低。

(2)图像信噪比(signal-to-noise ratio,SNR or S/N):是指检测到的组织信号强度与背景噪声强度的比值,是评价图像优劣的一个重要指标。一般来说,SNR 越大,则说明组织信号强度越多,噪声越少,图像质量也就越高。

(3)图像对比度:是指组织之间的信号强度的相对差异。影响 MRI 图像对比度的因素包括被测物体的物理特性(如质子密度、T_1、T_2 等)、成像参数(如场强、序列等)、对比剂以及噪声在内的所有影响图像对比度的其他因素。

(4)图像均匀度:是指图像上均匀物质信号强度偏差,偏差越大,则均匀度越低。图像均匀度可使用体模进行检测。均匀度与信号强度均匀度、信噪比均匀度、对比噪声比均匀度、静磁场均匀度、梯度磁场均匀度、表面线圈摆放的位置和质量等有关。

第二节　医学影像标准

一、DICOM 标准

构建 PACS 的基础是医学图像的数字化、标准化、网络化。不同的影像设备之间用网络传送数字图像,需要遵循同一个标准来定义图像及其相关信息的组成格式和交换方法,才能完成图像数据的输入和输出。美国放射学会和电器制造商协会于1983年成立了联合委员会,并于1993年发布了DICOM(digital imaging and communications in medicine,医学数字成像和通信)3.0标准,此标准被全世界主要设备生产厂商所接受,现已成为事实上的工业标准。

DICOM标准是专用于图像存储和传输的标准,它采用面向对象的方法,使图像的采集、存储、传输更便于计算机处理。DICOM标准是PACS的基石,同时DICOM标准采用按章节更新的方法,便于修改和发展。

DICOM标准的主要作用是促进设备的兼容性。其原因是:①设备之间的信息交流必须有一个标准,规定设备该如何应答命令和相关数据,而不仅仅是满足于能在设备之间交换信息。②在标准中,对兼容性有清楚的定义,当需要一个声明兼容性的设备时,可以用足够多的信息来描述,便于它与另一个声明兼容性的设备进行互操作。③联网方便,不需专用的网络接口。④DICOM本身符合国际标准的文档准则。⑤可容纳对新设备的描述,可支持新出现的医学成像设备。

DICOM标准通过下面的内容促进医学影像设备之间的互操作性:①声明与标准相兼容的设备所遵循的一系列协议。②可使用这些协议进行命令和相关信息的交换。③声明与标准相兼容的实现信息。DICOM标准不指定:①评价实现兼容性的测试和验证过程。②一个声明DICOM兼容性设备的任何标准特性的实现细节。③一个声明DICOM兼容性设备,如何通过整合一组系统需要的全部特性、功能的集合以实现兼容。

1. **应用范围**　DICOM标准是医学影像设备之间数字图像信息交换的保证。符合DICOM标准的医学影像设备之间可以相互操作,这决定了DICOM标准的应用范围很广,与医学影像存档与通信系统、放射科信息系统(radiology information system,RIS)、医院信息系统(hospital information system,HIS)等均有重叠(图1-1-1)。

2. **主要内容**　DICOM标准主要包括15项内容:

(1)概述:简单介绍了概念及其组成,对设计原则进行了描述。

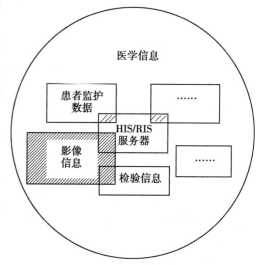

图1-1-1　DICOM标准领域的模型图

(2)兼容性:说明了兼容性定义和方法。定义了三个主要部分:①可以识别的信息对象;②支持的消息服务;③支持的通信协议。

(3)信息对象定义:DICOM把每个图像包装成一个信息对象定义(information object definition,IOD),每个IOD是由其用途和属性构成的,有普通型和复合型两种。信息对象与特定的图像种类相对应:普通信息对象定义只包含应用实体中固有的那些属性;复合信息对象定义可以附加不是应用实体所固有的属性,如CT图像的信息对象既包含图像固有的图像日期、图像数据等图像实体的属性,又包含了如患者姓名等并不属于图像本身的属性。复合对象定义提供了表达图像通信所需求的结构性框架,使网络环境下的应用更加方便。

（4）服务类：是将信息对象与作用在该对象上的命令联系在一起，并说明命令元素的要求以及作用在信息对象上的结果。典型的 DICOM 服务类有查询/检索服务类、存储服务类、打印管理服务类等。服务类可以简单理解为 DICOM 提供的命令或提供给应用程序使用的内部调用函数。这部分实际上说明的是 DICOM 消息中的命令流。

（5）数据结构和语义：这部分着重说明的是有关 DICOM 消息中数据流方面的内容。数据流是由数据集的数据元素产生的，几个数据集可以被一个复合数据集引用或包容。一个复合数据集可以在一个"数据包"中传递信息对象的内容。此外，DICOM 也定义了许多信息对象共同的基本函数的语义，即要求的条件、完成的结果、实现的功能等。

（6）数据字典：是 DICOM 中所有表示信息的数据元素定义的集合，在 DICOM 标准中为每一个数据元素指定了唯一的标记、名字、数字特征和语义。这样在 DICOM 设备之间进行消息交换时，消息中的内容具有明确的无歧义的编号和意义，可以相互理解和解释。

（7）消息交换：消息是由用于交换的一个或多个命令以及完成命令所必需的数据组成，是 DICOM 应用实体之间进行通信的基本单元。这部分说明了在医学图像环境中的应用实体用于交换消息的服务和协议。

（8）消息交换的网络支持：这部分说明了 DICOM 实体之间在网络环境中通信服务和必要的上层协议的支持。这些服务和协议保证了应用实体之间有效和正确地通过网络进行通信。DICOM 中的网络环境包括开放系统互连（open system interconnection，OSI）和工业标准传输控制协议［因特网互联协议（transmission control protocol/Internet protocol，TCP/IP）］两种参考模型，DICOM 只是使用而不是实现这两类协议，因而具有通用性。

（9）消息交换的点对点通信支持：它说明了与美国放射学会和电器制造商学会（American College of Radiology and National Electrical Manufactures Association，ACR-NEMA）2.0 标准相兼容的点对点通信环境下的服务和协议，包括物理接口、信号联络过程以及使用该物理接口与 OSI 类似的会话/传输/网络协议及其服务。

（10）介质交换的介质存储和文件格式：此项内容提供了在各种物理存储介质上不同类型的医学图像和相关信息进行交换的框架，以及支持封装任何信息对象定义的文件格式。

（11）介质存储应用：它是用于医学图像及相关设备信息交换的兼容性声明，给出了数字减影血管造影（digital subtraction angiography，DSA）、超声（ultrasound，US）、CT、MRI 等图像的应用说明和可刻录光盘（compact disk-recordable，CD-R）格式文件交换的说明。

（12）介质交换的物理介质和介质格式：这部分说明了特定的物理介质特性和介质格式，具体说明了各种规格的存储介质，例如磁光盘（magneto-optical disc，MO disc）和 CD-R 可刻写光盘等。

（13）点对点通信支持的打印管理：定义了在打印用户和打印提供方之间点对点连接时，支持 DICOM 打印管理应用实体通信的服务和协议。点对点通信卷宗提供了与消息交换网络相同的上层服务，因此打印管理应用实体能够应用在点对点连接和网络连接。点对点打印管理通信也使用了低层的协议，与已有的并行图像通道和串行控制通道硬件硬拷贝通信相兼容。

（14）灰度图像的标准显示功能：这部分提供了用于测量特定显示系统显示特性的方法。

（15）安全性概述：这部分说明了在两个通信的应用程序之间交换信息时应遵守的安全

规则。它不研究访问控制时的安全规则,只提供适当的技术手段,让两个应用程序通过交换足够多的信息来实现安全。例如两个应用程序通过 DICOM 协议连接上,它们实际上同意并接收了对方实体的安全级别。这时,主应用程序信任对方在它们的控制下能够保持它们数据的保密和完整性。这种级别上的信任也可由本地的设置得到。此外,为确保其所处的通信线路是完全安全的,保证在通信的过程中信息不会被篡改或是被截获用于非法用途,DICOM 标准规定通信双方需要安全认证。应用程序可以根据现实情况(网络范围),有选择地使用某种级别的认证。

3. **文件格式**　DICOM 文件是指按照 DICOM 标准而存储的医学文件。它一般由一个文件头和一个数据集合组成。

(1)文件头:包含标识数据集合的相关信息。每个文件都必须包括该文件头。文件头由前言开始,接下来是前缀(字符串"DICM"),可以根据该值来判断一个文件是不是 DICOM 文件。

(2)数据元素:是 DICOM 文件中最基本的单元。

(3)数据集合:是由数据元素按照指定的顺序依次排列组成的。DICOM 文件数据集合不仅包括医学图像,还包括许多和医学图像有关的信息。例如,患者信息、图像大小等。

二、HL7 标准

HL7 标准的全称是卫生信息交换标准(health level 7),是标准化的卫生信息传输协议,是医疗领域不同应用之间电子传输的协议。1987 年由 Sam Schultz 博士在宾夕法尼亚大学附属医院主持的一次会议促成了 HL7 组织和通信标准的诞生。它汇集了不同厂商用来设计应用软件之间接口的标准格式,允许各个医疗机构在异构系统之间进行数据交互。HL7 的宗旨是开发和研究医院数据信息传输协议和标准,规范临床医学和管理信息格式,降低医院信息系统互连的成本,提高医院信息系统之间数据信息共享的程度。

HL7 自 1987 年发布 V1.0 版后相继发布了 V2.0 版、V2.1 版、V2.2 版、V2.3 版、V2.3.1 版,2000 年发布了 V2.4 版,现已用 XML 开发了 V3.0 版,但 HL7 V2.4 版本仍是美国国家标准学会(American National Standards Institute,ANSI)正式发布的版本。

Level 7 是指国际标准化组织(international standardization organization,OSI)的七层模型的最高一层,即第七层"应用层",因此,HL7 可以应用于多种操作系统和硬件环境,也可以进行多应用系统间的文件和数据交换。目前,HL7 主要用于医院信息系统(HIS)、放射信息系统(RIS)、临床检验信息系统(laboratory information system,LIS)和药房信息系统(pharmacy information system,PIS)之间的数据交换。HL7 标准可以在不同的医疗应用系统中进行接口的编址,这些应用系统可以发送或接受包括就诊者入院、出院、转院、治疗计划、护理记录、医嘱、诊断结果以及费用等相关信息。

1. **HL7 的目标**　HL7 作为医疗领域的行业标准已经获得美国国家标准学会批准实施。它的主要目标包含以下方面:

(1)数据交换:HL7 标准应该支持各种技术环境下的数据交换,同时也应支持各种编程语言和操作系统,以及支持各种通信环境。

(2)通信方式:同时支持单数据流和多数据流两种通信方式。

（3）兼容性：最大限度的兼容性，预留供不同使用者使用的特殊的表、编码定义和消息字段（如 HL7 的 Z-segments）。

（4）可扩展性：必须具有可扩展性，以支持新的要求，这包括协议本身的扩展，以及与现有系统和新系统的兼容。

（5）通信协议：标准应该是在充分参考现有的产品通信协议基础上被广泛接受的工业标准。

（6）长期目标：HL7 的长期目标是形成一种用于医疗机构电子数据交换的标准或协议。

2. HL7 标准涉及的四个基本概念　HL7 标准的 V2.4 版本包含 256 个事件、112 个消息类型、138 个段、55 种数据类型、408 个数据字典，涉及 79 种编码系统。HL7 通信协议中有四个最基本的术语概念：

（1）触发事件（trigger events）：当现实世界中发生的事件产生了系统间数据流动的需求，则称其为触发事件。

（2）消息（message）：是系统间传输数据的最小单位，由一组有规定次序的段组成。每个消息都是用一个消息类型来表示其用途。

（3）段（segment）：是数据字段的一个逻辑组合。

（4）字段（field）：它是一个字符串，是段的最小组成单位。

在 HL7 通讯协议中，消息是数据在系统之间交换的基本单元，每条消息都有各自的类型，用于定义消息的目的和触发事件。一个消息由多个段组成，每一段都有相应的名称，用于界定其内容或功能。而一个段又由多个数据字段组成。一个消息中的第一个字段称为消息头段（message head segment），它指明了发送和接收的程序名、消息类型以及一个唯一的消息身份标识（identity document，ID）号码等，接下去段的构成由消息的类型决定。如，PID 段（patient identification data）包括姓名、地址、社会保险号等。一个数据字段又有可能由多个组件组成。

3. HL7 接口引擎的组成和工作原理　HL7 接口引擎是一组支持 HL7 通信的过程调用函数或控件，应用程序按照 HL7 接口引擎的约定提供参数，模块之间的通信则由 HL7 接口引擎完成。HL7 接口引擎包含以下五个模块：

（1）发送 / 接收模块：支持 TCP/IP 通信协议，HIS 系统向数据中心发送电子病历信息，信息格式为符合 HL7 标准的字符串格式，数据中心接收并解析 HL7 信息，将解析后的信息存到数据中心的数据库中，完成后回复发送端一个确认信息（acknowledgement，ACK），确认信息已经发送成功。

（2）转换模块：实现字符串格式数据与 XML 格式之间的相互转换，对信息格式进行检查验证，保证发送 / 接收病历数据的正确、完整。

（3）应用接口模块：提供符合 HL7 标准的应用接口，医疗应用系统可以调用接口函数，按照 HL7 标准格式填写参数，实现向其他医疗应用系统发送数据。该模块也可以调用符合 HL7 标准的 Windows 组件应用程序，将医疗信息数据传递给医疗应用系统，实现接收其他医疗应用系统的数据。

（4）资源模块：支持各种实际应用的 HL7 医疗信息事件，如检查医嘱、转诊等。

（5）对照模块：提供翻译对照功能，可以按照医疗应用系统进行定制。

为深入了解 HL7 接口引擎的原理,我们需要从数据通信这个方面来研究。在数据通信方面,有两种层次的数据交换应用。第一层次数据交换应用,是对现有信息进行处理,只是"交换"现有系统中存在的信息数据。第二种层次则是基于不同系统之间进行整合的数据通信,在这个层次的数据交换不仅要交换各种结果信息,同时还要交换各种过程信息,从而达到系统之间的交互目的。基于以上两个层次的数据交换方式,对应基于 HL7 的数据交换也存在两种方式。一种是"HL7 引擎(engine)"方式,主要目的是使用户原有正在使用并运行的且不能替换的系统具有 HL7 的通信能力。另一种是"HL7 支持(ready)"方式,是在整个系统中,在各个应用终端已经对 HL7 的接口协议进行了设计和处理,各个终端都应当可以接收和处理 HL7 消息,并进行相关的处理。在理论上可以达到系统和系统之间实时的交互运作,可以相互主动地在"需要的时候"获取对方可以提供的数据信息。

第三节 医学影像管理法规

一、医疗档案归档存储方法和期限的相关法规

目前我国现行的与医疗档案归档存储相关的法规有两个:一是 2008 年 4 月 8 日由中华人民共和国卫生部和国家档案局制定并颁布实施的《卫生档案管理暂行规定》;二是 2013 年 12 月 17 日颁布实施的《医疗机构病历管理规定》(2013 年版)。

《卫生档案管理暂行规定》共五章三十条,包含总则、档案工作体制和职责、档案的收集与管理、档案的利用与开放、附则。

《卫生档案管理暂行规定》针对全国卫生系统业务档案管理工作的实际需要,明确规定了以下内容:

(1)明确我国卫生档案的概念。第一章第二条规定指出:"卫生档案是指各级卫生行政管理部门和各医疗、疾病预防控制、卫生监督、科研、血站、妇幼保健和社区卫生服务等机构(以下简称各卫生机构),在工作中形成的,具有保存价值的各种形式和载体的文件材料。"

(2)明确卫生档案管理工作的基本原则。第一章第三条规定指出:"卫生档案管理工作遵循统一领导、分级管理的原则。各卫生机构要加强对卫生档案管理工作的领导和监督、指导,建立健全档案管理制度,将文件材料归档工作纳入有关人员的职责考核范围,确保卫生档案完整、准确、安全,便于利用。"

(3)明确卫生档案管理工作在国家卫生工作中的重要性。第一章第四条指出:"卫生档案管理工作是国家卫生工作的重要组成部分,是提高管理水平与服务质量,维护公民和卫生机构合法权益的基础性工作。各卫生机构要把档案工作纳入本单位发展规划和工作计划,保证机构、人员、经费和设施等档案工作的必备条件,保持档案工作人员的相对稳定。"

(4)明确档案工作的体制、档案机构的职责。第二章第六条规定指出:"卫生部负责制订卫生档案发展规划、管理制度、业务规范和技术标准。省级卫生行政管理部门制定辖区内卫生档案管理实施细则,并报卫生部备案。第二章第七条明确列出各卫生机构档案管理部门或档案工作人员履行的基本职责。"

(5)明确档案归档、鉴定或验收等的要求。该规定对卫生档案管理程序中一系列的过程,如归档、收集、整理、鉴定、编目与检索、安全保管、统计、档案移交、档案的数字化、电子文件管理以及查询利用、信息公开、公民隐私权保护、法律责任追究等都作出具体规定。

二、电子签名的相关法规

电子签名,也称作"数字签名",是指用符号及代码组成电子密码进行"签名"来代替纸质签名或印章,它采用规范化的程序和科学化的方法,用于鉴定签名人的身份以及对一项数据电文内容信息进行认可。本质上来说,电子签名是建立在计算机基础上的个人身份。

电子签名是随着电子商务的发展应运而生的,也随之带来了一些法律上的新问题。例如,电子签名是否与纸质签名一样具有同等的法律效力?什么才是有效的电子签名?因此,一些国家相继制订了相关的法律法规。

美国的电子签名立法起步较早,《犹他州电子交易法》是涉及电子签名的第一个立法,被奉为二十多个州的示范法。2000年10月美国国会通过《国际和国内商务电子签名法案》,并由时任的总统以电子方式签署为法律。

1996年联合国贸易法委员会制定《电子签名示范法》,是国际上关于电子签名的最重要的立法文件。1999年12月13日欧盟委员会制定《关于建立电子签名共同法律框架的指令》。2001年5月16日,德国公布《德国电子签名框架条件法》。2004年我国制定《中华人民共和国电子签名法》。到目前为止,全世界已经有40多个国家制订了与电子签名有关的法律规范,对规范电子签名活动、保障电子交易安全、维护电子交易各方的合法权益起了重要作用。

《中华人民共和国电子签名法》是为了规范电子签名行为,确立电子签名的法律效力,维护有关各方的合法权益而制定的法律。2004年8月28日中华人民共和国第十届全国人民代表大会常务委员会第十一次会议通过了《中华人民共和国电子签名法》,自2005年4月1日起施行。目前版本为2019年4月23日第十三届全国人民代表大会常务委员会第十次会议修正版。

《中华人民共和国电子签名法》第二条明确了电子签名的概念,即电子签名是指数据电文中以电子形式所含、所附用于识别签名人身份并表明签名人认可其中内容的数据。本法所称数据电文,是指以电子、光学、磁或者类似手段生成、发送、接收或者储存的信息。

《中华人民共和国电子签名法》包含总则、数据电文、电子签名与认证、法律责任和附则共五章三十六条。该法明确规定了以下几方面问题:

1. **明确电子签名的法律效力**　第一章第三条规定,民事活动中的合同或者其他文件、单证等文书,当事人可以约定使用或者不使用电子签名、数据电文。当事人约定使用电子签名、数据电文的文书,不得仅因为其采用电子签名、数据电文的形式而否定其法律效力。由此可见,电子签名和数据电文具有与手写签名和书面文书同等的法律效力。

2. **明确电子签名所需要的技术和法律条件**　电子签名必须同时符合第三章第十三条规定的条件:电子签名制作数据用于电子签名时,属于电子签名人专有;签署时电子签名制作数据仅由电子签名人控制;签署后对电子签名的任何改动能够被发现;签署后对数据电文内容和形式的任何改动能够被发现。这一条款为确保电子签名安全、准确以及防范欺诈行为提供了严格的、具有可操作性的法律规定。

3. 对电子商务认证机构和行为作出明确规定　电子商务需要第三方对电子签名人的身份进行认证，这个第三方称为电子认证服务机构。认证机构的可靠与否对电子签名的真实性和电子交易的安全性起着关键作用。考虑到目前中国社会信用体系还不健全，为了确保电子交易的安全可靠，该法第十七条规定了认证服务市场准入制度，明确了由政府对认证机构实行资质管理的制度，并对电子认证服务机构提出了严格的人员、资金、技术、设备等方面的条件限制。

4. 明确电子商务交易双方和认证机构在电子签名活动中的权利、义务和行为规范　该法对电子合同中数据电文的发送和接收时间、数据电文的发送和接收地点、电子签名人向电子认证服务提供者申请电子签名认证证书的程序、电子认证服务提供者提供服务的原则、电子签名人或认证机构各自应承担的法律义务与责任等问题，都作出了明确的规定。

5. 明确"技术中立"原则　该法借鉴了联合国电子签名示范法的"技术中立"原则，只规定了作为可靠的电子签名应该达到的标准，没有限定使用哪一种技术来达到这一标准，这为以后新技术的采用留下了空间。

6. 增加有关政府监管部门法律责任的条款　该法第四章第三十三条规定，负责电子认证服务业监督管理工作部门的工作人员，不依法履行行政许可、监督管理职责的，依法给予行政处分；构成犯罪的，依法追究刑事责任。由立法明确指出追究不依法进行监督管理人员的法律责任，这是国外电子商务立法中所没有的，也是针对目前我国市场信用制度落后、电子商务大环境不完善而特别需要加强监管的国情而作出的规定。

ER 010101

ER 010102

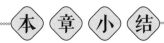

PPT：医学影像
的认知

扫一扫，测一测

本 章 小 结

　　本章主要介绍了医学图像的基本概念、数字影像质量评价标准、与医学影像相关的两个标准，以及医学影像相关法规。医学影像有模拟影像和数字影像两种不同的表现形式，实际使用中要注意区分和理解，因此需要掌握医学影像领域中几个最基本的概念：模拟影像、数字影像、像素和矩阵等。目前医学数字影像已经是临床进行医学诊断、治疗和研究的重要依据，影像质量的好坏直接会影响到诊断、治疗和研究结果，因此临床上通常采用综合评价法作为评价手段对图像质量进行评估。

　　构建 PACS 的基础是医学图像的数字化、标准化和网络化，这就需要一个共同的标准来定义图像及其相关信息的组成格式和交换方法，由此 DICOM 标准应运而生。而 HL7 标准则是标准化的卫生信息传输协议，是医疗领域不同应用之间的电子传输协议。

　　目前我国现行的与医疗档案归档、存储相关的法规有《卫生档案管理暂行规定》和《医疗机构病历管理规定》(2013 年版)。《中华人民共和国电子签名法》是为了规范电子签名行为，确立电子签名的法律效力，维护各方的合法权益而颁布的法律。

思考题

1. 简述模拟影像、数字影像、数字矩阵和像素的概念。
2. 什么是医学影像质量综合评价法？
3. DICOM 的全称是什么？它的作用是什么？它包含哪些主要内容？
4. HL7 的全称是什么？它有哪些目标？它包含哪几个基本概念？
5. 影像显示根据可见度可分为几个级别？分别是什么？
6. 通常评价 MRI 影像的主要技术指标有哪些？
7. CT 图像的质量评价一般需要满足哪些标准？

（蔡惠芳　杨德武）

第二章 医学影像信息系统的认知

学习目标

1. 掌握：医院放射科信息系统、医学图像存储与传输系统的定义、组成及功能。
2. 熟悉：医院信息系统定义、组成及功能。
3. 了解：医院信息系统、放射科信息系统及医学图像存储与传输系统三者之间的关系。

第一节 医院信息系统

一、医院信息系统的定义

医院信息系统（HIS）是利用计算机软硬件技术、网络信息技术等现代化手段，对医院及其所属各部门的人流、物流、财流进行综合管理，对在医疗活动各阶段中产生的数据进行采集、存储、处理、提取、传输、汇总、加工生成各种统计信息，从而为医院的整体运行提供全面的、自动化的管理及各种服务支撑的信息系统。

随着信息技术的发展及医院运行模式的转变，医院信息系统已成为现代化医院不可或缺的重要基础设施与支撑手段，以医院信息化建设促进医院管理的现代化、科学化，医院信息系统不是简单的模拟现行手工管理方法，而是根据现代医院管理模式采用科学化、信息化、规范化、标准化理论设计建立的。医院信息系统建设应该符合现行医院体系结构、管理模式和运作程序，能满足医院一定时期内对信息采集利用的需求。通过建立医院信息系统，完善医院自身规范管理模式，再造管理流程，提高医疗服务质量、工作效率、管理水平，为医院带来一定的经济效益和社会效益。

二、医院信息系统的组成

医院信息系统是一个综合性的信息系统，包括医疗、教育、科研、财务、会计、审计、统计、病案、人事、药品、保险、物资、设备等。其功能涉及国家有关部委制定的法律、法规。因此，医院信息系统首先必须保证与我国现行的有关法律、法规及规章制度相一致，并能满足各级医疗机构和各级卫生行政部门对信息的要求。

医院信息是指以医疗和患者信息为核心,采集、整理、传输、汇总、分析与之相关的财务、管理、统计、决策等信息。医院信息总体可分为临床信息与管理信息两大类。因此,一个完整的医院信息系统应包括管理信息系统和临床信息系统(图 1-2-1)。

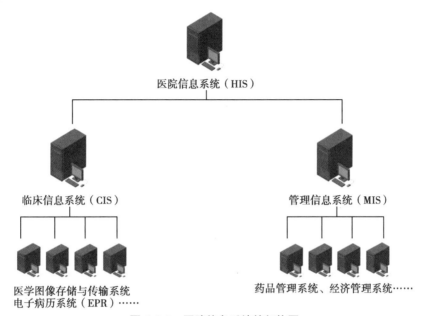

图 1-2-1　医院信息系统的架构图

医院信息系统是在网络环境下运行的系统,因此各模块之间要实现数据共享、互联互通,清晰体现内在逻辑联系,并且数据之间必须相互关联、相互制约。

医院信息系统运行的基本要求:具备操作系统,数据库,安全、稳定、可靠的网络系统,同时开发单位应提供技术培训、技术支持与技术服务。

三、医院信息系统的功能

根据数据流量、流向及处理过程,可将整个医院信息系统划分为以下五部分:临床诊疗部分;药品管理部分;经济管理部分;综合管理与统计分析部分;外部接口部分。各部分功能综述如下:

(一) 临床诊疗部分

临床诊疗部分主要以患者信息为核心,将整个患者诊疗过程作为主线,医院中所有科室将沿此主线展开工作。随着患者在医院中每一步诊疗活动的进行,产生并处理与患者诊疗有关的各种诊疗数据与信息。整个诊疗活动主要由各种与诊疗有关的工作站来完成,并将这部分临床信息进行整理、处理、汇总、统计、分析等。此部分包括门诊医生工作站、住院医生工作站、护士工作站、临床检验系统、输血管理系统、医学影像系统、手术室麻醉系统等。

(二) 药品管理部分

药品管理部分主要包括药品的管理与临床使用。在医院中药品从入库到出库直到患者使用是一个比较复杂的流程,它贯穿于患者的整个诊疗活动中。这部分主要处理的是与药品有关的所有数据与信息。药品管理分为两部分:一部分是基本部分,包括药库、药房及发药管理;另一部分是临床部分,包括合理用药的各种审核及用药咨询与服务。

(三) 经济管理部分

经济管理部分属于医院信息系统中的最基本部分,它与医院中所有发生费用的部门有关,处理的是整个医院中各有关部门产生的费用数据,并将这些数据整理、汇总、传输到各自的相关部门,供各级部门分析、使用并为医院的财务与经济收支情况服务。经济管理部分包括门诊和急诊挂号,门诊和急诊划价收费,住院患者入、出、转,住院收费,物资与设备,财务与经济核算等。

(四) 综合管理与统计分析部分

综合管理与统计分析部分主要包括病案的统计分析、管理,并将医院中的所有数据汇总、分析、综合处理以供领导决策使用,包括病案管理、医疗统计、院长综合查询与分析、患者咨询服务。

(五) 外部接口部分

随着社会的发展及各项改革的进行,医院信息系统已不是一个独立存在的系统,它必须考虑与社会上相关系统互联问题。因此,这部分提供了医院信息系统与医疗保险系统、社区医疗系统、远程医疗咨询系统等的接口。

第二节　放射科信息系统

一、放射科信息系统的定义

放射科信息系统(RIS)是指以影像科的检查登记、患者分诊、影像诊断报告以及放射科的各项信息查询、统计等基于流程管理的信息系统。RIS是优化医院放射科工作流程管理的软件系统,一个典型的流程包括登记预约、就诊、采集影像、出片、报告、审核、发片等环节。配合医学分类和检索、放射物资管理、影像设备管理和科室信息报表等外围模块,实现了患者在整个流程中的质量控制、实地跟踪、差错统计,为医患纠纷的举证倒置提供依据,从而使放射科的管理进入到清晰的数字化管理阶段。

目前DSA、CT、MRI、DR等先进的设备已成为放射科的常规组成部分,同时国际各种先进的放射诊疗技术也引进到我国,使放射科成为与微创或无创诊断治疗相结合的综合性科室,并成为数字化医院建设快速发展的重要组成部分。这些日常医疗工作的条件与诊疗技术和水平的提高,必然要求与之配套的RIS来全面汇总信息资源,整合科室工作环节,优化工作流程,并促进数字医疗、数字医院的发展和建设。

二、放射科信息系统的组成

RIS是医院重要的医学影像学信息系统之一,它与PACS紧密相连,共同构成医学影像学的信息化环境。放射科信息系统是基于医院影像科室工作流程的任务执行过程管理的计算机信息系统,它既是放射科的医疗信息系统,同时是具有管理科内所有患者资料和科室日常工作的综合管理信息系统,也是高水平、高效率进行科研、教学、学术交流,全面提高科室医疗水平的现代化信息平台。通过 RIS 可实现医学影像学检验工作流程的计算机网络化控制、管理和医学图文信息的共享,并在此基础上实现远程医疗。

三、放射科信息系统的功能

放射科信息系统主要由六个模块组成,分别是预约模块、检查模块、报告模块、查询模块、统计模块、管理模块。

（一）预约模块

1. **登记** 患者信息可直接录入,通过姓名等从 RIS 数据库中调用,或从 HIS 数据库中调用;检查信息可直接录入或从 HIS 数据库中调用,亦可考虑应用模板;临床信息可直接录入或从 HIS 数据库中调用。急诊患者个人信息可以暂缓录入。

2. **复诊检索** 对于复诊患者,按影像设备、检查项目、检查医师、患者来源进行检索。

（二）检查模块

1. **检查任务生成** 在工作任务列表中预分配检查任务,标记为预约任务,并按照影像设备、检查项目、检查医师、患者来源、预约时段等项目对检查任务进行设置。

2. **检查任务传递** 通过成像设备工作列表（modality work list,MWL）服务,将设备申请的检查任务传递给设备。

3. **检查状态监控** 直观显示候诊状态,跟踪检查情况。

4. **检查状态变化** 按照检查状态,改变患者相应的属性。

5. **异常处理** 可适当调整,追加、修正、取消检查安排,优先权机制允许特殊患者插入。

（三）报告模块

1. **报告模块** 常用医学模板功能,方便撰写报告。

2. **患者文字信息导入** 包括患者信息、检查名称、检查方法、临床信息、临床印象、影像表现、诊断等信息分类引入或录入患者图像信息。

（四）查询模块

1. **分类查询** 可按患者姓名、性别、年龄、检查日期、检查设备、检查项目、检查部位、检查医师、临床医师、临床科室、主治医师、诊断名称、代码等进行分类检索或组合查询。

2. **打印功能** 可打印检索结果和相关详细信息。

（五）统计模块

1. **分类统计** 可以按照不同的统计图表显示设备使用频率、检查内容频率、检查部位频率、医师诊断频率、分组频率、诊断内容数、日均检查次数等。

2. **用户定义统计** 医院科室自定义统计方式和内容。

3. **打印功能** 可打印结果和相关详细信息。

（六）管理模块

1. **系统管理** 主要是系统环境设定、新增设备设定和 RIS、PACS 接口的设定。

2. **用户管理** 对用户实行多种权限管理。

3. **数据管理** 基本数据维护、检索机制的设定、资料库的备份和复原。

第三节　医学图像存储与传输系统

一、医学图像存储与传输系统的定义

医学影像信息系统的前身是医学影像存档与通信系统（PACS），随着计算机软硬件技术、多媒体技术和通信技术的高速发展以及医学发展需求的不断增长，PACS 标准化进程不断推进，尤其是 ACR-NEMA DICOM3.0 标准的普遍接受，目前的 PACS 已扩展到所有的医学图像领域，如心脏病学、病理学、眼科学、皮肤病学、核医学、超声学以及牙科学等。PACS 所包含的内容和能力已超越这一名词原来的含义，现在我们所提到的 PACS 普遍是指包含了放射科信息系统和医学影像存档与通信系统的医学影像信息系统。

医学影像信息系统与临床信息系统（clinical information system，CIS）、放射科信息系统（RIS）、实验室信息系统（LIS）同属医院信息系统（HIS）。

医学影像信息系统狭义上是指基于医学影像存档与通信系统，从技术上解决图像处理技术的管理系统；临床信息系统是指支持医院医护人员的临床活动，收集和处理患者的临床医疗信息的信息管理系统；医院信息系统是指覆盖医院所有业务和业务全过程的信息管理系统；实验室信息系统是一类用来处理实验室过程信息的信息系统。

在现代医疗行业，医学影像信息系统是指包括 RIS，以 DICOM 3.0 国际标准设计，以高性能服务器、网络及存储设备构成硬件支持平台，以大型关系型数据库作为数据和图像的存储管理工具，以医疗影像的采集、传输、存储和诊断为核心，是集影像采集传输与存储管理、影像诊断查询与报告管理、综合信息管理等于一体的综合应用系统，主要的任务就是把医院影像科日常产生的各种医学影像通过 DICOM 3.0 国际标准接口以数字化的方式进行存储与传输。

二、PACS 的组成

PACS 把日常产生的各种医学影像（包括 MRI、CT、超声、各种 X 线机、各种红外仪、显微仪等设备产生的图像）通过各种接口（模拟、DICOM、网络）以数字化的方式海量保存起来，当需要的时候在一定的授权下快速调回使用，同时增加一些辅助诊断管理功能。它在各种影像设备间传输数据，组织、存储数据，具有重要作用。

PACS 的基本组成部分包括数字影像采集、通信和网络、医学影像存储、医学影像管理、各类工作站五个部分（图 1-2-2）。数字影像采集是指利用医学影像设备（包括 CR、DR、CT、MRI、超声设备、核医学设备等）采集被检体信息；通信和网络是用于传输图像的网络平台（包括光缆、交换机、路由器等软硬件服务平台）；医学影像存储是利用图像存储设备（包括服务器、硬盘、光盘等存储媒介）保存图像，PACS 管理的医学影像通常为 DICOM 格式，这些影像除了图像外，还含有标准的医学图像信息（如患者的基本信息、检查信息等），以便索引和查询；各类工作站包括登记工作站、技术工作站、诊断工作站及医师工作站等，是显示各种影像图像信息的终端。

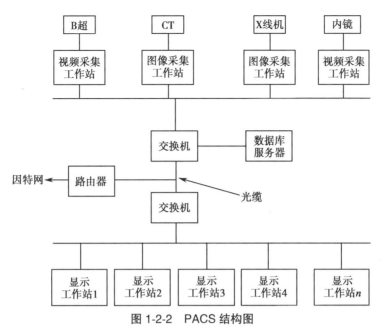

图 1-2-2　PACS 结构图

三、PACS 的功能

(一) 检查信息登记

医院放射科前台登记工作站录入患者基本信息、检查信息,也可通过检索 HIS 系统(如果存在 HIS,并与 PACS/RIS 融合)进行患者信息自动录入,并进行患者分诊、排号等工作安排。如图 1-2-3 所示。

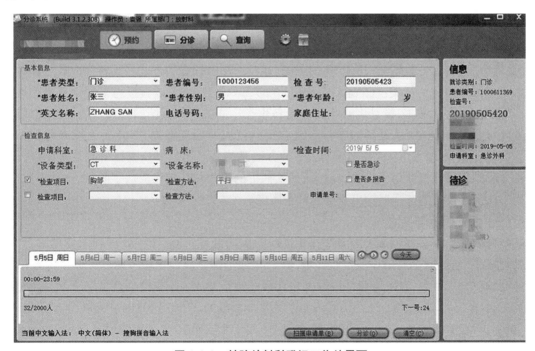

图 1-2-3　某院放射科登记工作站界面

　　患者信息一经录入，其他工作站可直接从 PACS 主数据库中自动调用，不需要重新手动录入；在"Work List（工作列表）"可直接由服务器提取相关患者基本信息与检查信息（图 1-2-4）。

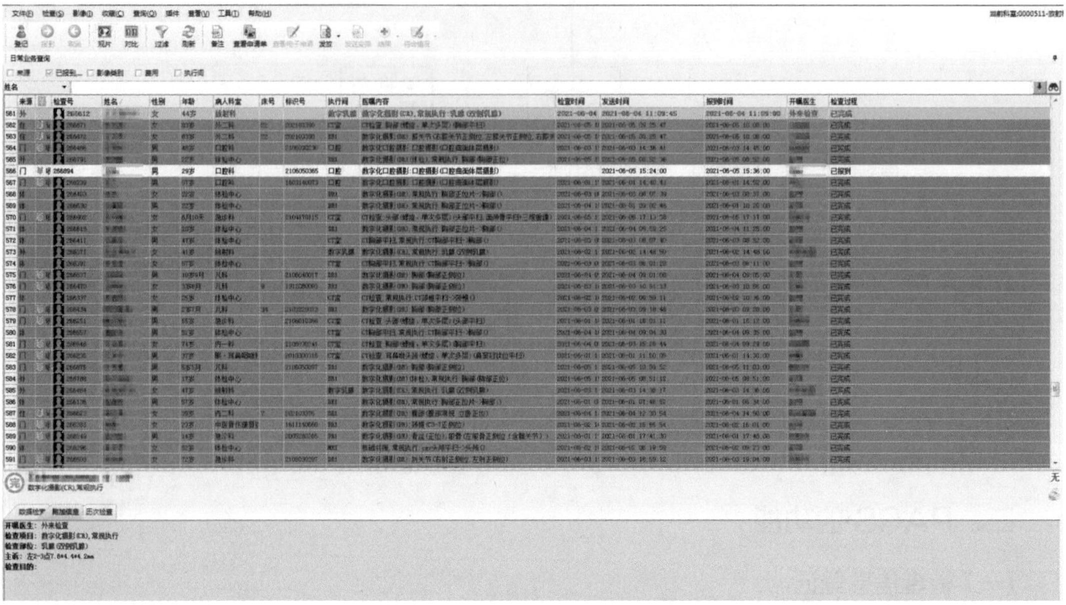

图 1-2-4　某院 PACS 工作列表

（二）医学图像采集

　　通过各种影像设备获取具有临床诊断价值的医学图像，指图像采集工作站从成像设备获取图像数据，将图像数据转换成 DICOM 标准的格式，并将其传送至 PACS 控制器。根据采集的图像性质不同，可分为静止图像和运动图像两种。其中，动态医学图像（如超声心动图、血管造影）包括一系列随时间变化的图像，通常采用帧捕捉的方式将其转换成数字图像。而静止图像可以分为三类：①符合 DICOM3.0 的数字化数据，可以直接与采集计算机相连。②非标准的数字化数据，设计者必须获得设备生产厂商关于数据结构和接口协议的详细说明才能设计应用软件，从设备的串行口或并行口读取非标准数据，并转换为标准化数据。③非数字化数据（如胶片、视频图像等），一种方法是使用专用扫描仪直接得到数字图像，另一种方法则用摄像头获得模拟输出，然后用帧捕捉的方式将其转换成数字图像，这种方法也适用于从医疗设备的监视器输出获得的数字图像。

（三）图像存储与传输

　　图像要进行高效的存储与传输，需要进行图像的处理，即图像预处理和图像压缩。图像处理之后，通过数字通信设备进行传输，在数字通信网络设计中要考虑以下五个因素：通信速度、通信标准、容错性、安全性以及网络建设和维护费用。根据通信速度的不同，传输媒介可以分为三类，即低速（小于 10Mb/s）以太网（ethernet）、中速（100Mb/s）光纤分布数据接口（fiber distributed data interface，FDDI）、高速（不小于 155Mb/s）异步传输模式（asynchronous transfer mode，ATM）。

通过数字通信系统,医学图像进入存储管理系统。系统能够实现对短期、中期和长期图像存档数据的分级管理。系统设计中的两个核心问题是数据完整性和系统效率。数据完整性是指 PACS 从成像设备获得的图像数据不能被丢失,系统效率是指要缩短显示工作站对图像数据的访问时间。

PACS 存档系统是 PACS 的核心,主要由四部分构成:存档服务器、数据库系统、光盘库以及通信网络。采集计算机和显示工作站通过网络与存档系统连接。采集计算机从各种成像设备获得的图像首先被送到存档服务器,然后存储到光盘库,最后送到指定的显示工作站。

(四) 图像浏览显示

患者完成影像检查后,医师可通过网络进行影像调阅、浏览及处理,并可进行胶片打印、输出后交付患者。需要调阅影像时 PACS 自动按照后台设定路径从主服务器磁盘阵列或与之连接的前置服务器中调用。调阅的图像通过显示工作站呈现给临床工作人员,为临床诊断提供重要的信息(图 1-2-5)。

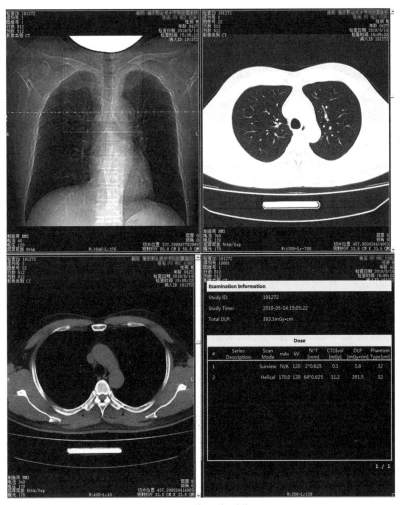

图 1-2-5 影像图像浏览显示

显示工作站包括通信、数据库、显示、资源管理和处理软件。目前常用的显示设备有512显示器、1K显示器、2K显示器，其扫描线分别为512线、1 024线和2 048线，其应用范围不尽相同。如诊断工作站为2.5K×2K；回顾工作站为1K×1K；图像分析工作站和高分辨率硬拷贝打印工作站的显示设备也有一定的差异性。

(五) 诊断报告撰写

患者完成影像检查后由专业人员对影像质量进行评审，并进行质量分析。完成质量评审控制后的影像，诊断医生可进行影像诊断报告编辑，并根据诊断医师权限，分别进行初诊报告、报告审核等工作(图1-2-6)。

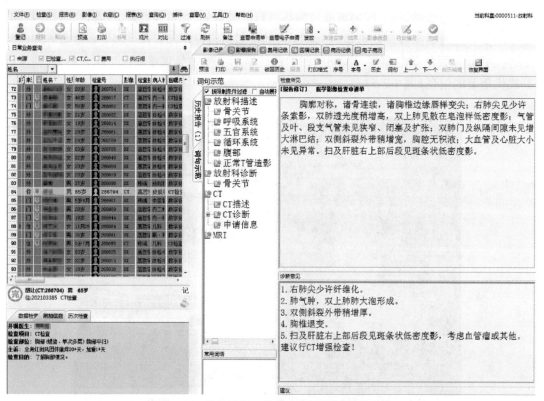

图1-2-6 影像诊断工作站-诊断报告书写界面

在书写报告过程中，可利用信息技术平台提供的诊断报告模板，以减少医生键盘输入工作量。诊断报告审核过程中可对修改内容进行修改痕迹保留，可获得临床诊断、详细病史、历史诊断等信息，可将报告存储为典型病例，供其他类似诊断使用，或供整个科室学习提高使用。

审核完成的报告通过信息技术平台的打印机输出后由医师签字后提交，同时诊断报告上传至主服务器存储备份。打印完成后的报告不能再进行修改，但可以只读方式调阅参考。

(六) 医学图像处理

医学影像图像处理技术是图像处理的一个重要分支，是指使用图像处理技术对医学影像进行获取、处理、增强等操作，以得到医学所需的人体信息和生物信息。PACS在图像处理方面提供了非常实用的功能。通过信息处理技术,设置图像的亮度和对比度,调整图像的窗宽、窗位,测量影像密度值、结构长度和区域面积,调整图像大小,还具有裁剪及标注等基本处理功能(图1-2-7)。

图 1-2-7　图像基本处理工具栏

随着现代成像技术的发展,医学影像处理技术逐渐融合了医学影像学、医学信息学、图像学等多领域的内容,成为一门交叉学科,在生命科学研究和疾病发展的诊断中,体现出重要的应用价值。与一般意义的图像处理相比,医学影像处理体现出其特殊性和实用性。目前的医学影像处理技术主要集中在影像信息的增强,病灶信息的识别和量化,对影像中组织的分割、融合和重建,功能影像的分析,基于定量影像学和精确治疗的影像综合处理等领域。

PPT:医学影像
信息系统的认知

扫一扫,测一测

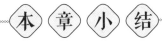
本　章　小　结

　　本章主要介绍了医院信息系统(HIS)、放射科信息系统(RIS)及医学影像信息系统的定义、组成及功能。

　　医学影像信息系统狭义上是指基于医学影像存档与通信系统,从技术上解决图像处理技术的管理系统;放射科信息系统是指以放射科的检查登记、患者分诊、影像诊断报告以及放射科的各项信息查询、统计等基于流程管理的信息系统;医院信息系统是指覆盖医院所有业务和业务全过程的信息管理系统。

　　医院信息是以医疗、患者信息为核心,采集、整理、传输、汇总、分析与之相关的财务、管理、统计、决策等信息;一个完整的医院信息系统应包括医院管理信息系统和临床医疗信息系统。放射科信息系统是基于医院影像科室工作流程的任务执行过程管理的计算机信息系统,它既是放射科的医疗信息系统,同时是具有管理科内所有患者资料和科室日常工作的综合管理信息系统,也是高水平、高效率进行科研、教学、学术交流,全面提高科室医疗水平的现代化信息平台。PACS把日常产生的各种医学影像通过各种接口以数字化的方式海量保存起来,当需要的时候在一定的授权下快速调回使用,同时增加一些辅助诊断管理功能,它在各种影像设备间传输数据和组织存储数据具有重要作用。

思考题

1. 如何定义医院信息系统？
2. 简述医院信息系统的结构及临床功能。
3. 简述放射科信息系统的结构及临床功能。
4. 简述图像存储与传输系统的概念及组成。
5. 简述 PACS 的主要功能、分类及临床应用范围。

（黄翔静　蔡惠芳）

第三章 医学影像信息安全的认知

学习目标

1. 掌握：医学影像数据存储安全的措施；网络安全的措施；PACS 的价值与标准。
2. 熟悉：医学影像数据的特点；数据存储安全原则；PACS 的运行流程。
3. 了解：影像数据存储方式；网络安全技术规范。

信息安全（information security）是指信息系统（包括硬件、软件、数据、人、物理环境及其基础设施）受到技术和管理的安全保护，不因偶然和恶意的原因而遭到破坏、更改、泄露，信息系统连续、可靠、正常地运行，信息服务不中断，最终实现机构业务的连续性。信息安全是研究在特定的应用环境下，依据特定的安全策略，对信息及其系统实施保护、检测和恢复的科学。实现信息安全的目标，就是要保护信息的保密性、完整性、可用性、可靠性和不可抵赖性。

第一节 影像信息的存储安全

医学影像信息系统存储的数据大部分是医学影像信息数据，其增长速度每年达到 10% 以上，需要占用大量的存储空间，以较高的速度进行存取和调阅，并要求数据存储的可靠安全。与此同时，医学影像信息系统存储的数据在整个医疗机构的信息系统中所占的比重已经高达 80% 以上，以数据为中心的信息系统架构已经在医疗机构中逐渐得到确立。建立高效、共享、可靠的存储系统是提高整个医学影像信息系统信息处理的保障。

一、影像信息存储安全的原则

（一）稳定可靠原则

数据中心建设以稳定、可靠为首要原则，从主机服务器和网络系统，到各种协议的存储设备，都应该以确保应用系统的业务连续性为首要目标。系统应当支持 7×24h 不间断服务运行，单台或局部设备发生故障时，仍能保证整个系统正常运行。每一个影像实例需要有多个拷贝，且同时存在于两地，实现院级容灾。容灾系统是指在相隔较远的异地，建立两套或多套功能相同的 IT 系统,互相之间可以进行健康状态监视和功能切换,当一处系统因意外(如火灾、地震等)停止工作时,整个应用系统可以切换到另一处,使得该系统功能可以继续正常工作。容灾技术是系统的高可用性技术的一个组成部分,容灾系统更加强调处理外界环境对系统的影响,特别是灾难性事件对整个 IT 节点的影响,提供节点级别的系统恢复功能。

(二)先进性原则

在采用主流成熟技术的同时,需要考虑系统架构的先进性,建立一个灵活高效、功能丰富、持续发展的数据中心基础架构。可以在保证业务连续性的前提下,自由增加磁盘阵列、服务器、磁带库等设备,保证整个系统存储空间和处理能力不断提升,系统应该能支持影像数据有损和无损压缩。

(三)高效性原则

系统应当可以实现高速查询和调阅图像,能够在尽可能短的时间内完成在线调阅。

(四)易于管理

系统是否易于维护,操作是否直观、简单,维护成本如何,掌握的难易程度如何,是否存在对有限资源如关键人员、设备等的依赖,能否对分布环境的异构系统统一管理,是否具备完整的日志管理,每一步操作能否全程追踪。

二、影像信息的特点

1. **数据量大** 在医学影像信息系统中,不但单幅医学影像的数据量大,而且每位受检者的影像数据量也很大。

2. **保存期长** 医学影像数据不同于其他的信息数据,需要长期甚至永久保存。

3. **使用频繁** 医学影像数据在医院信息系统以及医学影像信息系统中会被频繁地检索、查询、存取、浏览。

4. **持续增加** 医学影像数据在每日的信息系统运行中都在持续地增加。

5. **医学影像数据质量高** 医学影像数据分辨率高、精度高,并且用于诊断目的的医学影像数据不能进行有损压缩。

6. **医学影像数据复杂** 医学影像数据信息中有受检者的图文信息、医学造影动态视频、影像后处理的数据等。

7. **医学影像数据的时间特性** 对于医学影像数据以其产生的时间来划分,可分为近(当)期数据、短期数据、长期数据。①近(当)期数据需要存储的数据量相对较小,但是这部分数据的访问频率高,进行查询、传输、浏览的数据量大,为此要求能够高速存储、调取、传输、显示。②短期数据需要存储的数据量大,但是这部分数据的访问频率一般,为此要求存储容量大,可以高效率地存储、调取、传输、显示。③长期数据需要存储的数据量超大,但是这部分数据的访问频率低,为此需要海量的存储容量,可以安全、稳定地存储、调取、传输、显示,并需要进行数据备份。

三、影像信息存储的方式

根据医学影像数据的特点,影像信息系统一般按时间进行分级存储。分级存储的核心是根据不同的分级选择不同的存储方式和介质(固态磁盘、光纤通道磁盘、串口磁盘、小型计算机专用接口磁盘和磁带库),不同介质之间的数据可以进行迁移。由于医学影像信息系统中的影像数据具有数据量大、需保存时间长的特点,同时出于兼顾数据安全性的考量,影像信息的存储根据存储时间的需要可以分为三级存储模式:在线存储、近线存储、离线备份存储。

(一) 在线存储解决方案

对于成像时间在 1~3 年的影像信息数据,技师和医师频繁调阅的机会极高,必须使用在线存储,使存储设备和所存储的数据时刻保持"在线"状态,可供用户随意读取,满足影像科室和临床对数据访问的速度要求。一般在线存储设备选择先进的磁盘阵列,价格相对昂贵,但性能很好。目前应用于存储设备中的 SAS 磁盘和 FC 磁盘都属于高性能磁盘,主要用于对性能要求苛刻的关键核心应用。

对于医学影像信息系统,一般在线存储主要用于存储数据库以及需要频繁访问的影像数据(如近期进行检查的患者的医学影像以及用于对比目的的历史检查影像)。由于在线存储价格相对昂贵,所以通常配置的容量有限,系统需要定期地将在线数据归档到近线存储和离线备份存储,并且可以提供机制将近线和离线数据(如历史检查)取回到在线存储。在线存储要求性能很高,大多选择配置光纤通道交换机的存储局域网(storage area network,SAN)存储,使用串口或光线磁盘构成磁盘阵列。在医学影像信息系统中,通常情况下,将近 1~3 年,以及正在住院的患者影像保存在在线存储系统中,以确保这些患者的医学影像可以被快速读取和浏览。

(二) 近线存储解决方案

近线存储主要定位于在线存储和离线备份存储之间的应用数据需求,一般对于数据生成时间在 4~10 年以内的数据,它们被调用的频率降低,属于中等频率访问信息。系统将这些并不经常用到,或者说数据的访问量并不大的数据存放在性能较低的存储设备上,但同时对这些设备要求寻址迅速、传输率较高。因此,近线存储对性能要求相对来说并不是最高,但又要求有相对较好的访问性能。同时多数情况下,由于不常用的数据要占总数据量的比较大的比重,这也就要求近线存储设备在需要的容量上相对较大,存储扩容相对容易。对于医学影像信息系统,一般近线存储主要用于存储不需要频繁访问的影像数据(如历史或者复诊的医学影像资料)。目前应用于存储设备中的串口磁盘属于高性价比的磁盘,其单个磁盘容量较大、转速较高。串口磁盘主要应用于对容量需求大或者性能要求相对不是最高的场合,例如文件服务、数据近线存储与备份等应用,或者小型的应用系统与数据库等。近线存储数据量大时,通常选择性价比高的网络存储器(network attached storage,NAS)存储,使用串口磁盘或者固态磁盘作为磁盘阵列的磁盘。在医学影像信息系统中,一般会尽量将所有(至少十年以内)患者的医学影像数据保存在近线存储系统中,以确保这些患者的医学影像可以较快速地读取。

为了实现近线数据的无限扩充,同时伴随着存储硬件的发展,现在可以使用磁盘阵列组成存储局域网的方式来获取近似于无限大的存储空间,并且效率不会降低,价格相对便宜。采用存储局域网(图 1-3-1),可以减少第一次投资的压力,而且等到当前的存储容量满后,硬件的价格也会下降,此时可以用更少的价钱购买到容量更大、性能更好的存储设备,保护了用户的投资。

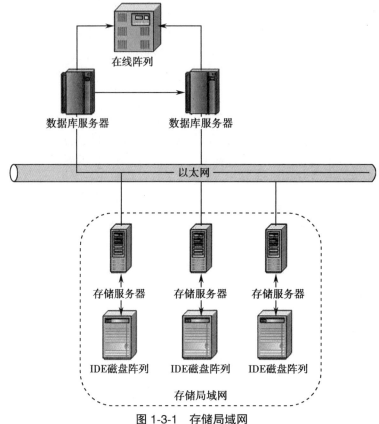

图 1-3-1　存储局域网

（三）离线存储解决方案

离线备份存储是对在线存储数据的备份，以防范可能发生的数据灾难。离线备份存储的数据不常被调用，一般也远离系统应用，所以人们用"离线"来生动地描述这种存储方式。对于医学影像信息系统，一般离线备份存储主要用于数据库文件，以及数据生成时间在 10 年以上的影像数据文件的备份。当然，如果条件允许，也可以将这些数据存储在近线存储设备中作为近线数据使用。离线备份存储通常选择低端 NAS、磁带库或者光盘塔。在医学影像信息系统中，会将所有的患者医学影像数据保存在离线备份存储系统中，以确保这些患者的医学影像可以得到安全的物理保存和备份储存。

四、影像信息存储安全的措施

医学影像信息系统存储的影像信息数据越来越多，而且越来越重要，为防止系统中的数据意外丢失，需要采用安全防护技术来确保数据的安全。在医学影像信息系统中为了实现数据的安全存储，一般采用下述数据安全防护技术：

1. 磁盘阵列技术　是指把多个类型、容量、接口甚至品牌一致的专用磁盘或普通硬盘连成一个阵列，组合成数据存储容量大、存取速度快、读写准确且安全的存储系统。磁盘阵列技术以必要的数据冗余实现对数据的保护，以数据条带分布实现高性能的数据读写。

2. 双机热备容错 从狭义上讲,双机热备容错特指基于高可用系统中的两台硬件设备(例如两台服务器、两台网络设备、两台存储设备)的硬件线性冗余热备容错(或高可用),达到指数增长的系统安全可靠性。双机热备容错的目的在于保证系统数据和服务的在线性,保证数据不丢失和系统不停机,即当系统发生故障时,仍然能够继续正常地提供数据和服务,使得系统不会停顿和停机。

3. 磁盘镜像 是一种基于多存储模块的存储技术,采用特有的数据调度方式使多存储模块可以协同保存同样的数据。磁盘镜像可以将所有的数据拷贝并保存在一个或多个存储模块中,而当信息系统中的一个存储模块故障,其他的存储模块可以继续支持系统的运行。

4. 硬件冗余 是容灾的基础,是指为防止系统出现操作失误或系统故障导致数据丢失,而将全部或部分数据集合从应用主机的硬盘或磁盘阵列复制到其他的存储介质的过程。传统的数据备份主要是采用内置或外置的磁带机进行冷备份,但这种方式只能防止操作失误等人为故障而且其恢复时间也很长。随着技术的不断发展,数据的海量增加,一般通过专业的数据存储管理软件结合相应的硬件和存储设备来实现。备份管理包括备份的可计划性、自动化操作、历史记录或日志记录的保存等。

5. 数据迁移 由在线与近线存储设备和离线存储设备共同构成一个协调工作的存储系统。该系统在在线与近线存储以及离线存储设备间动态地管理数据,使得访问频率高的数据存放于性能较高的在线与近线存储设备中,而访问频率低的数据存放于海量的离线存储设备中。

6. 数据库加密 对数据库中的数据信息加密是为增强关系型数据库管理系统的安全性,提供一个安全、适用的数据库加密平台,对数据库存储的内容实施有效保护。它通过数据库存储加密等安全方法实现了数据库数据存储保密和完整性要求,使得数据库以密文方式存储并在加密状态下工作,确保了数据安全。

7. 异地容灾 影像数据获取后先存放在高性能的主存储中,同时按照一定的策略,将数据分别复制到两个物理位置不同的归档备份存储中,保证一个影像至少有三个拷贝同时存在,并且保证两套归档备份存储,分别存在于两地,存储间互相冗余、互为备份,构成院级容灾备份。当在线存储出现故障时,可以启用第一套或第二套归档存储替代。以异地实时备份为基础的高效、可靠的远程数据存储,为业务生产中心实施了各种各样的数据保护。但是,不管怎么保护,当火灾、地震这种灾难发生时,一旦业务生产中心瘫痪了,备份中心会接管业务,继续提供数据和服务。

第二节 影像信息的网络安全

网络安全是指网络系统的硬件、软件及其系统中的数据受到保护,不因偶然或者恶意的原因而遭受到破坏、更改、泄露,保障网络服务不中断,信息系统连续、可靠、正常地运行。一旦网络的安全隐患成为事实,所造成的损失是难以估量的,因此,网络安全是医学影像信息系统建设过程中重要的一环。

一、影像信息网络安全的特点

1. **保密性** 信息不泄露给非授权用户、实体或过程,或供其利用的特性。

2. **完整性** 数据未经授权不能进行改变的特性,即信息在存储或传输过程中保持不被修改、不被破坏和丢失的特性。

3. **可用性** 可被授权实体访问并按需求使用的特性,即当需要时能否存取所需的信息。例如网络环境下拒绝服务、破坏网络及相关系统的正常运行等都属于对可用性的攻击。

4. **可控性** 对信息的传播及内容具有控制能力。

5. **可查性** 出现安全问题时,能够提供依据与审计手段。

二、影像信息网络安全的方式

(一) 结构安全

1. **空间** 应保证主要网络设备的业务处理能力具备冗余空间,满足业务高峰期需要。

2. **带宽** 应保证网络各个部分的带宽满足业务高峰期需要。

3. **路由** 应在业务终端与业务服务器之间进行路由控制,建立安全的访问路径。

4. **拓扑** 应绘制与当前运行情况相符的网络拓扑结构图。

5. **子网或网段** 应根据各部门的工作职能、重要性和所涉及信息的重要程度等因素,划分不同的子网或网段,并按照方便管理和控制的原则为各子网、网段分配 IP 地址段。

6. **隔离** 应避免将重要网段部署在网络边界处且直接连接外部信息系统,重要网段与其他网段之间应采取可靠的技术隔离手段。

7. **优先级** 应按照业务服务的重要次序来指定带宽分配优先级别,保证在网络发生拥堵的时候优先保护重要主机。

(二) 访问控制

1. **功能** 应在网络边界部署访问控制设备,启用访问控制功能。

2. **粒度** 应能根据会话状态信息为数据流提供明确的允许、拒绝访问的能力,控制粒度为端口级。

3. **过滤** 应对进出网络的信息内容进行过滤,实现对应用层 HTTP(hyper text transfer protocol)、FTP(file transfer protocol)、Telnet、SMTP(simple mail transfer protocol)、POP3(post office protocol-version 3)等协议命令级的控制。

4. **终止** 应在会话处于非活跃的一定时间或会话结束后终止网络连接。

5. **限制** 应限制网络最大流量数及网络连接数。

6. **保护** 重要网段应采取技术手段防止地址欺骗。

7. **规则** 应按用户和系统之间的允许访问规则,决定允许或拒绝用户对受控系统进行资源访问,控制单位为单个用户。

8. **权限** 应限制具有拨号访问权限的用户数量。

(三) 安全审计

1. **记录** 应对网络系统中的网络设备运行状况、网络流量、用户行为等进行日志记录。

2. **内容** 审计记录应包括事件的日期和时间、用户、事件类型、事件是否成功及其他与审计相关的信息。

3. **分析**　应能够根据记录的数据进行分析,并生成审计报表。

4. **保护**　应对审计记录进行保护,避免受到未预期的删除、修改或覆盖等。

（四）边界完整性检查

1. **内部网络连接**　应能够对非授权设备私自连到内部网络的行为进行检查,准确定出位置,并对其进行有效阻断。

2. **外部网络连接**　应能够对内部网络用户私自连到外部网络的行为进行检查,准确定出位置,并对其进行有效阻断。

（五）入侵防范

1. **攻击行为**　应在网络边界处监视以下攻击行为,端口扫描强力攻击、木马后门攻击、拒绝服务攻击、缓冲区溢出攻击、IP 碎片攻击和网络蠕虫攻击等。

2. **记录内容**　当检测到攻击行为时,记录攻击源 IP、攻击类型、攻击目的、攻击时间,在发生严重入侵事件时应提供报警。

（六）恶意代码防范

1. 应在网络边界处对恶意代码进行检测和清除。

2. 应维护恶意代码库的升级和检测系统的更新。

（七）网络设备防护

1. 应对登录网络设备的用户进行身份鉴别。

2. 应对网络设备的管理员登录地址进行限制。

3. 网络设备用户的标识应唯一。

4. 主要网络设备应对同一用户选择两种或两种以上组合的鉴别技术来进行身份鉴别。

5. 身份鉴别信息应具有不易被冒用的特点,口令应有复杂度要求并定期更换。

6. 应具有登录失败处理功能,可采取结束会话、限制非法登录次数和当网络登录连接超时自动退出等措施。

7. 当对网络设备进行远程管理时,应采取必要措施防止鉴别信息在网络传输过程中被窃听。

8. 应实现设备特权用户的权限分离。

三、影像信息网络安全的措施

通过对网络安全风险分析及需求分析,配备相应的网络安全系统,包括防火墙、入侵检测系统、安全扫描系统、防病毒系统,以及备份与灾难恢复系统,同时还需建立一套完整可行的网络安全与网络管理策略,并加强人员培训,提高网络安全意识。具体措施如下:

1. **防火墙(firewall)**　是一个由软件和硬件设备组合而成,在内部网和外部网之间、专用网与公共网之间的界面上构造的网络安全防护系统,通过依照特定的规则,允许、拒绝或重新定向经过防火墙的数据流,实现对进出内部网络的服务和访问的审计与控制。防火墙主要由服务访问规则、验证工具、包过滤和应用网关组成。防火墙是网络之间互连的安全网关(security gateway),是最基本、最经济、最有效的网络安全措施之一。

2. **入侵检测系统**　全面监视进出网络的所有访问行为,及时发现和拒绝不安全的操作和黑客攻击行为,并对攻击行为作出相应反应(记录日志、报警、阻断)。

3. 安全扫描系统　检测网络中存在的安全漏洞,对扫描结果进行分析、审计,及时采取相应的措施填补系统漏洞,减少可能被黑客利用的不安全因素。

4. 防病毒系统　病毒危害性极大并且传播极为迅速,必须配备全网(从服务器到单机)的防病毒系统软件,防止病毒入侵主机并扩散到全网,保证网络和主机不被病毒侵害,实现全网的病毒安全防护。由于新病毒的出现比较快,所以要求防病毒系统的病毒代码库的更新周期必须比较短。

5. 网络备份与灾难恢复系统　最安全的、最保险的方法是通过网络备份与灾难恢复系统定时自动备份系统级与应用级的数据信息到本地或远程的磁带或者存储系统中。当宕机和灾难发生,系统或数据受损时,可以利用灾难恢复系统进行快速恢复。

网络安全系统通过一定的规则和限制来保证网络安全,是实现局域网内部安全的重要保障。没有网络安全系统保护的局域网,将时刻面临来自虚拟网络世界攻击的威胁,个人隐私将荡然无存。

第三节　PACS 的运行与维护

随着计算机技术的迅猛发展,医学影像存档与通信系统近几年已开始在影像学临床及教学工作中得到运用。PACS(医学影像存档与通信系统)是有关影像图像的获取、存储、显示、处理、传输和管理的综合系统,各用户根据各自的情况可有不同的实现方式和实施范围。

一、PACS 的价值

(一) 对于医院的价值

1. 费用支出　数字化存储图像,无胶片管理,节省了用于冲洗、保存胶片和记录的费用,如化学药品费用、处理和保养费用、存储费用、存放费用、人工费用、查阅费用、配送费用等。

2. 协同工作　提高医生网络化协同工作的能力。

3. 远程会诊　提供远程会诊功能,节省人力、物力,同时能够提高医院会诊能力,扩大知名度。

4. 信息统计　可以实现资料统计的自动化,对于科研分析有重大意义,同时可以对科室人员的工作量和状态进行统计,能够发现管理薄弱环节,更好评价员工、激励员工,为科室创造更大的效益。

5. 诊断报告　可以规范诊断报告,打印出图文并茂的病历,同时生成电子病历,形成社区电子病历中心,为患者提供电子病历存放查询服务,增加对用户的影响力。

6. 资源共享　共享输出设备,节省设备投资,比如无须购置激光相机、DICOM 相机等。

7. 减少、消除重复工作。

8. 更高的生产力、更低的运行成本和更多的收入。

9. 不再丢失检查资料和胶片。

(二) 对于临床的价值

1. 提供更快、更有效的从医院获取患者信息的途径。

2. 通过与周围医院联合提供更多的医疗服务。

3. 使临床医生悉心照顾他们的患者。

(三) 对于影像医生的价值

1. **方便**　在家或办公桌即可读片,不用挤在集中读片的地方。

2. **查询**　快速得到患者以往的图像,几秒钟便获得检查数据。

3. **诊断**　多种图像对比参考分析,如超声、核磁、CT、DSA 等图像可以直接参考对比,并进行相应图像处理,方便诊断。

4. **效率**　更大的工作量和更高的工作效率。

5. **存储**　影像可以永久利用。

6. **质量**　直接得到无失真的原始图像用于学术交流。

(四) 对于患者的价值

1. 减少住院时间。

2. 更快地得到诊断和治疗。

3. 同时参考多次检查结果。

4. 可以获得更快的报告时间。

5. 能够得到专家的服务。

二、PACS 的标准与原则

(一) PACS 的运行标准

DICOM 即医学数字成像与通信标准,为医院放射科影像通信协议提供了标准模式,有效地保障了医学影像设备间数字影像的传输和交换。

DICOM 基于开放式互联参考模型,这是一种世界范围的通信标准,定义了七层协议模型,分别是物理层、数据链、网络、传输、会议层、表达层、应用层。DICOM 属于第七层,即应用层范围。因此,DICOM 接口与设备中其他接口(如高压注射器接口)是有区别的。设备中其他接口包括一些硬件,当然也有相应的软件,但软件必须基于特定的硬件才能实现其功能。而 DICOM 则是一种纯软件的标准,不管在任何设备的计算机上,只要嵌入了 DICOM 软件,就能实现 DICOM 功能(即拥有的 DICOM 接口)。

1. **接口标准**　技术接口必须完全符合国际规范的 DICOM3.0 标准,支持 DICOM3.0 底层协议。

2. **连接设备**　接口技术必须能连接医院所有的影像设备,如影像科的 CT、发射型计算机断层扫描仪(emission computed tomography,ECT)、MRI、X 线设备等,消化内科各种内镜,超声科室的各类 B 超机,检验科各种检验、化验设备,病理科检验设备等。

3. **资源管理**　各类图像信息必须全部能以 DICOM3.0 格式采集、存储、传输与处理。

(二) PACS 的功能

1. **PACS 的数据采集**　对非数字化的各类设备,或已数字化但非 DICOM 设备的图像信息必须能转换为 DICOM3.0 格式进行无损的采集、阅览、存储、传输与管理。

2. PACS 的数据存储　必须能将患者的影像信息、自然信息与标识信息等关联存储。同时,按 DICOM3.0 定义再将已检查的图像信息建立一级目录,按序号存储。

3. PACS 的数据传输与调度　必须能将中心服务器收到的图像数据或发来的工作记录,通过预设规则,判定是否能将与之对应的图像数据复制到服务器或时实传输到相应的医生工作站。

4. PACS 的数据处理　具有丰富的图像和数据后处理能力,支持直方图均衡,图像平滑处理、边缘增强、无级缩放,多幅图像同屏显示,动态电影回放,双屏幕和竖屏显示,同屏分区域显示,窗宽和窗位的预设,连续调整,正负旋转,漫游,以及长度、角度、面积的测量,以坐标方式显示 CT 值,多线索的图像查询和调度等强大的处理功能。

5. PACS 的数据管理　与影像的存储方式相对应,能根据用户的需求,实行在线、近线和离线管理。

(三) PACS 设计原则

1. 简单、实用　必须站在使用者的角度,尽可能地做到操作简单,方便医生掌握,保证医生高效率地完成操作。

2. 标准、先进、扩展性　一定要采用国际标准,利用最新的计算机技术和网络技术,以保证系统的先进性。兼顾信息技术的发展,注重系统的扩展功能。

3. 整体性　包含 RIS,遵循硬件、系统软件、应用软件及用户界面整体设计原则,采用面向对象的设计方法,便于系统维护和升级。

4. 可靠、稳定　系统的可靠、稳定的运行至关重要,具有容错能力,具备设置数据备份及恢复机制。

5. 节约性　充分利用医院现有基础设施、设备和信息技术资源,并满足再购置的影像设备随时进入系统,为用户节约投资。

6. 保密安全性　采用多级保护方式,并提供鉴别、授权、保密、完整性和确认等服务,以满足医疗信息系统的法律法规和隐私保护的要求。

三、PACS 的运行流程

(一) 影像检查登记

1. RIS 登记　任何放射诊疗申请单必须先到 RIS 登记(图 1-3-2),方可进行检查,预约登记模块主要功能是登记检查信息,确定检查部位、检查设备、检查时间、检查费用等临床信息,提示护理人员做好检查准备工作。

快速输入检查所需的临床信息,每个用户可自定义输入法,支持按设备类型自动分配或手工输入检查号,重复患者自动列表提示。

(1)可直接从 HIS 中取得检查申请资料。

(2)支持申请单病症信息的输入格式自定义。

(3)支持检查号(条码)、排队序号、检查位置打印。

(4)支持申请单快速扫描,支持 TWAIN 标准接口的扫描仪。

(5)在用户操作权限许可的情况下可修改、删除检查资料。

(6)支持预约检查登记。

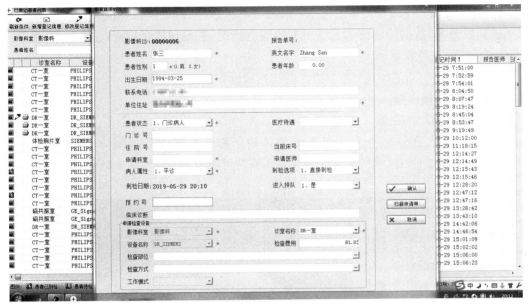

图 1-3-2　登记工作站

2. **基本要求**　登记室应准确无误地录入患者资料,认真核对患者基本信息、检查部位、检查方法以及检查设备等,发现资料缺失应及时追补。初诊患者通过 RIS 顺序编排新号,应做到所有影像检查统一一个号码的"一号制";复诊患者要在系统中查找出原始号,按原始号登记检查,以供诊疗历史参考。申请单扫描录入 PACS,保证医生调阅患者临床资料。

3. **预约检查**　特殊检查应给患者预约检查时间,并向患者沟通检查前的准备及注意事项。

4. **优先级**　急诊、绿色通道、胸痛中心、卒中中心患者优先就诊标识。

5. **检查分流**　登记室要及时掌握患者分诊、待诊等信息,必要时报告技师长分流患者(图 1-3-3)。

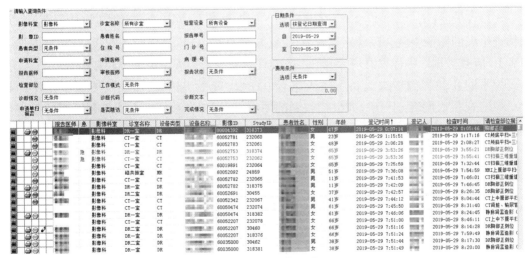

图 1-3-3　患者分诊

6. **资料扫描**　技师在设备上通过"Work list",三查三对后进行扫描检查,并将影像数据上传到服务器,数据传输时不允许出现遗漏等情况,若发现错误检查或错误影像数据上传,请与系统管理员联系。

7. **工作规范**　非工作人员不得进入登记室或操作登记室工作站。

(二) 医学影像采集

1. **DICOM 影像采集**　对于遵守 DICOM 协议的影像成像设备,可以直接使用"DICOM Storage"存储服务来实现影像的传输。影像成像设备将图像发送到 PACS 的 DICOM 网关,由 DICOM 网关来实现图像的压缩并将图像和患者申请单融合(图 1-3-4)。

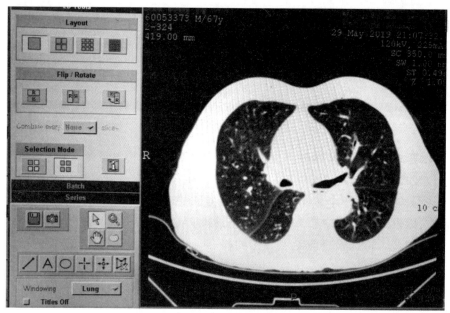

图 1-3-4　图像采集

对于图像和患者申请单的融合,使用了图像中的患者 ID 关键字,在影像成像设备上新建一次检查的时候,采用 PACS 生成的标识 ID 作为患者 ID 输入到影像成像设备中,这样本次检查生成的图像中就会包含该患者 ID,PACS 的 DICOM 网关接收到图像后,根据图像中患者 ID 查找数据库中标识 ID 相同的记录,将图像和患者检查记录融合到一起。

为了防止在影像检查设备上输入患者 ID 时出现手工错误,而导致图像不能保存到 PACS 中,在接收图像过程中,如果接收到的图像患者 ID 在数据库中找不到匹配的检查记录,则生成临时检查记录。然后在影像医技工作站中可以通过"提取检查记录"的功能,将临时记录转换成跟某个检查申请相匹配的正常检查记录。

2. **视频影像、扫描影像和数码相机影像的采集**　视频影像的采集主要用于超声、内镜、病理等影像成像设备,这些设备通过视频信号做图像的输出。PACS 中设立影像采集工作站,在该工作站中安装视频采集卡,将影像成像设备的视频输出通过视频线连接到视频采集卡的输入中,即可以通过影像采集工作站来监视影像成像设备的视频输出。

扫描影像的采集主要是针对已经生成的历史胶片,通过扫描仪将胶片转换成数字图像,并保存成 PACS 中的影像。

数码相机的采集主要是处理医生通过数码相机拍摄的一些用于对外交流和教学的图像,这些图像也可以保存到 PACS 中。

(三) 医学影像存储

影像的数据流程控制包括图像的归档、图像的反归档、图像的自动路由等。

影像数据的存储是将影像保存成文件直接存在磁盘,然后在数据库中保存该图像的索引。同时这些索引是分级的,有一级存储(在线)设备中图像的索引,二级存储设备中图像的索引。每次打开图像时,都会将图像复制一份,放在本机缓存中。在对图像进行检索时,将首先检查本机缓存中是否已经有了图像,如果有,则直接调用,没有则查询一级存储设备中是否有图像索引,如果有,直接调用,如果没有,则再查询二级存储设备来获取图像索引。

1. 归档和反归档　归档就是将图像从一级存储设备转移到二级存储设备,同时修改数据库中图像索引信息。归档可以分为只归档、归档且删除、只删除三种方式。

只归档的方式,只是将患者的图像从一级存储设备复制到二级存储设备,不删除原来一级存储设备中的图像文件,然后在患者本次检查的数据库记录中添加二级存储设备信息。

归档且删除的方式,首先将患者检查的图像从一级存储设备复制到二级存储设备,然后在患者本次检查的数据库记录中添加二级存储设备信息,删除一级存储设备信息,最后删除原来一级存储设备中的图像文件。

只删除的方式,直接在患者本次检查的数据库记录中删除一级存储设备信息,然后删除原来一级存储设备中的图像文件。

反归档就是将图像从二级存储设备转移到一级存储设备,同时修改数据库中图像索引信息。反归档的操作实际上就是归档的逆操作。反归档操作也是分成只归档、归档且删除、只删除三种方式。

2. 图像的自动路由　图像自动路由是在 DICOM 网关接收到图像以后,直接将图像发送到相应影像类别的阅片工作站中,让医生进行图像阅片的时候可以直接从本地硬盘的缓存中读取图像,不需要再通过网络来获取图像,减少网络压力,提高获取图像的速度。

在指定阅片工作站中,将图像的本机缓存目录设置为 FTP 目录,则自动路由程序将符合条件的图像发送到该 FTP 目录来,预先为阅片工作站做好图像的缓存。

自动路由的实现,可以是将指定影像类别的图像发送到指定的阅片工作站中,或者将某个检查设备生成的图像发送到指定阅片工作站中。例如,将 CT 图像发送到专门的 CT 阅片工作站中,或是将设备型号为 Prestige 的数字胃肠设备生成的图像发送到专门的数字胃肠阅片工作站中。

(四) 医学影像浏览

医学影像浏览采用 DICOM3.0 标准从信息交换平台获取影像数据,并按照检查、序列、影像的模式显示影像,自动连接网络中最快的信息交换平台,自动同时连接多台中间件,支持多次检查数据同时下载,提高数据传输速度(图 1-3-5),具体功能如下:

1. 支持 8 位 /10 位 /12 位灰度级影像的显示,支持各类专业显示卡。

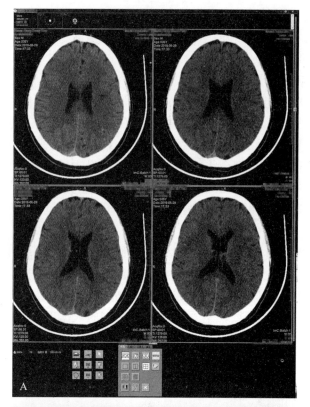

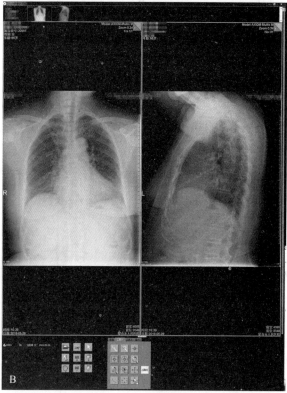

图 1-3-5　图像浏览

2. 支持任意多屏显示,同时打开多人或多次检查影像进行对比诊断,并提供快速、易用的多屏幕控制功能,使用快捷键可以迅速定位指针,切换显示内容,进行屏幕内容交换。

3. 影像显示功能,指定任意显示矩阵,翻页浏览、动态浏览、全屏浏览,单选、多选、序列选取。

4. 影像调节功能,包括缩略图显示、窗宽、窗位、无级缩放、放大镜、旋转、镜像、正/负像、漫游、伪彩、数字减影、动态播放、影像还原。

5. 丰富准确的测量功能,包括 CT 值、CT/MRI 定位线、位置交互参考、感兴趣区域(range of interest,ROI)值、ROI 直方图、CT 值变化曲线、角度、面积、长度及长度比等。

6. 简单易用的标注工具,包括文字、箭头、矩形、圆形和多边形,标注可以移动、删除,修改内容、颜色和字体式样。

7. 胶片打印功能,支持多种尺寸胶片,可任意指定打印版式,可多影像合并添加打印。

8. 影像输入/输出功能,直接添加 JPG/BMP/TIFF/AVI/MPG 影像并上传到信息交换平台,可另存 DICOM 影像为 JPG/BMP/DCM/TIFF/AVI 格式文件,可复制到剪贴板。

9. 支持对序列影像的多平面重组(multiple planar reformation,MPR)浏览。

10. 支持快速查找和精确查找两种查找方式,可输入多种条件组合查询。

11. 支持对列表中的数据可以按检查号、姓名及拼音首字母、排队序号进行快速定位。

12. 可分页查看每次检查登记资料、申请单和检查报告。

13. 实时、自动显示,以图标或文字显示每次检查任务的状态。

14. 支持对每次检查任务的自动计时功能,可对等待时间、检查时间和报告时间分别计时并显示。

15. 支持多屏幕的组合/拆分显示,支持鼠标快速移动到指定屏幕。

16. 支持选定检查记录及影像数据转出到光盘或其他存储设备,转出的数据可以直接使用数据中附带的软件进行查看。

(五)医学影像诊断

影像诊断是 PACS 中最重要的组成部分,也是使用得最多的一部分,是诊断医生日常工作中用来浏览影像、书写诊断报告的工具。影像诊断报告模块具有强大的影像处理和分析功能,提供丰富的报告单模块库辅助编写报告单。影像观察的过程中,需要对影像进行一些基本的操作,影像操作的处理直接就是使用简单的图像处理功能(图 1-3-6),这些操作包括调节窗宽和窗位、图像旋转、图像缩放、标注、图像拼接、电影播放、鼠标穿梭定位等,具体功能如下:

1. 可视、直观的报告单书写界面,配合全面的模块库,可快速生成准确无误的诊断报告。

2. 图文并茂的报告单,每份报告单可粘贴一至六幅影像,可在报告单上打印条码和医院图标。

3. 支持报告的分级审核制度,级别从低到高依次为实习医生、检查技师、报告医生、审核医生、主任医生,保存每份报告经手的各级别医生所作的修改,并可对比浏览。

4. 支持报告单的防伪功能,轻松识别报告真假。

5. 支持检查位置定位图标识功能(图 1-3-7)。

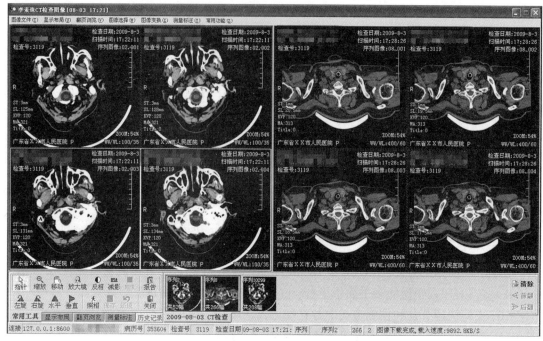

图 1-3-6 图像处理功能

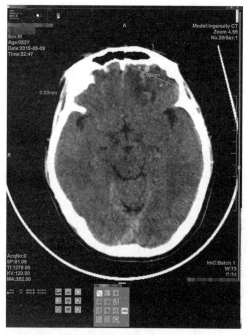

图 1-3-7 图像处理功能——测量

(六) 影像图像及诊断报告打印

影像报告包含文字报告、报告图像和录音报告三个方面：文字报告是最终打印出来给患者的检查结果报告单；报告图像是嵌在报告单中的图像；录音报告是文字报告的一种补充方式，最终会将录音报告转录成文字报告。

1. **文字报告** 图像的文字报告中记录了患者的影像检查诊断信息,PACS 将每一次影像检查处理成一条医嘱,每一次报告处理成一条病历记录,报告的内容就保存在患者病历相关表里面(图 1-3-8)。

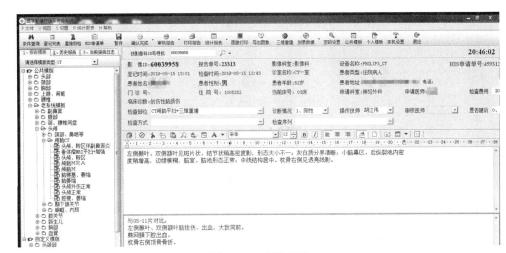

图 1-3-8 报告书写

文字报告的编辑是 PACS 中最占用医生工作时间的部分,因为医生专注于医疗工作,文字录入的速度比较慢,所以为了解决这个问题,PACS 提供了大量的报告模板,不同的影像类别都有一套模板。报告模板的组织采用树形结构,能够根据检查部位进行分类,模板中保存的是一段段的文字描述,文字描述中还带有下拉框和填空,允许医生在模板中选择字词和输入数字,模板的内容还可以根据医生的使用习惯进行修改。

2. **报告图像** 为了保证患者的报告单每次打印的效果相一致,就需要保存打印时的图像,因此单独将打印到报告单中的图像保存成报告图像。在采集图像和阅片的过程中,医生可以选择哪些图像要保存成报告图像,并且可以将图像进行缩放、标注等处理后再保存成报告图像进行打印排版(图 1-3-9)。

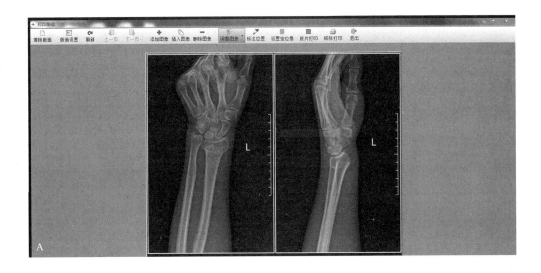

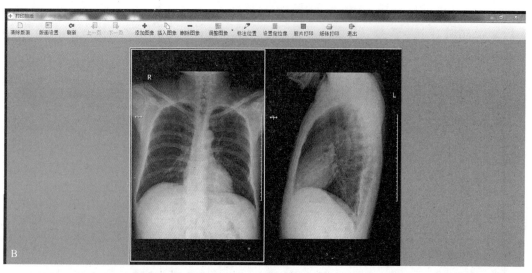

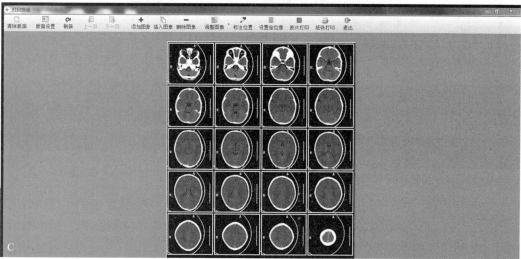

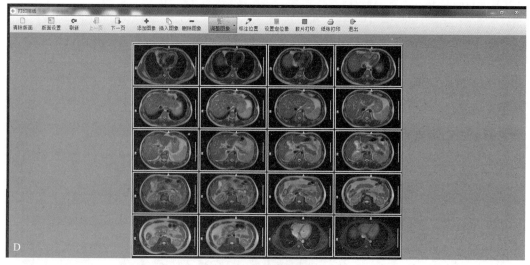

图 1-3-9 打印排版

3. **录音报告**　为了方便医生,提高录入速度,在编辑报告的时候直接使用录音报告,口述报告单的内容,然后有时间的时候,再将录音报告整理成文字报告,并将录音报告删除。为了节省空间,录音报告完成后,将录音报告文件压缩成 MP3 格式进行保存。

(七) PACS 设置

系统管理模块是系统进行日常管理、参数设置权限控制的有效工具。管理员在系统中的任意站点都可以用系统管理模块完成系统的管理与设置,管理和设置的结果存储到 PACS 数据库中,简化了系统的配置、管理工作。

系统管理是将 PACS 的基本参数配置、操作用户管理、报告单格式定义等常用功能集成,简化为可视化的操作界面,提供给系统管理员使用,既降低管理员的技术要求,同时提高了管理效率,规范了管理流程和步骤。主要功能如下:

1. **用户管理功能**　为完善用户管理功能,可以增加 / 删除系统用户,并为每个用户设置不同级别的功能权限,且支持用户组的管理模式,设置的权限主要包括三个方面:

(1) 功能权限:定义用户能够登入系统的位置和允许使用的功能。

(2) 操作权限:定义用户能够执行的操作,可以严格控制到数据的添加、修改、删除、影像输入 / 输出、打印(胶片)操作。

(3) 访问权限:定义用户能够访问的数据范围,包括访问的科室控制和访问的设备控制,访问患者资料的级别控制等。

用户的安全管理采用用户组和多分级授权管理模式,主要管理方法是信息科系统管理员创建用户组并分配好用户组的权限,然后为各科室主任创建用户并分配权限,由科室主任用户负责管理本科室的用户,科室主任只能将自身的用户权限分配给各科室内用户。

提供 DICOM 设备管理功能,能够为不同的 DICOM 设备指定不同的数据存储设备、存储策略、存储格式、输出报告格式等。

检查影像质量控制,支持对每次检查的影像(普通 X 线摄影、CT、MRI)进行质量评级统计。

2. **系统基本信息管理功能**　为保证数据的完整性,可以设置的基本信息内容包括 DICOM 设备类型参数、存储设备管理、科室、病症类型、患者类型、患者级别分类、医务人员、检查类型、检查部位、诊断报告等信息,所有信息的设置采用统一的操作方法,规范操作流程(图 1-3-10)。

(1) 可视化的图文报告单格式设计功能,可以随意定制所需的报告单,并可以在诊断工作站上根据不同的情况选择所需格式的报告单输出。

(2) 系统公共参数配置管理功能:如 Work List 请求参数、用户终端自动锁屏时间、光盘归档容量设置、报告单编号位数等设置。

(3) 数据查询统计功能:包括工作量、费用统计,胶片打印记录查询,操作日志查询,拍片质量控制查询与统计等。

3. **影像数据备份管理功能**　影像数据备份归档是一个非常完善、操作简单的影像数据管理程序,能够帮助管理员轻松完成影像数据的备份、归档转出、恢复转入等操作,并具有所有的数据转出操作和转出数据详细记录的功能(图 1-3-11)。

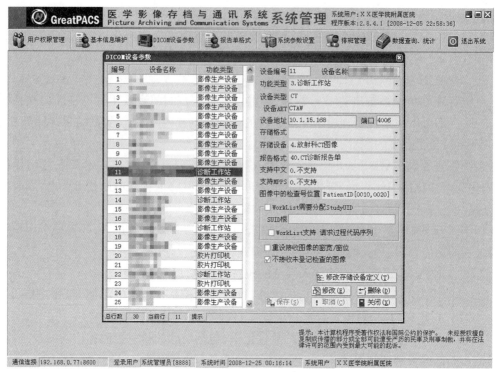

图 1-3-10 系统基本信息管理功能

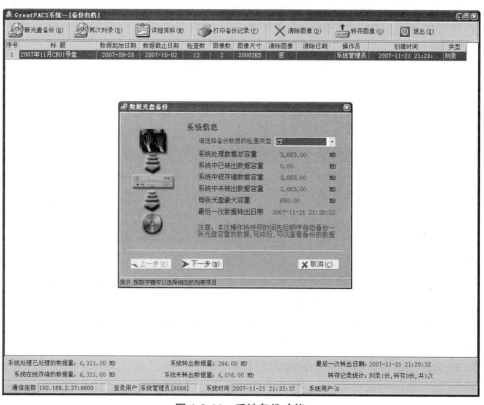

图 1-3-11 系统备份功能

（1）远程联机操作：该程序与中间件连接，可在网络中任何一台装有备份设备的机器执行数据转入、转出、清除等操作，轻松实现多点同时备份。

（2）备份存储设备：选择非常灵活，所有的设备在系统中都被解释成存储位置，因此，备份设备可以是磁盘、光盘或磁带机，同时系统记录了每次备份的时间和数据范围，可以多次备份相同的数据，数据操作不影响整个系统的使用，且远程备份速度快，数据在网络的上传速度可以达到 500Mb/min。

（3）资料备份：诊断资料、诊断报告与影像数据同时备份，可直接运行备份设备上的程序查看影像和诊断记录，并支持影像和诊断报告的打印输出。

（4）清除数据：允许清除已经做好备份的影像数据，释放二级存储空间，已清除数据被再次访问时，系统会在终端提示数据的备份日期及备份情况，帮助工作人员从备份数据中快速找出所需资料，同时可以将数据重新转入到系统。

（5）光盘备份：支持光盘直接刻录备份，不需要第三方软件的支持，操作简单，完全符合DICOM 文件规范要求。

（6）备份记录：提供备份记录管理的功能，可打印每一次备份所包括的详细数据记录。

四、PACS 的维护

HIS、PACS 网络故障（设备、工作站互相无法连通／无法传输影像），排除单机故障后，采取下列措施：

1. 立即报告系统管理员和信息中心，等待系统修复。

2. HIS、PACS 故障，无法登记、编号、写报告时

（1）HIS、PACS 不可用时，采用手工流程进行登记摄片检查，直接在检查设备上以临时编号进行检查（具体编号如"机型＋数字"，例如，CT 设备就为 CT1601、CT1602、CT1603……依此类推），在申请单上认真记录该患者临时编号和英文姓名，同时将患者的资料在检查设备上锁定，不准删除，保证影像不丢失，以便网络故障排除后，重新传到PACS 归档。

（2）患者检查完后，进行胶片打印，交予医生阅片并人工书写报告，使用 Word 文档书写发出报告，待排除网络故障后，重新录入 PACS 存档。

（3）PACS 恢复正常后，按正常工作模式录入患者申请资料并分诊到相应检查设备，扫描申请单，记录分诊后患者的影像号和检查流水号。

（4）在检查设备上将患者的临时编号等信息修改为正确分诊后的影像编号，加入分诊后的检查流水号，将修改后的患者影像资料重新传到存储服务器归档，不能正确归档的资料由系统管理员手动归档。

（5）医生检查患者影像是否已归档，若已正确归档，将人工报告再次录入工作站存档。

3. 设备故障导致患者影像丢失，如患者还未离开，尽快为其重拍，并向患者解释清楚，尽量取得患者谅解。如患者已经离开检查室，将申请单交登记室，由登记室负责通知患者前来重拍。技师长、系统管理员和信息中心负责与厂家配合查出影像丢失原因并进行修复。

4. 系统管理员职责

（1）在科主任领导下负责 PACS 网络管理工作。

（2）负责 PACS 网络设备的安装、维护与保养，负责 PACS 数据库的归档管理工作，并及时记录在册。

（3）PACS 发生故障不能自行解决时，应及时报告主任和信息中心，协调处理。

（4）完善 PACS 建设，与软件方积极沟通协作，为医院提供更加完善的 RIS/PACS。

（5）协助科主任督促本规章制度的执行与落实。

PPT：医学影像
信息安全的认知

扫一扫，测一测

本 章 小 结

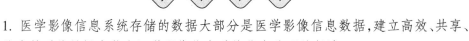

1. 医学影像信息系统存储的数据大部分是医学影像信息数据，建立高效、共享、可靠的存储系统是提高整个医学影像信息系统信息处理的保障。

2. 保证信息系统连续、可靠、正常地运行，就是网络系统的硬件、软件及其系统中的数据受到保护，不因偶然或者恶意的原因而遭受到破坏、更改、泄露，保障网络服务不中断。

3. PACS 是利用计算机信息技术，将不同型号、类别、地点的设备产生的图像，在统一的数字图像格式标准下进行存储，按用户需求检索、调阅，用户可以在自己的终端上对图像完成各种处理，辅助诊断和治疗。利用计算机信息技术可以高速、高效的检索、复制、传递图像，真正实现了医学图像信息资源的共享。图像的跨科室、医院、地区流动，减少了等待检查结果的时间，方便了医生检索相关图像，有利于迅速诊断和治疗，无损、高效的图像传输提高了远程会诊的质量。

思考题

1. 简述医学影像数据存储的安全措施。
2. 简述 PACS 的应用价值与技术标准
3. 简述 PACS 的临床功能。
4. 简述网络安全的保障措施。
5. 简述 PACS 管理员的职责。
6. 简述影像信息存储安全的主要原则。
7. 简述 PACS 设计的原则。
8. 简述 PACS 的图像处理功能。

（王宝才　查远志　尹红霞）

第四章　医学影像处理技术的认知

学习目标

1. 掌握：医学影像处理技术的功能及临床应用范围。
2. 熟悉：医学影像处理技术的分类及优势、劣势。
3. 了解：医学影像处理技术的原理和方法。

医学影像技术的飞速发展促使众多新型设备应用于临床,大量的医学图像数据给临床医生带来了很大的工作负担,读片耗费精力和视觉疲劳易引起临床误诊。为便于放射科医生进行图像判读,提供高质量的医学图像,计算机图像处理技术可以为临床医生提供很大的帮助。其中,医学图像处理技术可以对医学图像进行加工处理,以获取感兴趣区更好的显示效果。例如,对于对比度不理想和信噪比不高的图像,利用图像增强和滤波的方法改变图像的对比度,提高图像的信噪比。

第一节　图像增强处理

一、概述

图像增强处理是数字图像处理的一个重要分支。很多由于场景条件的影响图像拍摄的视觉效果不佳,这就需要图像增强技术来改善人的视觉效果,比如突出图像中目标物体的某些特点、从数字图像中提取目标物的特征参数等,这些都有利于对图像中目标的识别、跟踪和理解。图像增强处理主要内容是突出图像中感兴趣的部分,减弱或去除不需要的信息,这样使有用的信息得到加强,从而得到一种更加实用的图像或者转换成一种更适合人或机器进行分析处理的图像。图像增强的应用领域十分广阔并涉及各种类型的图像。例如,在军事应用中,增强红外图像,提取我方感兴趣的敌军目标;在医学应用中,增强X射线所拍摄的患者脑部、胸部图像,确定病症的准确位置;在空间应用中,对用太空照相机传来的月球图片进行增强处理,改善图像的质量;在农业应用中,增强遥感图像,有助于了解农作物的分布;在交通应用中,对大雾天气图像进行增强,以加强对车牌、路标等重要信息进行识别;在数码相机中,增强彩色图像可以减少光线不均、颜色失真等造成的图像退化现象。

图像增强处理在医院放射科应用的主体主要为诊断医师和放射技师,为正确进行图像处理,需要应用主体具备一定的医学图像处理的基本概念和方法,并根据具体的临床需要获得图像处理数据的能力。

二、增强方法

医学图像增强是采用一系列技术将原来不清晰的图像变得清晰或强调某些感兴趣的信息,抑制不感兴趣的信息,从而改善图像质量,丰富图像信息量,加强图像判读和识别效果的图像处理方法。增强处理简单直观,是临床中非常实用的医学图像处理技术。

1. 灰度变换 可使图像动态范围增大,对比度得到扩展,使图像清晰、特征明显,是图像增强的重要手段之一。它主要利用点运算来修正像素灰度,由输入像素点的灰度值确定相应输出点的灰度值,是一种基于图像变换的操作。灰度变换不改变图像内的空间关系,除了灰度级的改变是根据某种特定的灰度变换函数进行之外,可以看作是"从像素到像素"的复制操作。

有些图像在低值灰度区间上频率较大,使得图像中较暗区域中的细节看不清楚。这时可以通过直方图均衡化将图像的灰度范围分开,并且让灰度频率较小的灰度级变大,通过调整图像灰度值的动态范围,自动地增加整个图像的对比度,使图像具有较大的反差,从而使细节清晰。有些图像的对比度比较低,而使整个图像模糊不清,这时可以按一定的规则修改原来图像的每个像素的灰度,从而改变图像灰度的动态范围。

灰度变换包含的方法很多,如逆反处理、阈值变换、灰度拉伸、灰度切分、灰度级修正、动态范围调整等。虽然它们对图像的处理效果不同,但处理过程中都运用了点运算,这些方法通常可分为线性变换、分段线性变换、非线性变换。

(1)线性变换:在曝光不足或曝光过度的情况下,图像的灰度可能会局限在一个很小的范围内,这时得到的图像可能是一个模糊不清、似乎没有灰度层次的图像。采用线性变换对图像中每一个像素灰度做线性拉伸,将有效改善图像视觉效果。

(2)分段线性变换:为了突出图像中感兴趣的目标或灰度区间,相对抑制不感兴趣的灰度区间,可采用分段线性变换,它将图像灰度区间分成两段乃至多段分别做线性变换。

(3)非线性变换:非线性变换就是利用非线性变换函数对图像进行灰度变换,主要有指数变换、对数变换等。

2. 直方图变换

(1)灰度直方图:图像的灰度直方图是反映一幅图像的灰度级与出现这种灰度级的概率之间关系的图形。

直方图主要有以下特点:

1)直方图中不包含位置信息:直方图只是反映图像灰度分布的特性,和灰度所在的位置没有关系,不同的图像可能具有相近或者完全相同的直方图分布。

2)直方图反映图像的整体灰度:直方图反映图像的整体灰度分布情况,对于暗色图像,直方图的组成集中在灰度级低的一侧,相反,明亮图像的直方图则倾向于集中在灰度级高的一侧。从直观上讲,可以得出这样的结论,若一幅图像其像素占有全部可能的灰度级并且分布均匀,这样的图像有高对比度和多变的灰度色调。

3)直方图的可叠加性:一幅图像的直方图等于它各个部分直方图的和。

4)直方图具有统计特性:从直方图的定义可知,连续图像的直方图是一位连续函数,它具有统计特征,例如矩、绝对矩、中心矩、绝对中心矩、熵。

5)直方图的动态范围:直方图的动态范围是由计算机图像处理系统的模数转换器的灰度级决定的。

(2)直方图均衡化:直方图均衡化方法是图像增强中最常用、最重要的方法之一。直方图均衡化是把原图像的直方图通过灰度变换函数修正为灰度均匀分布的直方图,然后按均衡直方图修正原图像。它以概率论为基础,运用灰度点运算来实现,从而达到增强的目的。它的变换函数取决于图像灰度直方图的累积分布函数。总之,均衡化处理就是把一幅已知灰度概率分布的图像,经过一种变换,使之演变成一幅具有均匀概率分布的新图像。有些图像在低值灰度区间上频率较大,使得图像中较暗区域中的细节看不清楚。这时可以将图像的灰度范围分开,并且让灰度频率较小的灰度级变大。当图像的直方图为均匀分布时,图像的信息熵最大,此时图像包含的信息量最大,图像看起来就显得清晰。

(3)直方图规定化:直方图均衡化是以累计分布函数变换法为基础的直方图修正技术,使得变换后的灰度概率密度函数是均匀分布的,因此,它不能控制变换后的直方图而交互性差。这样,在很多特殊的情况下,需要变换后图像的直方图具有某种特定的曲线,例如对数和指数等,直方图规定化可以解决这一问题。

3. 平滑降噪　有些图像是通过扫描仪扫描输入或通过传输通道传输过来的。图像中往往包含有各种各样的噪声。这些噪声一般是随机产生的,因此具有分布和大小不规则性的特点。这些噪声的存在直接影响着后续的处理过程,使图像失真。图像平滑就是针对图像噪声的操作,其主要作用是为了消除噪声。图像平滑的常用方法是采用均值滤波或中值滤波。均值滤波是一种线性空间滤波,它用一个有奇数点的掩模在图像上滑动,将掩模中心对应像素点的灰度值用掩模内所有像素点灰度的平均值代替,如果规定了在取均值过程中掩模内各像素点所占的权重,即各像素点所乘系数,这时就称为加权均值滤波;中值滤波是一种非线性空间滤波,其与均值滤波的区别是掩模中心对应像素点的灰度值用掩模内所有像素点灰度值的中间值代替。

4. 锐化处理　平滑噪声时经常会使图像的边缘模糊度提高,针对平均和积分运算使图像模糊,可对其进行反运算,采取微分算子使用模板和统计差值的方法,使图像增强锐化。图像边缘与高频分量相对应,高通滤波器可以让高频分量畅通无阻,而对低频分量则充分限制,通过高通滤波器去除低频分量,也可以达到图像锐化的目的。

图像增强处理方法各有其优势和劣势,受到原始图像、处理目的等因素的影响,一种增强要做到对所有的图像都有很好的增强效果非常困难。对于图像增强处理工作,主要的质量标准包括技术评价和效果评价两个方面。

图像增强的目的是提高图像感兴趣区的可辨识度,使图像更利于临床观察和疾病诊断,例如对器官组织边缘、轮廓、对比度、亮度等有价值信息进行处理。以本项目中涉及的四种增强技术为例,技术手段的选取标准也存在差异(表1-4-1)。

表 1-4-1　图像增强处理技术应用标准

序号	增强技术	临床应用	存在不足	应用举例
1	灰度变换	调整图像对比度、亮度,提高器官组织的可见度和清晰度	非感兴趣区对比度下降,掩盖影像细节	曝光不足影像处理
2	直方图变换	在低值灰度区间上频率较大、图像中较暗区域中细节看不清楚的图像,有较好的增强效果	不能抑制噪声	低值灰度区间上频率较大、图像中较暗区域中细节看不清楚的图像
3	平滑降噪	抑制图像高频信号,消除图像噪声	图像模糊	图像去噪
4	锐化处理	提升图像高频信号,突出器官组织边界信息	噪声干扰明显	显示结构轮廓

因此,在实际工作中,首先要结合临床需要进行图像质量评价,分析图像存在的问题,并选择合适的图像增强技术,这是技术评价的主要内容。

图像增强处理过程的技术本质是人为地突出图像中的部分细节,压制另外一部分信号,是在不考虑图像质量下降原因的前提下,用经验和尝试的方式进行图像增强。同时,考虑到图像在信息内容的差异性和质量下降因素的多样性,增强算法没有通用性,因此,无法指定单一的质量评价标准定量衡量增强处理效果的优劣。

第二节　图像滤波处理

滤波是一种应用广泛的图像处理技术,可以通过滤波来强调或删除图像每种特征。滤波处理某一图像区域,处理后的图像像素值是通过对像素周围像素值的运算得到的,用不同滤波函数对同一图像进行滤波处理,图像效果各有不同。

图像是一种重要的信息源,通过图像处理可以帮助人们了解信息的内涵,然而在图像使用和传输过程中,不可避免会受到噪声的干扰,因此为了恢复原始图像,达到较好的视觉效果,需要对图像进行滤波操作。根据噪声种类不同,可以采用不同的滤波方法。

为了改善图像质量,从图像中提取有效信息,必须对图像进行去噪预处理。根据噪声的频谱分布的规律和统计特征以及图像的特点,出现了多种多样的去噪方法。经典去噪方法有空间域合成法、频域合成法和最优线性合成法等。与之相适应的算法还包括均值滤波器法、中值滤波器法、低通滤波器法、维纳滤波器法、最小失真法等。这些方法广泛应用,促进了数字信号处理的极大发展,显著提高了图像质量。近年来,小波变换去除噪声的方法得到了广泛的应用。与传统的去噪方法相比,它利用的是非线性域值,在时间域和频率域同时具有良好的局部化性质,而且窗宽可以调节。对高频成分采用逐渐精细的时域或空域取样步长,从而可以聚焦到对象的任意细节,以提高噪声对比度,很好地消除散斑噪声。小波变换去除噪声的方法在不断地发展,去噪方法很多,如非线性小波变换阈值法去噪、小波变换模极大值去噪及基于小波变换域的尺度相关性去噪法等。

(一) 均值滤波

均值滤波是用像素邻域内的各点的灰度平均值来代替该像素原来的灰度级。均值滤波是典型的线性滤波算法,它是指在图像上对目标像素给一个模板,该模板包括了其周围的邻近像素点和其本身像素点。再用模板中的全体像素的平均值来代替原来像素值。均值滤波也称为线性滤波,其采用的主要方法为邻域平均法。

线性滤波的基本原理是用均值代替原图像中的各个像素值,即对待处理的当前像素点(x,y),选择一个模板,该模板由其邻近的若干像素组成,求模板中所有像素的均值,再把该均值赋予当前像素点(x,y),作为处理后图像在该点上的灰度值$g(x,y)$,即$g(x,y)=1/m \sum f(x,y)$,m为该模板中包含当前像素在内的像素总个数。均值滤波能够有效滤除图像中的加性噪声,但均值滤波本身存在着固有的缺陷,即它不能很好地保护图像细节,在图像去噪的同时也破坏了图像的细节部分,从而使图像变得模糊。均值滤波主要有算术均值滤波、几何均值滤波、谐波均值滤波以及逆谐波均值滤波等。

1. 均值滤波的噪声

(1)高斯噪声:是指它的概率密度函数服从高斯分布(即正态分布)的一类噪声。如果一个噪声,它的幅度分布服从高斯分布,而它的功率谱密度又是均匀分布的,则称它为高斯白噪声。高斯白噪声的二阶矩不相关,一阶矩为常数,是指先后信号在时间上的相关性。高斯白噪声包括热噪声和散粒噪声。

数字图像中的高斯噪声的主要出现在采集期间,例如由于不良照明或高温引起的传感器噪声。在数字图像处理中,可以使用空间滤波器来降低高斯噪声,但是当对图像进行平滑时,结果可能导致精细缩放的图像边缘和细节的模糊,因为它们也对应于被阻挡的高频。用于噪声去除的常规空间滤波技术包括平均(卷积)滤波、中值滤波和高斯平滑。

(2)椒盐噪声:也称为脉冲噪声,是图像中经常见到的一种噪声,它是一种随机出现的白点或者黑点,可能是亮的区域有黑色像素或是暗的区域有白色像素(或是两者皆有)。椒盐噪声的成因可能是影像讯号受到突如其来的强烈干扰而产生、类比数位转换器或位元传输错误等。例如失效的感应器导致像素值为最小值,饱和的感应器导致像素值为最大值。

2. 均值滤波的特点

(1)均值滤波对高斯噪声和均匀分布噪声的抑制作用是比较好的,但对椒盐噪声的影响不大,在削弱噪声的同时整幅图像总体也变得模糊,其噪声仍然存在。

(2)均值滤波处理后的图像边缘和细节处变得模糊,均值滤波在去除噪声的同时也破坏了图像的细节部分。

(3)逆谐波均值滤波器能够减少和消除图像中的椒盐噪声。

(二) 中值滤波

中值滤波是用该像素的相邻像素的灰度中值来代替像素值,中值滤波是一种常用的非线性平滑滤波器,其基本原理是把数字图像或数字序列中一点的值用该点的一个邻域中各点值的中值来替换,其主要功能是让周围像素灰度值差别比较大的像素变换为与周围的像素值接近的值,从而可以消除孤立的噪声点,所以中值滤波对于滤除图像的椒盐噪声非常有效。

1. 常规中值滤波器对长拖尾概率分布的噪声能起到良好的平滑效果。不仅如此,它在消除噪声的同时还具有保护边界信息的优点,对图像中的某些细节起到保护作用,因而在图像去噪处理中得到了比较广泛的应用。

但是常规中值滤波去脉冲噪声的性能受滤波窗口尺寸的影响较大,而且它在抑制图像噪声和保护细节两方面存在一定的矛盾:取的滤波窗口越小,就可较好地保护图像中某些细节,但滤除噪声的能力会受到限制;反之,取的滤波窗口越大,就可加强噪声抑制能力,但对细节的保护能力会减弱。这种矛盾在图像中噪声干扰较大时表现得尤为明显。在脉冲噪声强度大于 0.2 时常规中值滤波的效果就显得不令人满意了。

2. 自适应中值滤波器的滤波方式和常规的中值滤波器一样,都使用一个矩形区域的窗口,不同的是在滤波过程中,自适应滤波器会根据一定的设定条件改变(即增加)滤波窗的大小,同时当判断滤波窗中心的像素是噪声时,该值用中值代替,否则不改变其当前像素值。这样用滤波器的输出来替代像素 (x, y) 处(即目前滤波窗中心的坐标)的值。自适应中值滤波器可以处理噪声概率更大的脉冲噪声,同时能够更好地保持图像细节,这是常规中值滤波器做不到的。

3. 中值滤波的特点

(1)中值滤波对去除椒盐噪声可以起到很好的效果,用图像中未被噪声污染的点代替噪声点的值的概率比较大,因此噪声的抑制效果很好。

(2)中值滤波与均值滤波相比,在去除图像椒盐噪声的同时还能够保持图像比较清晰的轮廓。

(3)自适应中值滤波器与常规中值滤波相比,能够更好地处理图像的细节和边缘,使图像更加细腻、清晰,给人以良好的视觉冲击。

(三) 维纳滤波

维纳滤波(wiener filtering)一种基于最小均方误差准则、对平稳过程的最优估计器。这种滤波器的输出与期望输出之间的均方误差为最小,求得了最佳线性滤波器的参数,因此,它是一个最佳滤波系统。它可用于提取被平稳噪声污染的信号。

维纳滤波器的优点是适应面较广,无论平稳随机噪声是连续的还是离散的,是标量的还是向量的,都可应用。对某些问题,还可求出滤波器传递函数的显式解,并进而采用由简单的物理元件组成的网络构成维纳滤波器。维纳滤波器的缺点是,要求得到半无限时间区间内的全部观察数据的条件很难满足,同时它也不能用于噪声为非平稳的随机过程的情况,对于向量情况应用也不方便。因此,维纳滤波在实际问题中应用不多。

实现维纳滤波的要求是:

1. 输入过程是广义平稳的。

2. 输入过程的统计特性是已知的。根据其他最佳准则的滤波器亦有同样要求。

然而,由于输入过程取决于外界的信号、干扰环境,这种环境的统计特性常常是未知的、变化的,因而难以满足上述两个要求。这就促使人们研究自适应滤波器。

(四) 小波变换

小波变换(wavelet transform,WT)是一种新的变换分析方法,它继承和发展了短时傅立叶变换局部化的思想,同时又克服了窗口大小不随频率变化等缺点,能够提供一个随频率改变的"时间 - 频率"窗口,是进行信号时频分析和处理的理想工具。它的主要特点是通过变换能够充分突出问题某些方面的特征,能对时间(空间)频率的局部化分析,通过伸缩平移运算对信号(函数)逐步进行多尺度细化,最终达到高频处时间细分,低频处频率细分,能自动适应时频信号分析的要求,从而可聚焦到信号的任意细节,解决了傅里叶变换的困难问题,成为继傅里叶变换以来在科学方法上的重大突破。

近年来,小波理论得到了非常迅速的发展,由于其良好的时频特性,实际应用非常广泛。小波去噪利用了不同中心频率的带通滤波器对信号进行滤波,把主要反映噪声频率的那些尺度的系数去掉,再把剩余各尺度的系数综合起来做反变换,从而使噪声得到较好的抑制。小波变换具有时频局域化特性,能够检测到局部突变的边缘特性,而且可将图像结构和纹理分别表现在不同分辨率层次上。

小波分析包括以下内容:数学领域的许多学科;信号分析、图像处理;量子力学、理论物理;军事电子对抗与武器的智能化;计算机分类与识别;音乐与语言的人工合成;医学成像与诊断;地震勘探数据处理;大型机械的故障诊断等方面。例如,在数学方面,它已用于数值分析、构造快速数值方法、曲线曲面构造、微分方程求解、控制论等;在信号分析方面,滤波、去噪声、压缩、传递等;在图像处理方面,压缩、分类、识别与诊断、去污等;在医学成像方面,减少 B 超、CT、磁共振成像的时间,提高分辨率等。

1. 信号与图像压缩是小波分析应用的一个重要方面。它的特点是压缩比高,压缩速度快,压缩后能保持信号与图像的特征不变,且在传递中可以抗干扰。

2. 小波在信号分析中的应用也十分广泛。它可以用于边界的处理与滤波、时频分析、信噪分离与提取弱信号、分形指数计算、信号的识别与诊断以及多尺度边缘检测等。

3. 在工程技术等方面的应用包括计算机视觉、计算机图形学、曲线设计、湍流、远程宇宙的研究,以及生物医学方面的应用。

从图像处理的角度看,小波变换存在以下几个优点:①小波分解可以覆盖整个频域。②小波变换通过选取合适的滤波器,可以极大地减小或去除所提取的不同特征之间的相关性。③小波变换具有"变焦"特性,在低频段可用高频率分辨率和低时间分辨率,在高频段,可用低频率分辨率和高时间分辨率。④小波变换实现上有快速算法(mallat 小波分解算法)。

第三节　图像边缘处理

在数字图像处理中,图像经转换或传输后,质量可能下降,难免有些模糊。另外,图像平滑在降低噪声的同时也造成目标的轮廓不清晰和线条不鲜明,使目标的图像特征提取、识别、跟踪等难以进行,这一点可以利用图像锐化来增强。

一、图像锐化概述

锐化是对图像进行清晰度强调的一种处理方法,图像的清晰度是指图像轮廓边缘的清晰程度。

(一)锐化的作用

1. 分辨出图像线条间的区别　即图像层次对景物质点的分辨率或细微层次质感的精

细程度。分辨率越高,景物质点的分辨率或细微层次质感的精细程度越高,景物质点表现得越细致,清晰度则越高。反之,则图像比较模糊。

2. 衡量线条边缘轮廓是否清晰 即图像层次轮廓边界的虚实程度,常用锐度表示,其实质是指层次边界渐变密度的过渡宽度,若过渡宽度小,那么图像的层次边界清晰,若过渡宽度大,那么图像的层次边界模糊。

3. 图像的细小层次间的清晰程度,尤其是细小层次间的明暗对比或细微反差是否清晰。反差大,图像就清晰,反之,则图像模糊。因此,图像的清晰度也称为细微层次的清晰程度。

(二) 图像锐化的目的

1. 增强图像边缘,使模糊的图像变得更加清晰,颜色变得鲜明、突出,图像的质量有所改善,产生更适合人眼观察和识别的图像。

2. 希望经过锐化处理后,目标物体的边缘鲜明,以便于提取目标的边缘、对图像进行分割、目标区域识别、区域形状提取等,为进一步的图像理解与分析奠定基础。

二、图像锐化的方法

图像锐化一般有两种方法,一是微分法,二是高通滤波法。

(一) 微分法

从灰度变换曲线上可以得到,画面逐渐由亮变暗时,其灰度值的变换是斜坡变化;当出现孤立点,一般是噪声点,其灰度值的变化是一个突起的尖峰;若进入平缓变化的区域,则其灰度变化率较低;如果图像出现一条细线,则其灰度变化是一个比孤立点略显平缓的尖峰;当图像在较小区域内由暗突变到亮,则其灰度变化是一个阶跃。通过分析,我们可知,图像中的细节是指画面的灰度变化情况。因此,我们如果要对图像进行锐化,保留其细节信息,就可采用微分算子来描述这种数据变化,从而达到锐化的目的。微分法也是空域锐化的基本方法。

微分运算是求信号的变化率,由傅立叶变换的微分性质可知,微分运算具有较强高频分量作用。实际应用中,我们常采用一阶微分运算和二阶微分运算来对图像进行锐化。二阶微分一般指拉普拉斯算子。拉普拉斯锐化法是属于常用的微分锐化法。

1. **一阶微分** 主要指梯度模运算,图像的梯度模值包含了边界及细节信息。梯度模算子用于计算梯度模值,通常认为它是边界提取算子,具有极值性、位移不变性和旋转不变性。

2. **二阶微分** 一般指拉氏算子。拉氏算子是一个刻画图像变化的二阶微分算子。它是线性算子,具有各向同步性和位移不变性。拉氏算子是点、线、边界提取算子。通常图像和对它实施拉氏算子后的结果组合后产生一个锐化图像。

一阶微分和二阶微分的区别:①一阶微分处理通常会产生较宽的边缘,二阶微分处理得到的边缘较细。②二阶微分处理对细节有较强的响应,如细线和孤立点。③一阶微分处理时一般灰度阶梯有较强的响应,二阶微分处理对灰度阶梯变化产生二次响应。④二阶微分在图像中灰度值变化相似时,对线的响应要比对阶梯的强,且点比线的强。

大多数应用中,对图像增强来说,二阶微分处理比一阶微分好,因为形成细节的能力强,而一阶微分处理主要用于提取边缘。

(二) 高通滤波法

图像锐化处理的目的是使模糊图像变得清晰。

通常图像模糊是由于图像受到平均或积分运算,因此,图像锐化采用微分运算。在频域处理上,即采用高通滤波器法。注意在进行处理的图像必须有较高的信噪比,否则图像锐化后,图像信噪比会更低。

高通滤波(high-pass filter)是一种过滤方式,属于频率域滤波,它保留高频,抑制低频,是图像锐化的一种方式。规则为高频信号能正常通过,而低于设定临界值的低频信号则被阻隔、减弱。但是阻隔、减弱的幅度会依据不同的频率以及不同的滤波程序(目的)而改变,也被称为低频去除过滤(low-cut filter)。高通滤波是低通滤波的对立。

高通滤波器是一种让某一频率以上的信号分量通过,而对该频率以下的信号分量大大抑制的电容、电感与电阻等器件的组合装置。其特性在时域及频域中可分别用冲激响应及频率响应描述。后者是用以频率为自变量的函数表示,一般情况下它是一个以复变量 $j\omega$ 为自变量的复变函数,以 $H(j\omega)$ 表示。它的模 $H(\omega)$ 和幅角 $\phi(\omega)$ 为角频率 ω 的函数,分别称为系统的"幅频响应"和"相频响应",分别代表激励源中不同频率的信号成分通过该系统时所遇到的幅度变化和相位变化。可以证明,系统的"频率响应"就是该系统"冲激响应"的傅里叶变换。当线性无源系统可以用一个 N 阶线性微分方程表示时,频率响应 $H(j\omega)$ 为一个有理分式,它的分子和分母分别与微分方程的右边和左边相对应。

按照所采用的器件不同分类,高通滤波器分为无源高通滤波器、有源高通滤波器。

1. 无源高通滤波器 仅由无源元件(R、L 和 C)组成的滤波器,它是利用电容和电感元件的电抗随频率的变化而变化的原理构成的。这类滤波器的优点是电路比较简单,不需要直流电源供电,可靠性高;缺点是通带内的信号有能量损耗,负载效应比较明显,使用电感元件时容易引起电磁感应,当电感 L 较大时,滤波器的体积和重量都比较大,在低频域不适用。

2. 有源高通滤波器 由无源元件(一般用 R 和 C)和有源器件(如集成运算放大器)组成。这类滤波器的优点是通带内的信号不仅没有能量损耗,而且还可以放大,负载效应不明显,多级相连时相互影响很小,利用级联的简单方法很容易构成高阶滤波器,并且滤波器的体积小、重量轻、不需要磁屏蔽(因为不使用电感元件);缺点是通带范围受有源器件(如集成运算放大器)的带宽限制,需要直流电源供电,可靠性不如无源滤波器高,在高压、高频、大功率的场合不适用。

第四节 图像重组处理

重组技术主要应用于多层螺旋 CT 以及 MRI 设备,是图像后处理功能中最常用的方法。二维重组技术主要包括多平面重组(MPR)、曲面重组(curved multiplanar reformation,CPR)。

(一) 多层面重组(MPR)

多平面重组是将扫描范围内所有的轴位图像叠加起来再对某些标线标定的重组线所指定的组织进行冠状位、矢状位、任意角度斜位图像重组。在 CT 或 MRI 图像中任意断面上按需要画线,然后沿该画线将断面上的层面重组,即可获得该划线平面的二维重建图像。MPR

可较好地显示组织器官内复杂解剖关系,有利于病变的准确定位。

1. MPR 优点

(1)能任意产生新的断层图像,而不需要重复扫描。

(2)原图像的密度值与重建图像保持一致。

(3)曲面重组能在一幅图像里展开显示弯曲物体的全长。

2. MPR 缺点

(1)难以表达复杂的空间结构。

(2)曲面重组易造成假阳性。

(二) 曲面重组(CPR)

曲面重组是多平面重组的一种特殊形式。在容积数据的基础上,沿着感兴趣区画出一条曲线,计算指定曲面的所有像素的 CT 值,并以二维的图像形式显示出来。

曲面重组将扭曲、重叠的血管、支气管、牙槽等结构伸展和拉直,显示在同一平面上,较好地显示其全貌。CPR 是 MPR 的延伸和发展。

第五节　图像分割处理

图像分割是在对图像的研究和应用中,人们往往仅对图像中的某些部分感兴趣。这些感兴趣的部分常称为目标或图像,它们一般对应图像中的特定的、具有独特性质的区域。这里的区域是指相互连通的、有一致属性的像素的集合。

一、图像分割定义

图像分割是指把图像分成互不重叠区域并提取感兴趣目标的技术,也就是在影像图像上勾画出感兴趣区域,从而针对这一特定区域计算出影像学特征。目前,影像分割的方法有三种,即人工手动分割法、半自动分割法和自动分割法。

1. 人工手动分割法　被应用于大部分影像研究中,其优势在于准确度高并且对不规则的肿瘤边界勾勒清晰,但其受主观因素影响较大,可重复性低且耗时长、效率低。

2. 半自动分割法和自动分割法　表现出较高的可重复性和实效性,其中半自动分割法为目前影响组学分割的最常用方法。与半自动分割法相比,自动分割法可以排除人为因素,更好地表达自动化、可重复且效率高的效果。目前自动分割法还没有统一的标准及方案,但其在某些区域的应用已经成效显著,它将成为影响重组图像分割的一个重要研究发现。

二、医学图像分割的方法

医学图像分割就是一个根据区域间的相似或不同把图像分割成若干区域的过程。目前,主要以各种细胞、组织与器官的图像作为处理的对象,图像分割技术主要基于以下几种理论方法:

(一) 基于统计学的方法

基于统计学的方法是近年来比较流行的医学图像分割方法。从统计学出发的图像分割方法把图像中各个像素点的灰度值看作是具有一定概率分布的随机变量,观察到的图像是对实际物体做了某种变换并加入噪声的结果。因此,要正确分割图像,从统计学的角度来看,就是要找出以最大的概率得到该图像的物体组合。用吉布斯(Gibbs)分布表示的马尔可夫随机场(markov random field,MRF)模型,能够简单地通过势能形式表示图像像素之间的相互关系,因此,周刚慧等结合人脑 MRI 图像的空间关系定义 MRF 的能量形式,然后通过最大后验概率(maximum a posteriori estimation,MAP)方法估计 MRF 的参数,并通过迭代方法求解。层次 MRF 采用基于直方图的 DAEM(deterministic annealing expectation-maximization)算法估计标准有限正交混合参数的全局最优值,并基于 MRF 先验参数的实际意义,采用一种近似的方法来简化这些参数的估计。

(二) 基于模糊集理论的方法

医学图像一般较为复杂,有许多不确定性和不精确性,即模糊性。所以有人将模糊理论引入到图像处理与分析中,其中包括用模糊理论来解决分割问题。基于模糊理论的图形分割方法包括模糊阈值分割方法、模糊聚类分割方法等。模糊阈值分割技术利用不同的 S 型隶属函数来定义模糊目标,通过优化过程最后选择一个具有最小不确定性的 S 函数,用该函数表示目标像素之间的关系。这种方法的难点在于隶属函数的选择。模糊 C 均值聚类分割方法通过优化表示图像像素点与 C 各类中心之间的相似性的目标函数来获得局部极大值,从而得到最优聚类。

1. 基于模糊理论的方法　模糊分割技术是在模糊集合理论基础上发展起来的,它可以很好地处理 MRI 图像内在的模糊性和不确定性,而且对噪声不敏感。模糊分割技术主要有模糊阈值、模糊聚类、模糊边缘检测等。

在各种模糊分割技术中,近年来模糊聚类技术,特别是模糊 C- 均值(fuzzy C-means,FCM)聚类技术的应用最为广泛。FCM 是一种非监督模糊聚类后的标定过程,非常适合存在不确定性和模糊性特点的 MRI 图像。然而,FCM 算法本质上是一种局部搜索寻优技术,它的迭代过程采用爬山技术来寻找最优解,因此容易陷入局部极小值,而得不到全局最优解。近年来相继出现了许多改进的 FCM 分割算法,其中快速模糊分割(fast FCM,FFCM)是最近模糊分割的研究热点。FFCM 算法对传统 FCM 算法的初始化进行了改进,用 K- 均值聚类的结果作为模糊聚类中心的初值,通过减少 FCM 的迭代次数来提高模糊聚类的速度。它实际上是两次寻优的迭代过程,首先由 K- 均值聚类得到聚类中心的次最优解,再由 FCM 进行模糊聚类,最终得到图像的最优模糊分割。

2. 基于神经网络的方法　按拓扑结构进行分类,神经网络技术可分为前向神经网络、反馈神经网络和自组织映射神经网络。目前已有各种类型的神经网络应用于医学图像分割,如利用 MRI 多回波性,采用反向传播(back propagation,BP)神经网络作为分类器,对脑部 MRI 图像进行自动分割。而利用自组织神经网络(self-organizing feature map,SOM)对 CT/MRI 颅脑断层图像进行分割和标注,并将具有几何不变性的图像特征以模式的形式输入到 SOM,进行聚类识别,实现对感兴趣区域的增强效果。模糊神经网络(fuzzy neural network,FNN)分割技术应用越来越广泛,可用于颅脑 MRI 图像的半自动分割等领域,具有较强的抗噪和抗模糊能力。

3. 基于小波分析的分割方法　小波变换是近年来得到广泛应用的一种数学工具,由于

它具有良好的时 - 频局部化特征、尺度变化特征和方向特征,因此在图像处理上得到了广泛的应用。

小波变换和分析作为一种多尺度、多通道分析工具,比较适合对图像进行多尺度的边缘检测,典型的有 Mallat 小波模极大值边缘检测算法等。

(三) 基于知识的方法

基于知识的方法主要包括两方面的内容:①知识的获取,即归纳提取相关知识,建立知识库;②知识的应用,即有效地利用知识实现图像的自动分割。知识来源主要有:①临床知识,即某种疾病的症状及它们所处的位置;②解剖学知识,即某器官的解剖学和形态学信息,以及几何学与拓扑学的关系,这种知识通常用图谱表示;③成像知识,这类知识与成像方法和具体设备有关;④统计知识,如 MRI 的质子密度(proton density,PD)、T_1 和 T_2 统计数据。

(四) 基于模型的方法

该方法根据图像的先验知识建立模型,有动态轮廓模型(active contour model,又称 Snake)、组合优化模型等,其中 Snake 最为常用。Snake 算法的能量函数采用积分运算,具有较好的抗噪性,对目标的局部模糊也不敏感,但其结果常依赖于参数初始化,不具有足够的拓扑适应性。

由于医学图像分割问题本身的困难性,目前的方法都是针对某个具体任务而言的,还没有一个通用的解决方法。近几年图像分割领域的研究结果表明,医学图像分割方法研究的有以下几个显著特点:①学者们逐渐认识到现有任何一种单独的图像分割算法都难以对一般图像取得比较满意的结果,因而更加注重多种分割算法的有效结合;②在目前无法完全由计算机来完成图像分割任务的情况下,半自动的分割方法引起了人们的广泛注意,如何才能充分利用计算机的运算能力,使人仅在必要的时候进行必不可少的干预,从而得到满意的分割结果是交互式分割方法的核心问题;③新的分割方法的研究主要以自动、精确、快速、自适应和稳定性等几个方向作为研究目标,经典分割技术与现代分割技术的综合利用(集成技术)是今后医学图像分割技术的发展方向。

第六节　图像三维重建处理

一、概述

随着医学成像和计算机辅助技术的发展,近 30 多年来,医学影像技术已成为医学技术中发展最快的领域之一,其结果使临床医生对人体内部病变部位的观察更直接、更清晰,确诊率也更高。但是在目前的影像医疗诊治过程中,通过观察一组二维图像往往不能进行精准诊断。确定病变体的空间位置、大小、几何形状及与周围生物组织的空间关系,需要利用计算机图像处理技术对二维图像进行分析和处理,实现对人体器官、软组织和病变体的分割提取、三维重建和三维显示,可以辅助医生对病变体及相关感兴趣的区域进行定性甚至定量的分析,可以大大提高医疗诊断的准确性和可靠性。此外,它在医疗教学、手术规划、手术仿真及各种医学研究中也能起重要的辅助作用。

如何将这些断层切片图像进行三维重建并在显示器上显示,已越来越受到人们的重视,这是因为三维医学图像能提供比二维切片图像更加丰富的信息,得到人体组织、器官逼真的立体显示,从而摆脱了以前那种凭借医生临床经验,在大脑中重建器官三维结构的人为局面,使他们从繁重的大脑重建过程中解脱出来。

医学图像三维重建应用如下:

1. 能使人们从任意角度观察人体结构,并对人体内部各个组织的相对位置关系有一个整体了解,从而正确诊断出病变范围、位置及程度。

2. 在外科手术的计划和模拟中发挥很大作用,医生可以通过计算机模拟复杂的手术过程,给手术一个定量的描述,还可以比较不同的手术方案和结果,为拟定最佳手术方案提供依据,以提高手术质量,减少医疗事故。

3. 制订放射治疗计划也是三维医学图像系统的一个重要应用领域,对每个具体病例可以由系统精确地确定出放射源的位置和方向,以使病灶得到足够的照射剂量而其他组织器官尽量减少照射剂量。

4. 三维医学图像系统还能模拟人体解剖,改进传统的医学解剖教学方式,使学生在计算机上完成模拟手术。

5. 三维医学图像对关节修复、假肢的设计与制作都有很大的意义。

二、图像三维重建算法

医学图像的三维重建是研究利用各种医学成像设备获取的二维图像及彩色冰冻切片图像来构建组织或器官的三维几何模型,并在计算机屏幕上"真实"地绘制并显示出来。根据绘制过程中数据描述方法的不同,目前医学图像三维重建的方法主要有两类:

1. 表面绘制 通过几何单元拼接拟合物体表面来描述物体的三维结构,称为表面绘制方法,又称间接绘制方法,即面绘制法。

面绘制法是表示三维物体形状最基本的方法,可以提供三维物体形状的全面信息。其具体形式有两种:边界轮廓线表示和表面曲面表示。边界轮廓线表示是早期使用的技术,不易获得具体、生动的形象,所以我们只考虑表面曲面表示方法。表面曲面表示最早的方法是基于多边形技术,主要用平面轮廓的三角形算法,根据在不同切片图像上抽取出的一组轮廓线,用三角片拟合过这组轮廓线的曲面。

(1)Marching Cubes(MC)算法:是一种应用很广泛的由体密度数据重构三维等值面的方法,于1987年由W.Lorensen等人提出。该算法处理的对象一般是CT或MRI图像。数据点都位于网格点上,一般适用于灰度图,这样可以明确给出阈值。它的目的是从这样的体数据中抽取出三维结构的边界面,但它不是像二维中追踪等值线一样需要邻接关系,而是孤立地看待每一个体元,由体元八个顶点的数据值来得到在该立方体内的边界面,以三角面片的形式来表示。

(2)离散Marching Cubes算法:是一种新型的Marching Cubes的改进算法,它将三维表面的重构和简化过程融为一体,在等值面的生成过程中就自适应地完成面片合并。与其他简化算法相比,该方法具有算法效率高、简化比例高、损失精度小等优点。离散MC算法具有以下特点:①由于该算法的主要部分是基于离散值的,耗时的插值计算量被降至了最低,故而算法效率很高。②简化比例高,由于凡是位于同一平面且相邻的三角面片都进行合并,所以如果初始三维表面比较平坦,可以达到很高的简化比,并保持有限的精度损失。③保持细微结构,只要某细微结构在第一次扫描影像中显现,则它就不会被离散 Marching Cubes 算法过程过程所破坏,这也是离散 Marching Cubes 算法优于其他简化算法的地方。

(3)分解立方体法(dividing cubes,DC)算法:是由 W.E.Lorenson 和 H.E.Cline 两人提出,首先分解立方体体元为四面体,然后在其中构造等值面。这种算法的优点有:①由于四面体是最简单的多面体,其他类型的多面体都能剖分成四面体,因而具有广泛的应用背景。②将立方体剖分成四面体后,在四面体中构造的等值面的精度显然比在立方体中构造的等值面要高。分解立方体算法和 MC 算法一样,对数据场中的体元逐层、逐行、逐列的进行处理。当某一个立体单元 8 个顶点的函数值均大于(或者均小于)给定的等值面的数值时,就表明等值面不通过该体元,因而不予处理。当某一个立体单元 8 个顶点的函数值中有的大于等值面的值,有的小于等值面的值,而此立体单元在屏幕上的投影又大于像素时,则将此立体单元沿着 x,y,z 三个方向进行分解直至其投影小于等于像素后,在对所有分解后的小体元的 8 个顶点进行检测。当部分顶点的函数值大于等值面的值,部分顶点的函数值小于等值面的值时,将此小体元投影到屏幕上,形成所需要的等值面图像。

2. 直接体绘制算法　直接将体素投影到显示平面的方法称为体绘制方法,即体绘制法。体绘制法最大特点是不需要确立表面的几何表示,而直接基于体数据进行显示,这样就避免了重建过程所造成的伪像痕迹,缩短了在体数据中寻找、计算物体表面的时间。这种方法不丢失细节,更加准确地反映出体数据所包含的形状结构,因此受到普遍关注。直接体绘制法首先要对原始数据进行分类,即确定每一体素中不同生物组织的百分比,一般采用概率分类方法;其次给每个体素赋予相应的颜色与阻光度(opacity);最后采用投影法或光线投射法生成显示图像。该方法的缺点是运算量很大,不利于实时显示。

体绘制是三维数据可视化的一种重要手段,它是一种将三维体数据投影到二维图像平面上的方法,这其中包含了大量计算。体绘制由于直接研究光线通过体数据场与体素的相互关系,不需要构造中间面,体素的许多细节信息得以保留,结果的保真性大为提高。虽然从交互性能和算法效率上讲,面绘制还是要优于体绘制的,但是从结果图像的质量上讲,体绘制要优于面绘制。

(1)直接体绘制算法的分类:根据不同的绘制次序、体绘制方法可将直接体绘制算法分为三类,以图像空间为序的体绘制方法、以物体空间为序的体绘制方法和基于频域空间的体绘制算法。

1)以图像空间为序的体绘制方法:是从屏幕上每一像素点出发,根据视点方向,发射出一条射线,这条射线穿过三维数据场,沿射线进行等距采样,求出采样点处物体的不透明度和颜色值。可以按由前到后或由后到前的两种顺序,将一条光线上的采样点的颜色和不透明度进行合成,从而计算出屏幕上该像素点的颜色值。这种方法是从反方向模拟光线穿过物体的过程。

2)以物体空间为序的体绘制方法:首先根据每个数据点的函数值计算该点的颜色及不透明度,然后根据给定的视平面和观察方向,将每个数据点投影到图像平面上,并按数据点在空间中的先后遮挡顺序,合成计算不透明度和颜色,最后得到图像。

3)基于频域空间的体绘制算法:该方法于 1993 年被提出,它大大减少了上述两种方法的计算量。我们可以将通过体绘制得到图像的过程看作是三维数据场沿着视线方向的数值积累,也就是数据场到图像平面的投影。我们可以运用傅立叶—截面定理,在三维数据场对应的频域场中,按照给定的视线方向经过原点抽取一个截面,再将这个截面做反傅立叶变换,就可在空域的图像平面里面得到所需要的投影。

(2)光线投射算法:是一种基于图像空间扫描来实现体绘制的离散方法。光线投射方法为从图像平面的每个像素向数据场投射光线,在光线上采样或沿线段积分计算光亮度和不透明度,按采样顺序进行图像合成,得到结果图像。它从反方向模拟光线穿过物体的全过程,并最终计算这条光线穿过数据场后的颜色。

(3)体绘制加速算法:为了加速体绘制,许多加速算法被提了出来。这些加速算法有的是对基于图像空间的方法进行改进,有的是对基于对象空间的方法进行改进,有的则对这两类方法都适用。

基于图像空间的方法以光线投射法(ray casting)为代表。空间体素的跨跃是加速光线投射式体绘制方法的一种常用手段,基于这个思想的加速算法有:Proximity Clouds 算法;通过距离编码的光线加速法;跳过大范围空区域的方法等。所有上述算法都是通过避免不必要的、费时的空体素采样实现加速的。

基于对象空间的方法是以溅射(splatting)算法为代表的。基于对象空间的体绘制算法的加速技术主要围绕着数据压缩和分层的数据结构,通过访问尽可能少的体素来提高速度而不明显降低图像质量。

错切 - 变形(Shear-Warp)算法是既可用于加速光线投射又可用于加速溅射的体绘制算法。它的主要优点是将三维的视觉变换转换成物体的错切和两维的变形,错切后的物体首先投射到中间图像平面上,然后再经变形生成最后的结果图像。物体投影的方向并不是任意的,而是沿着最主要坐标轴($\pm X, \pm Y, \pm Z$)的方向,这就大大简化了光线投射和溅射算法的过程。此外,并行与分布式计算也是提高体绘制速度的方法之一。图像三维重建中不同绘制算法的特点比较见表 1-4-2。

表 1-4-2　绘制算法的比较

制算法	质量	效率	特点
MC 算法	高	慢	容易实现,但内存要求多
多尺度 MC 算法	高	快	比 MC 算法提高了效率,而且质量没有降低
MT 算法	高	慢	解决 MC 算法的二义性问题
DC 算法	中	较快	对于高密度三维数据场提高效率非常有效
Cuberille 算法	低	快	非常简单,内存的消耗也很少
Ray Casting 算法	高	慢	内存开销大
Splatting 算法	高	较快	可以渐进地显示,内存开销小
Shear Warp 算法	中	较快	内存开销较少

PPT：医学影像
处理技术的认知

扫一扫，测一测

本 章 小 结

　　1. 图像增强就是采用一系列技术去增强图像中用户感兴趣的信息，其目的主要有两个：一是通过提高图像的对比度和信噪比，将原来不清晰的图像变得清晰，从而改善图像的视觉效果，以便于对图像进行判读；二是通过强调某些感兴趣的特征使图像变得更有利于计算机的处理与分析。因此，图像增强是为了改善视觉效果，或者便于人或计算机对图像进行分析、理解，根据图像的特点、存在的问题或应用目的等，选择改善图像质量的方法或加强图像某些特征的措施。

　　2. 从医学研究和临床应用的角度来看，图像分割的目的是对原始 2D 或 3D 图像划分成不同性质（如灰度、纹理等）的区域，从而把感兴趣的区域提取并显示出来，并使它尽可能地接近解剖结果，为临床诊疗和病理学研究提供可靠的依据。

　　3. 利用医学图像的重建与可视化技术，可以通过二维切片图像重建出人体器官、软组织和病灶的三维结构，通过三维图像可以对病灶进行精确测量和定位，从而可以大大提高医疗诊断的准确率，为患者的正确治疗奠定基础。

思考题

1. 简述图像增强处理技术的应用标准。
2. 简述图像锐化的临床应用目的。
3. 简述多层面重组（MPR）的优缺点。
4. 简述图像三维重建中不同绘制算法的特点。
5. 简述医学图像增强的方法类型。
6. 简述灰度直方图的应用特点。
7. 简述小波变换的应用优势。
8. 简述图像分割方法的原理。

（王宝才　查远志　尹红霞）

第五章 医学图像人工智能技术的认知

学习目标

1. 掌握医学图像人工智能技术的应用。
2. 熟悉 CAD 在影像医学中的应用。
3. 了解医学图像人工智能技术的发展。

人工智能已经成为科技革命和产业的重要驱动力,全球各主要国家都把发展人工智能放在了国家战略层面,2017 年国务院颁布了《国务院关于印发新一代人工智能发展规划的通知》(国发〔2017〕35 号)。随着深度神经网络的出现,人工智能在多个不同领域展现出了超越人类的表现。目前,人工智能在医学影像领域的研究已广泛涉及放射影像、病理图像、超声影像、内镜影像等多个方面,医学影像人工智能正迅速从实验阶段过渡到临床试用阶段。

第一节 人工智能的概述

一、人工智能的定义

人工智能(artificial intelligence,AI)指的是使系统模仿诸如学习、推理和自我纠正等人类智力相关能力的计算机科学领域。AI 有很多子领域,例如机器学习、人工神经网络(artificial neural network,ANN)和卷积神经网络(convolutional neural networks,CNN)等。AI 技术现已广泛应用于临床疾病诊断的各个方面,例如:AI 技术在心脏 CT 图像的自动定位、分割中的应用;利用多模态图像和 AI 技术进行阿尔茨海默病的早期诊断的应用,并指出相较于经典的机器学习算法,深度学习算法的应用将越来越广泛;基于 Faster R-CNN 网络,开发一种更适合于超声图像中的甲状腺乳头状癌检测的检测器,可以对 93.5% 的癌症区域进行自动检测。除此之外,AI 技术在乳腺癌的诊断、肺结节的分类识别等领域也有了较为成熟的应用。

通过采用人工智能辅助诊断系统实现对影像图像进行病变的检出、定位、定量和定性,能够有效解决临床实际中存在的客观性不足、一致性差的问题,有效提高影像科医师的工作效率。

　　计算机辅助诊断(computer aided diagnosis,CAD)或计算机辅助检测(computer aided detection,CAD)是指通过影像学、医学图像处理技术以及其他可能的生理、生化手段,结合计算机的分析计算,辅助发现病灶,提高诊断的准确率。现在常说的 CAD 技术主要是指基于医学影像学的计算机辅助技术。与所述计算机辅助检测(CAD)相区别,后者重点是检测,计算机只需要对异常征象进行标注,在此基础上进行常见的影像处理,并不需要进行进一步诊断(图 1-5-1,图 1-5-2)。计算机辅助诊断是计算机辅助检测的延伸和最终目的,相应地,计算机辅助检测是计算机辅助诊断的基础和必经阶段。CAD 技术又被称为医生的"第三只眼",CAD 系统的广泛应用有助于提高医生诊断的敏感性和特异性。

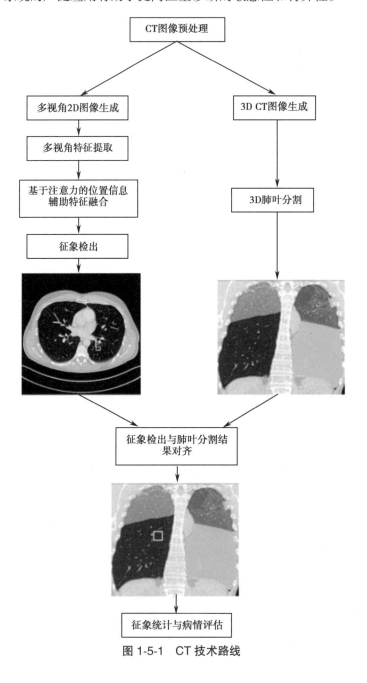

图 1-5-1　CT 技术路线

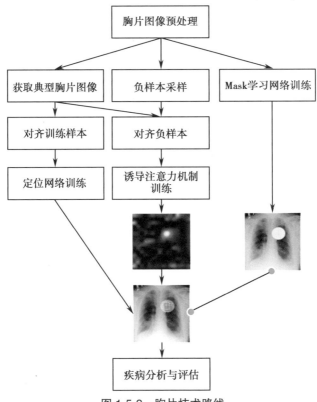

图 1-5-2　胸片技术路线

二、人工智能的发展

近年来,随着计算机技术的高速发展,开发人工智能辅助诊断分析软件,根据医学图像的纹理分析提取图像的若干特征,与其病理对照并得出相关的有诊断价值的图像特征,帮助放射科结合临床资料判断肺癌或乳腺癌的相关治疗反应和进行预后评估,已经成为研究和临床应用的热点。实践证明,CAD 在提高诊断准确率、减少漏诊、提高工作效率等方面起到了极大的积极促进作用。

计算机辅助诊断在医学中的应用可追溯到 20 世纪 50 年代。

CAD 最早可追溯到 1954 年美国的华人科学家钱家其将计算机应用于放射治疗,计算剂量分布和制订治疗计划。

1959 年,美国学者 Led ley 等首次将数学模型引入临床医学并提出了计算机辅助诊断的数学模型,诊断了一组肺癌病例,开创了计算机辅助诊断的先河。

1966 年,Led ley 首次提出"计算机辅助诊断(CAD)"的概念。

较为成熟的 CAD 始见于 1967 年问世的乳腺 X 射线,其目前仍是医学图像 CAD 临床应用研究的热点。该技术是应用计算机对患者的医学影像信息及患者的综合病理资料进行匹配、对比,然后由计算机作出智能诊断。但当时大量应用的模拟图像信息必需转换成为数字图像信息方能进入计算机系统,这种转换也会使图像质量下降而影响诊断结果。

1983 年,在德国柏林召开了首次国际医学图像 CAD 会议,标志医学图像 CAD 学科的诞生。当时为了将医学图像计算机辅助诊断与其他形式的计算机辅助诊断区别开来,又将之命名为计算机放射辅助诊断(computer assisted radiology,CAR)。此次会议还确定1985年于德国柏林召开国际代表大会,以促进该领域的国际学术交流,1985年的会议之后,每两年在世界上不同地方举办一次学术会议。

20世纪80年代初,计算机辅助诊断系统获得进一步发展,其中应用在中医领域的专家系统最为引人注目。计算机辅助诊断的过程包括患者一般资料和检查资料的搜集、医学信息的量化处理、统计学分析,直至最后得出诊断。当时较为流行的模型有Bayes定理、最大似然法模型、序贯模型等。

20世纪90年代以来,人工神经网络(ANN)快速发展,它是模仿人大脑神经元工作原理的一种数学处理方法。由于它具有自主学习能力、记忆能力、预测事件发展能力等,因此可以起到辅助诊断的作用,在分类、诊断方面,人工神经网络方法比传统的方法(概率统计法、数学模型等)有更优越的性能。可以说,人工神经元网络是代表当前最先进的人工智能技术之一。

进入20世纪90年代后期,数字化X线摄影装置开始普及,数字化影像可能从CR、DR,甚至CT直接进入CAD系统,CAD诊断才能得以正式进入临床,代替医生辅助读取成千上万的医学影像信息,实现智能诊断。进入21世纪,有关CAD的研究进入了崭新时代,研究内容更加广泛、深入。医学图像CAD研究成果及相应技术、方法和设备陆续得到美国食品药品监督管理局(Food and Drug Administration,FDA)的认可,并开始在临床应用。1998年5月,用于乳腺癌的CAD通过FDA认证,2001年10月用于肺癌的CAD也通过了FDA认证。

第二节　人工智能的应用

一、人工智能的应用

(一) 肿瘤探测
人工智能可用于皮肤色素瘤,乳腺癌,肺部癌变的早期识别。

(二) 肿瘤发展追踪
人工智能可以根据器官组织的分布,预测出肿瘤扩散到不同部位的概率,并能从图片中获取癌变组织的形状、位置、浓度等。

(三) 血液量化与可视化
通过磁共振图像,人工智能可以更有效地再现心脏内部血液的流量变化,并且探测心脏病变。

(四) 病理解读
由于不同医生对于同一张图片的理解不同,人工智能可以被训练用于解读图片,并向医生提供较为全面的报告,使医生可以了解到多种不同的病理可能性。

(五) 糖尿病视网膜病变检测
由糖尿病导致的视网膜病变是失明的一大主因,而早期治疗可以有效减缓这一症状。

人工智能可以辨认出处于早期视网膜病变的患者,并能根据图片像素判断病情的发展程度。

(六) 医学图像分析和处理

近年来人工智能方法在医学图像处理领域的应用又有了新的进展,主要集中在医学图像分割、图像配准、图像融合、图像压缩、图像重建等领域,包括蚁群算法、模糊集合、人工神经网络、粒子群算法、遗传算法、进化计算、人工免疫算法、粒子计算和多代理(agent)技术等,涉及 MRI 图像、超声图像、PET 图像、CT 图像和医学红外图像等多种医学图像。但由于医学影像图像对比度较低,不同组织的特征可变性较大,不同组织间边界模糊,血管和神经等微细结构分布复杂,尚无通用方法对任意医学图像都能取得绝对理想的处理效果。改进的人工智能方法与传统图像处理方法的结合,在功能上相互取长补短,将是医学图像处理技术重要的发展趋势。

二、计算机辅助诊断的应用

(一) CAD 的图像处理

1. 图像处理 计算机辅助诊断(CAD)对图像进行各种加工以改善图像的观察效果,它是一个从图像到图像的过程。也就是说我们平时日常进行的图像放大、平滑降噪、黑白翻转、左右反转、窗宽/窗位、对比度调整等,绝大部分图像调节工作都属于图像处理的范畴。

2. 图像分析 对图像中感兴趣的目标进行检测和测量(特征提取),以获得客观的信息。它是一个从图像到数据的过程。最为典型的就是计算机辅助检测。在这个阶段,计算机只具有初级人工智能的功能。当进行诊断工作时,计算机会告诉我们兴趣区(ROI)在哪里,提醒我们要特别注意这些区域的细微改变。而对于兴趣区性质的识别,还是需要我们人去进行。

3. 图像理解 研究图像中各目标的性质和其相互关系,理解图像的含义。它是一个从图像到高级描述、识别的过程。这实际上是计算机人工智能的高级阶段——计算机辅助诊断。在这个阶段,计算机在收集大量同病种、同部位的影像学信息的基础上,建立起"知识库",同时对计算机进行训练,使计算机"学会"根据以往的"经验"——概率统计计算,对当前的影像病变作出诊断建议。这里所说的图像分析、图像理解两个层次实际上都属于CAD 范畴。

(二) CAD 在影像医学中的应用

CAD 在放射影像医学中的应用较为广泛,从普通 X 线片、CT、MRI 到正电子发射型计算机断层显像(positron emission computed tomography,PET),均可引入 CAD,其中尤以胸片和乳腺片诊断的应用最为突出。世界各大医疗器械供应商以此为契机,研发并商品化了多款 CAD 系统,如飞利浦公司于 2006 年 4 月推出的数字化 X 线胸片计算机辅助检测系统QQA-Chest。该软件系统可以有效地辅助医生对肺部结节进行识别、量化、评估和报告。

1. CAD 在胸片诊断中的应用 肺癌是目前世界上恶性肿瘤死亡的首要原因,且其发病率和死亡率呈上升趋势。早期检测对肺癌的治疗非常重要,但胸部 X 线片肺结节的漏诊率却高达 30% 以上,其原因在于:①正常解剖结构的重叠遮挡。②病变小、密度低。③病变形态不规则。④阅片疲劳。⑤各个人的诊断标准不一样。CAD 系统对于纠正和弥补这些错误和不足具有巨大的优势。因此,在数字化胸片诊断中引入 CAD 系统,计算机可以辨认出肺内可能存在的结节性病灶,用最简单的图形化方式将结果展现给医生,将图像增强显示与感兴趣区(ROI)计算工具结合,支持医生对图像中的肺部结节进行鉴别、确认及定量分析,帮助放射科医生提高其诊断的准确性,减少肺内结节病灶的漏诊。同时,研究表明,CAD技术对于尽快提高低年资医生的检测准确性具有更为重要的意义。

2. CAD在乳腺癌诊断中的应用　乳腺X线片诊断是CAD的主要应用领域之一。美国某公司的Image Checker系统于1998年经FDA批准,成为第一个进入临床应用的CAD系统。细小、颗粒状、成簇的微钙化点是早期乳腺癌的一个重要表征,约有54%的乳腺癌病灶呈现微钙化。乳腺癌早期诊断的关键技术之一是及时发现乳腺X线影像中的微小钙化点,并根据钙化点的数目、大小及分布形态来鉴别诊断乳腺钙化的良恶性。但早期乳腺癌X线片中微钙化点不但微小,而且不规则,形态和分布各异,使之难以识别,此外,ROI的对比度差,病变区域与周围正常组织之间的强度差非常小且致密组织与病变组织十分相似,这些原因导致了微钙化点的分辨十分困难。研究表明,颗粒在0.5mm左右的微小钙化点很难被肉眼发现,而CAD可从以下两个方面提高诊断准确率:①寻找可能存在的肿块性病变;②寻找微小的钙化点。据报道,应用CAD识别微小钙化点比常规阅片的情况高出26.20%~80.00%,进一步的调研认定,此类CAD在乳腺X线片诊断中与医生的诊断结果不相上下。

3. CAD在影像医学其他领域中的应用　除了在胸片和乳腺癌诊断中的应用外,在CT虚拟结肠内镜(computed tomography colonography,CTC)、肝脏疾病CT诊断、脑肿瘤MRI诊断中CAD研究仍然很少,而且较不成熟。因而,乳腺及肺结节病变的CAD研究基本上可以代表目前CAD在医学影像学中的最高水平和现状。CAD在神经系统影像诊断学中的应用也比较热门,如基于磁共振影像特点提取的星形细胞瘤的形态和轮廓、肿瘤包膜、水肿、占位效应、强化形式、血供、坏死、囊变、钙化、出血、T_1信号表现、T_2信号表现等影像特征资料而建立的人工神经元网络CAD,其诊断准确性接近放射科专家的诊断。此外,CAD在CT图像肺结节良恶性鉴别诊断、CT结肠造影中息肉的自动识别,以及在DSA等方面都有研究。

(三) CAD的优缺点

1. CAD的优点

(1)判断更加准确:由于一些生理结构图像过于复杂,人眼往往难以识别出其中的特征,但是人工智能通过大量案例学习后能发现潜在的规律。研究者表明,他们开发的机器学习算法可以比医生更加准确地识别肺部癌变。国内开发的人工智能医生也获得了相似的结果,在更短的时间内处理了更多的图片,并且取得了95%的正确率,高于测试中的医生正确率约两个百分点。就像资深医师因为看过众多图片而比普通医生的判断更加准确,人工智能可以学习大量的图片来提高自己的正确率。

(2)人工智能可以大批量快速地处理图像数据:只要计算能力充足,人工智能便可以一次性处理大量图像数据。更重要的是,人工智能并不会感到疲劳,可以连续24h工作。相对的,人类医生在一天的工作中可能因为疲劳而产生错误。

(3)人工智能可以处理图片的类型更加丰富:由于病症的种类繁多,从心血管疾病到癌症等均会涉及成像与识别,一名人类医生很可能只擅长其中的一两种图像的识别,而不是全部精通。计算机的高效性与大数据容量使其能够学习识别不同的病症图像,处理不同种类的图像。这样一个人工智能就可以取代多名不同科室的医生。

(4)人工智能进行图像识别可以与患者的"大数据"相结合:人工智能可以不局限于患者的图片数据,而是结合其病史、遗传背景、家族病史等可以数据化的信息。它甚至可以将患者的饮食结构、生活作息等数据纳入模型当中,对病情进行更精确与个性化的判断与预测。它不仅可以快速读懂医疗影像,还能根据电子病例数据库进行分析诊断。有的机器人还可以与患者进行对话来获得症状、日常习惯等信息,可以说在不久的将来就能实现机器人的"望闻问切"了。

(5)人工智能与"云"相结合,帮助医生远程进行图片分析:比如某一医院由于人手不足而无法处理的图片,可以上传到云端进行分析,再把结果返回到本地,进一步释放了医生的生产力。我们甚至可以预测,在将来的某一天,成像设备可以直接把获取的图像传到医院以外的某一处处理中心,一个中心可以帮助多家医院进行图像处理,并把结果反馈给医生,同时图像数据也可以保存在云端,免去携带实体影像的麻烦。

2. CAD 的不足

(1)CAD 影像诊断结果医疗责任问题。

(2)CAD 相关信息安全问题。

(3)放射专业医师的 CAD 知识及应用技能的教育问题。需要出台相对标准化的技术规范,以及建立医师 AI 技术研发人员的沟通平台。

总之,当前的 CAD 医学影像技术犹如蹒跚学步的儿童,但他在优化医师资源配置、减轻医疗资源紧张及提高临床诊断水平方面已显示出巨大的应用前景。虽然距全面、规范化临床应用落地尚需较大努力,但 CAD 医学影像符合未来智能医学的发展方向,我们相信它会成为推动医学影像学科发展的划时代技术。

第三节　计算机辅助诊断案例

一、冠状动脉计算机辅助诊断案例

(一) 准备

1. 软件　本案例采用一款冠状动脉计算机辅助诊断软件。软件基于冠状动脉计算机断层扫描血管造影(coronary CT angiography,CCTA)影像数据,利用医学影像图像处理技术和人工智能(AI)图像算法,自动进行影像后处理重建并生产可供临床诊断使用后处理影像序列,同时人工智能算法可以自动检测管腔内是否发生狭窄,并生成辅助诊断的狭窄判断的结果,支持医生进一步选择狭窄程度,并生成辅助诊断的文本式报告(图 1-5-3,图 1-5-4)。

通过机器学习方法进行冠脉 CCTA 影像的自动后处理可以减少医生手动后处理的工作量,同时其自动冠脉狭窄辅助诊断功能和自动化文本报告生成功能也对医生起到辅助诊断的作用。

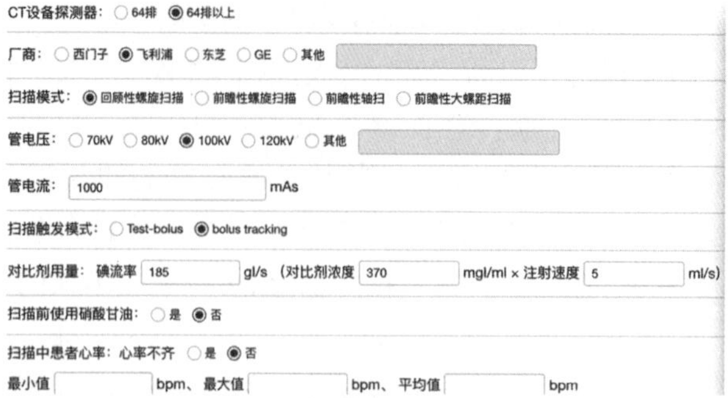

CT设备探测器：○ 64排　◉ 64排以上

厂商：○ 西门子　◉ 飞利浦　○ 东芝　○ GE　○ 其他

扫描模式：◉ 回顾性螺旋扫描　○ 前瞻性螺旋扫描　○ 前瞻性轴扫　○ 前瞻性大螺距扫描

管电压：○ 70kV　○ 80kV　◉ 100kV　○ 120kV　○ 其他

管电流：1000　mAs

扫描触发模式：○ Test-bolus　◉ bolus tracking

对比剂用量：碘流率 185　gI/s（对比剂浓度 370　mgI/ml × 注射速度 5　ml/s）

扫描前使用硝酸甘油：○ 是　◉ 否

扫描中患者心率：心率不齐 ○ 是　◉ 否

最小值 ▢ bpm、最大值 ▢ bpm、平均值 ▢ bpm

图 1-5-3　病例的扫描设备信息

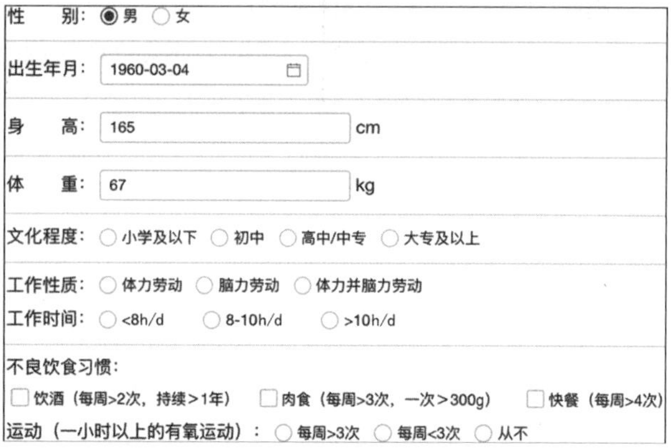

性　别：◉ 男　○ 女

出生年月：1960-03-04

身　高：165　cm

体　重：67　kg

文化程度：○ 小学及以下　○ 初中　○ 高中/中专　○ 大专及以上

工作性质：○ 体力劳动　○ 脑力劳动　○ 体力并脑力劳动

工作时间：○ <8h/d　○ 8-10h/d　○ >10h/d

不良饮食习惯：

☐ 饮酒（每周>2次，持续>1年）　☐ 肉食（每周>3次，一次>300g）　☐ 快餐（每周>4次）

运动（一小时以上的有氧运动）：○ 每周>3次　○ 每周<3次　○ 从不

图 1-5-4　病例的患者基本信息

2. 适应证　适用于对冠状动脉疾病患者的冠状动脉计算机断层扫描血管造影（CCTA）影像数据进行自动影像后处理重建并生成可供临床诊断使用后处理影像序列。可以自动检测管腔内是否发生狭窄，并生成辅助诊断的狭窄判断的信息和辅助诊断的文本式报告，用于辅助医生进行后续的诊断。

3. 禁忌证　不适用于以下情景和人群：CT 探测器排数低于 64 的 CCTA 图像；CCTA 切片层厚度大于 1mm 的图像；CCTA 图像过于模糊、伪影严重、断层造成的图像中血管移位；冠状动脉弥漫性钙化患者；有经皮冠状动脉介入治疗（percutaneous coronary intervention，PCI）史以及冠状动脉旁路移植术（coronary artery bypass grafting，CABG）史患者；植入过心脏起搏器的患者；不适宜进行 CCTA 检查的患者，包括碘过敏者，严重心、肾、肺功能不全以及严重心律不齐者。

（二）方法

1. 智能后处理　冠脉计算机辅助诊断软件接收到 PACS 工作站的病例原始 DICOM 序列后，可自动进行智能影像后处理，处理完毕后，用户可进入影像查看页面（图 1-5-5）。除原始周围影像序列，后处理影像包括可交互 3D 模型、两种容积重建影像序列（volume rendering，VR）、最大密度体投影影像序列（maximum intensity projection，MIP）、曲面重组影像序列（CPR）、曲面拉直重建影像序列（lumen）、血管探针法截面重建影像序列（X section）。

（1）智能血管分段：左侧"冠脉分支"菜单栏中显示了智能血管分段的命名。点击分段，右侧的图像序列区域的后处理图像同步切换至对应命名的图像序列。"冠脉分支"菜单栏列出此病例中算法检测到的血管其命名方式符合 SCCT2014 标准［标准参见《冠状动脉 CT

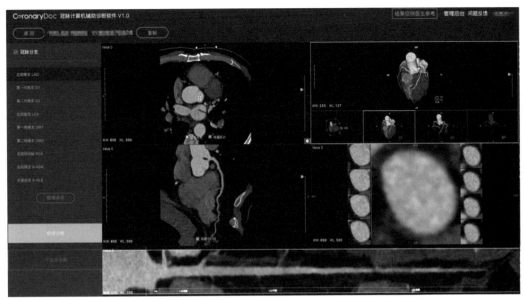

图 1-5-5　处理图像界面

图像解读和报告指南》(2014 年 SCCT 指南)],如表 1-5-1 所示,点击切换分支可以同步查看右侧分支对应的后处理影像序列。

表 1-5-1　血管分段命名规则

血管分支	分段
左主干(LM)	无二级分支
前降支(LAD)	近段(pLAD)
	中段(mLAD)
	远段(dLAD)
	中间支(RI)
	对角支(D1)
	对角支(D2)
回旋支(LCX)	近段(pCx)
	中远段(LCx)
	钝缘支(OM1)
	钝缘支(OM2)
右冠状动脉(RCA)	近段(pRCA)
	中段(mRCA)
	远段(dRCA)
	右后降支(R-PDA)
	左室后支(R-PLB)

注:标准参见《冠状动脉 CT 图像解读和报告指南》(2014 年 SCCT 指南)。

(2)智能后处理的原始影像(轴位序列)查看(图 1-5-6):

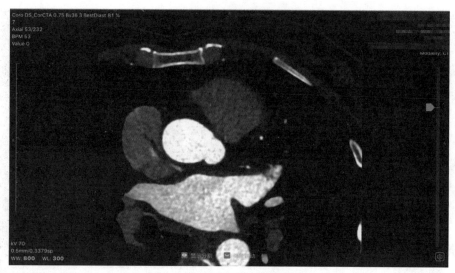

图 1-5-6　原始影像（轴位序列）

原始影像（轴位序列）显示患者拍摄的原始 CT 血管造影（CT angiography，CTA）图像，为解剖位中的轴位序列。"冠脉分支"中的血管分段可以与影像中血管分割对应，分割标记为带颜色的图层（图 1-5-7）。

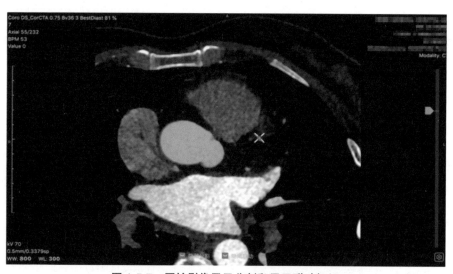

图 1-5-7　原始影像显示分割和显示联动标记

（3）智能后处理的体渲染 VR（心肌和冠脉）：软件的智能后处理使用容积再现（volume rendering technology，VRT）技术智能生成 VR 模型，为临床医生提供辅助诊断的参考，可以观察冠脉血管在心肌上的走行和病变情况（图 1-5-8）。

VR 体渲染图像为冠脉血管和心肌的解剖形态的示意图，用于辅助临床医生观察冠脉血管分割走行和分段命名，诊断时临床医生应结合病例中原始图像和后处理重建影像序列的情况综合判断。

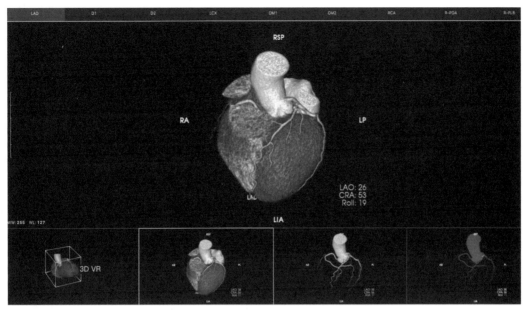

图 1-5-8　VR 体渲染图像显示区域(心肌和冠脉)

(4)智能后处理的体渲染 VR(冠脉树):软件的智能后处理使用容积再现技术智能生成 VR 模型,为临床医生提供辅助诊断的参考,可以观察冠脉血管的走行和病变情况(图 1-5-9)。

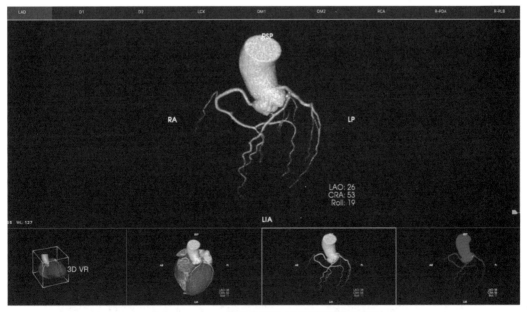

图 1-5-9　VR 体渲染图像显示区域(冠脉树)

(5)智能后处理的 MIP 冠脉树:MIP 冠脉树序列为 MIP 体投影二维图像,为临床医生提供辅助诊断的参考,可以观察冠脉血管的走行和病变情况(图 1-5-10)。

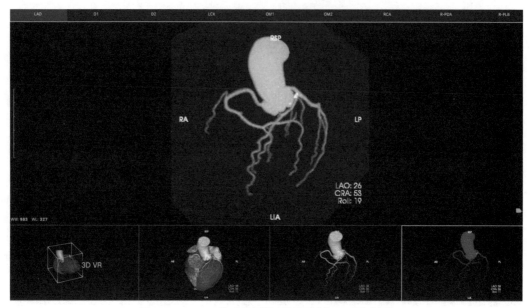

图 1-5-10　VR 体渲染图像显示区域（MIP 冠脉树）

（6）智能后处理的曲面重组序列（CPR）：智能后处理的曲面重组 CPR 影像显示此病例中患者 CTA 原始影像经过后处理计算生成的血管曲面重组二维影像，在此区域内，展示了影像 DICOM 信息、影像方位标识，支持拖动、缩放、HU 值实时查看、角度快速切换、窗宽和窗位调整、窗口缩放，同时图像显示血管相关分段信息标识。

查看 CPR 中心线的智能后处理界面，当影像尚未判断是否适合诊断时，可显示 / 隐藏算法生成的血管中心线（图 1-5-11）。"中心线"为智能后处理通过分割结果自动生成，用于辅助临床医生观察分割结果是否正确，临床医生也应结合病例中原始图像和后处理重建影像序列的情况综合判断。

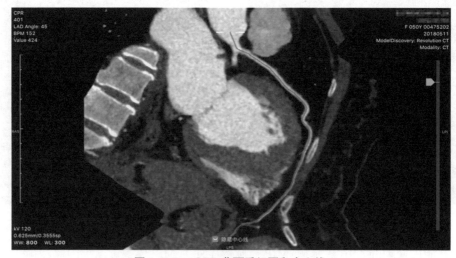

图 1-5-11　CPR 曲面重组图和中心线

（7）智能后处理的曲面拉直序列（lumen）：血管拉直重建序列（lumen）是患者 CCTA 原始影像经过后处理计算生成的血管拉直二维影像（图 1-5-12）。拖动血管中心线联动标记，联动标记沿着血管中心线移动，轴位序列图中联动标记跟随移动，血管曲面重组影像 CPR 中联动标记、剖面探针（X section）中的切面序列均同步联动至影像序列中对应的坐标位。

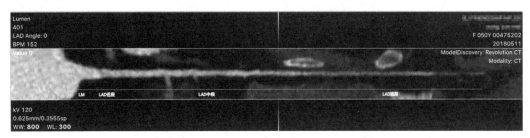

图 1-5-12　智能后处理的 lumen 显示区域

（8）智能后处理的探针图像序列：探针重建影像显示患者 CCTA 原始影像经过后处理计算生成的冠脉血管探针二维影像（图 1-5-13），是血管法向量横截面的图像序列，辅助医生观察管腔内外部情况。切换 X section 中的切面序列时，lumen 序列中联动标记、轴位序列图中联动标记跟随移动，血管曲面重组影像 CPR 中联动标记均同步联动至影像序列中对应的坐标位。

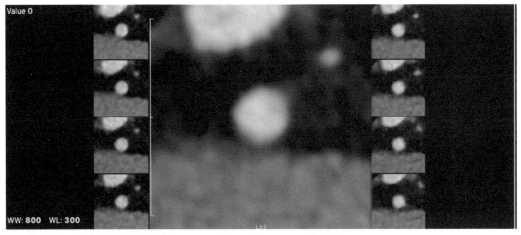

图 1-5-13　智能后处理的 X section 探针显示区域

2. **智能辅助诊断**　当用户进入智能辅助诊断界面后（图 1-5-14），左侧导航栏为血管分段及狭窄情况信息。若血管分段内有斑块检出和狭窄病变，在曲面重组 CPR、拉直重建 lumen 影像中，均自动标识狭窄位置，并提示用户参考判断规则进行二次校对（表 1-5-2）。

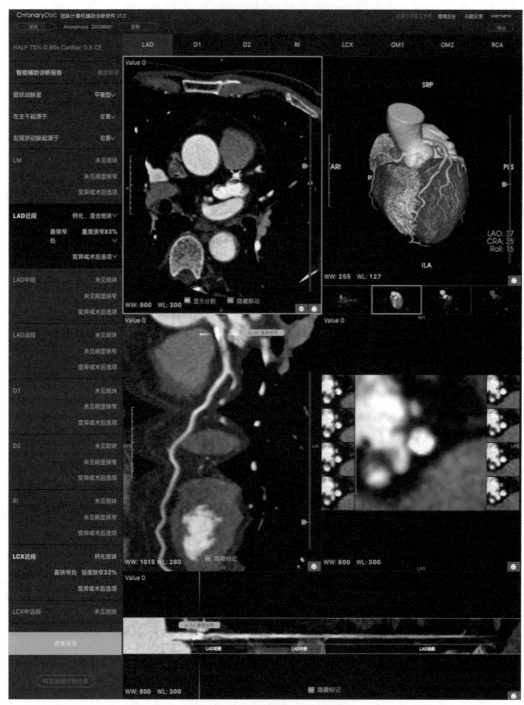

图 1-5-14 智能辅助诊断界面

表 1-5-2 智能辅助诊断中人工智能(AI)算法判断狭窄的规则

人工智能(AI)算法判断规则	
狭窄位置	可自动判断血管分段最狭窄处 自动标识最狭窄位置并提示用户 可支持人工查看并根据临床经验修改
狭窄程度判断	通过深度学习的管腔狭窄: 0% 未见狭窄 1%~24% 轻微狭窄 25%~49% 轻度狭窄 50%~69% 中度狭窄 70%~99% 重度狭窄 100% 闭塞
斑块检测	基于深度学习的斑块检出,可精确检出: 钙化斑块 非钙化斑块 混合斑块
支架检测	基于深度学习的支架自动检出,可区分陈旧性的支架和弥漫性钙化,准确率高。

3. 智能辅助诊断报告 软件能够根据智能辅助诊断的结果自动生成文本形式的辅助诊断报告报告(图 1-5-15)。其内容包含冠脉各分支分段的狭窄情况。医生可以根据临床经验对报告进行编辑。自动化报告功能可节省医生书写报告的时间,提升诊断效率。

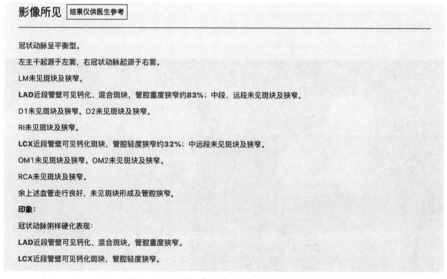

图 1-5-15 自动同步生成的文本式报告

(三) 对比分析

1. 后处理重建的准确性

(1)冠脉 VR 重建效果对比:本软件使用深度学习算法可以快速识别心肌和冠脉,快速进行图像分割并重建,重建后的图像效果比人工重建效果更加细致,心脏的解剖结构和冠脉树走行可以展示得更加清晰。后处理重建的冠脉和心脏可自动给出临床习惯使用的投照角度,方便临床使用,节省医生人工转动心肌再截图保存的时间,对比同一病例的效果见图 1-5-16。

病例一对比效果:冠脉走行清晰、心脏解剖结构重建正确,心耳和肺动脉去除,方便医生观察冠脉走行,符合临床诊断习惯。

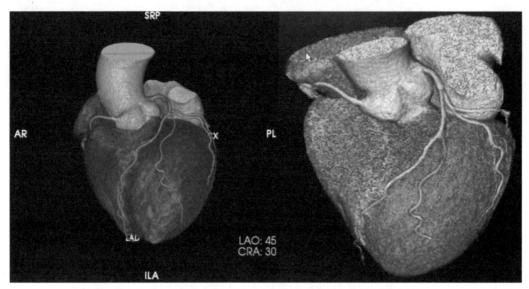

图 1-5-16 AI 心脏重建(左)和医生使用工作站重建效果(右)

病例二对比效果:冠脉上的钙化斑块重建正确,与医生重建效果无异(图 1-5-17)。

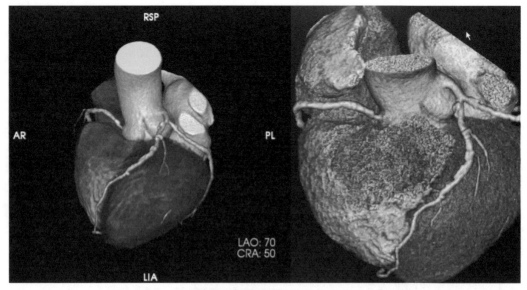

图 1-5-17 AI 心脏重建(左)和医生使用工作站重建效果(右)

　　软件基于深度学习的冠脉追踪和立体重建,可以将各个冠脉分支清晰地展现出来,便于医生查看冠脉走行和病变情况。

　　病例三:本软件的冠脉树重建效果见图 1-5-18,相比医生人工后处理重建(右图),可见冠脉走行清晰,没有静脉噪声干扰。右图在 LAD 和 LCX 两个主要冠脉分支的中段有大量静脉噪声缠绕,无法判断此处的走行和病变情况。

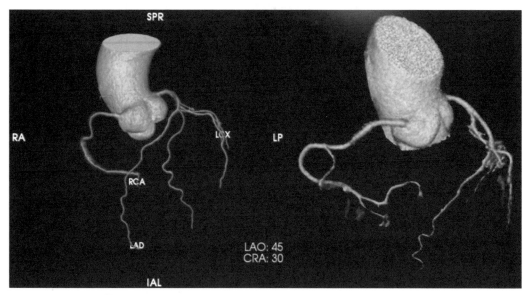

图 1-5-18　软件深度学习的冠脉树(左)和医生在后处理工作站人工完成的重建效果(右)

　　病例四:AI 重建的冠脉树(图 1-5-19),LAD 和 RCA 冠脉上的支架清晰可见。

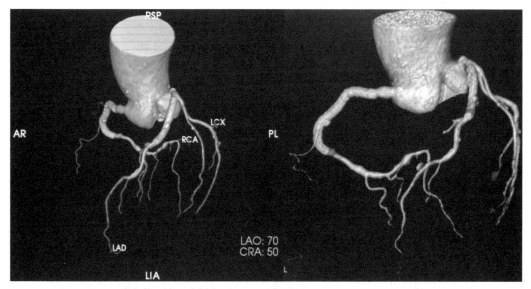

图 1-5-19　深度学习的冠脉树(左)和医生在后处理工作站人工完成的重建效果(右)

（2）曲面重组（CPR）对比：深度学习的 CPR 曲面效果与医生的重建效果基本一致（图 1-5-20），心肌结构、血管走行、病灶情况等均被清晰地展示，医生可直接使用软件的重建图像进行临床诊断。

病例一：图像可见冠脉血管 LAD 近段的钙化和非钙化斑块清晰展示，和医生的重建效果一致（图 1-5-20），符合临床诊断标准。

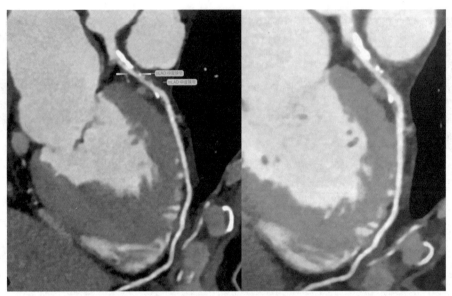

图 1-5-20　AI 的 CPR 重建（左）和医生工作站重建效果（右）

病例二：对于图像质量一般或模糊的影像数据，AI 重建效果较之于医生重建的图像更加清晰（图 1-5-21）。

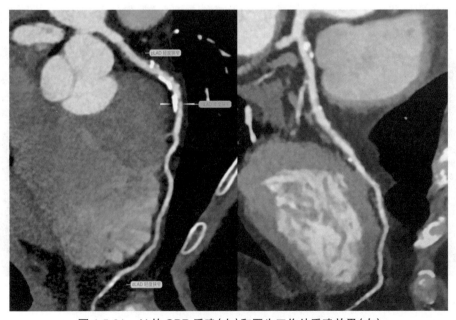

图 1-5-21　AI 的 CPR 重建（左）和医生工作站重建效果（右）

（3）狭窄判断的准确性：软件基于深度学习的管腔狭窄判断，可以有效地帮助医生进行辅助诊断，软件可判断管腔有无狭窄，医生可对有狭窄病变的血管进一步判断狭窄的程度。软件会根据医生的狭窄程度判读在图像的对应的位置上加入狭窄程度的标识，提高医生的诊断效率。软件的智能辅助诊断报告，可自动输出狭窄情况和医生选定区的狭窄程度，方便医生用于临床诊断。

将 AI 辅助诊断报告（左）与医生判读报告进行对比（图 1-5-22），在病灶描述上一致。AI 与人工的拉直对比图显示了报告中 LAD 病灶一致的拉直重建图与医生后处理工作站重建图像在狭窄判断的对比结果。

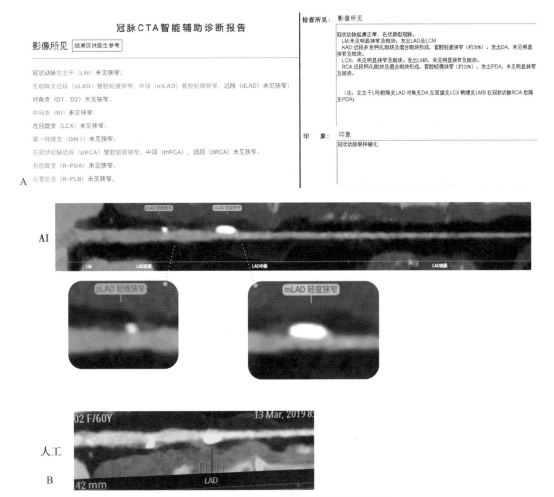

图 1-5-22 AI 辅助诊断与医生人工诊断对比
A. AI 辅助诊断报告与医生人工诊断报告对比；B. AI 辅助诊断与医生人工诊断的拉直对比图。

2. 人工智能与 DSA 的图像结果对比 基于深度学习的冠脉追踪分割和立体重建，可以将各个冠脉分支清晰地展现出来，便于医生查看冠脉走行和病变情况。

病例一：从图像可见冠脉血管 LAD 近段的钙化和非钙化斑块清晰展示，近段、中段和 DSA 诊断狭窄检出一致（图 1-5-23），所示符合临床诊断标准。

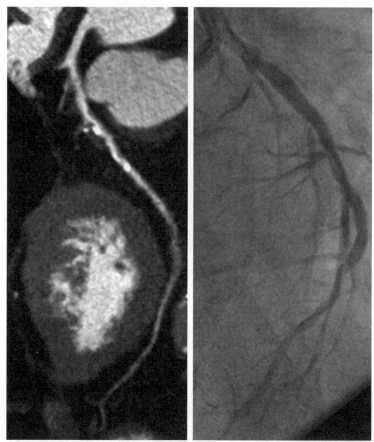

AI检出LAD近、中段均有狭窄　　　　DSA诊断LAD近、中、远段均有狭窄

图 1-5-23　同一病例 LAD 血管分支的 AI 的 CPR 重建（左）和 DSA 狭窄判断结果一致（右）

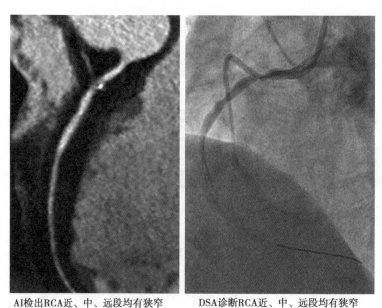

AI检出RCA近、中、远段均有狭窄　　　　DSA诊断RCA近、中、远段均有狭窄

图 1-5-24　同一病例 RCA 血管分支的 AI 的 CPR 重建（左）和 DSA 狭窄判断结果一致（右）

病例二：对于图像质量一般或模糊的影像数据，AI可以正确重建并检出病灶，与DSA的狭窄检出结果一致（图1-5-24、图1-5-25）。

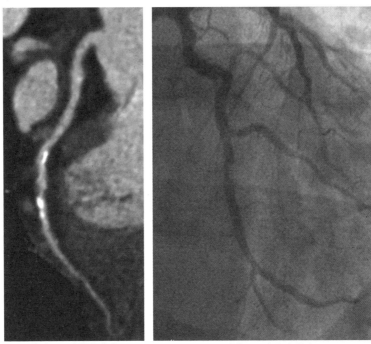

AI检出LCX中段有狭窄　　　　　　　　DSA诊断LCX中段有狭窄

图1-5-25　同一病例LCX血管分支的AI的CPR重建（左）和DSA狭窄判断结果一致（右）

3. **诊断对比分析**　患者的冠脉CTA数据和DSA的RCA影像（图1-5-26），图左的AI自动后处理和智能诊断为软件的计算结果，表明基于深度学习的后处理重建和狭窄诊断已经达到CTA医生水平。表格中的对比结果可见AI的诊断水平可以在一定程度上符合DSA诊断

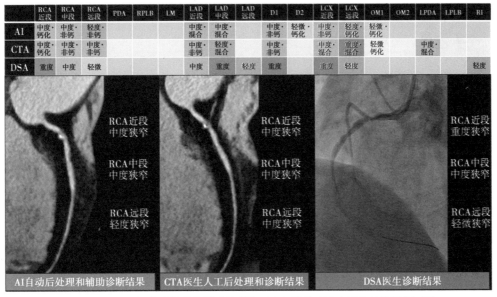

	RCA近段	RCA中段	RCA远段	PDA	RPLB	LM	LAD近段	LAD中段	LAD远段	D1	D2	LCX近段	LCX远段	OM1	OM2	LPDA	LPLB	RI
AI	中度·钙化	中度·非钙	轻度·非钙				中度·混合	中度·混合		中度·非钙	轻微·钙化	中度·非钙	轻度·钙化	轻微·钙化				
CTA	中度·钙化	中度·非钙	中度·非钙				中度·非钙	轻度·混合		中度·非钙		中度·混合	重度·混合	轻微·钙化		中度·混合		
DSA	重度	中度	轻微				中度	重度	轻度	重度		重度	轻度					轻度

图1-5-26　AI自动后处理和辅助诊断与CTA医生、DSA医生诊断结果对比

结果。不仅如此,深度学习的 CPR 曲面效果与 DSA 相同角度对比效果基本一致,心肌结构、血管走行、病灶情况等均清晰展示,医生可直接使用软件的重建图像进行临床诊断。

PPT:医学图像
人工智能技术的
认知

扫一扫,测一测

本章小结

1. 人工智能辅助诊断系统实现了对影像图像进行病变的检出、定位、定量和定性,能够有效解决临床实际中存在的客观性不足、一致性差的问题,有效提高影像科医师的工作效率。

2. CAD 通过影像学、医学图像处理技术以及其他可能的生理、生化手段,结合计算机的分析计算,辅助发现病灶,提高诊断的准确率。现在常说的 CAD 技术主要是指基于医学影像学的计算机辅助技术。

3. CAD 在放射影像医学中的应用较为广泛,从普通 X 线片、CT、MRI 到 PET,均可引入 CAD,其中尤以胸片和乳腺片诊断的应用最为突出。在神经系统影像诊断学中的应用也已经开展,如基于磁共振影像特点提取的星形细胞瘤的形态、轮廓、肿瘤包膜、水肿、占位效应、强化形式、血供、坏死、囊变、钙化、出血、T_1 信号表现、T_2 信号表现等影像特征资料而建立的人工神经元网络 CAD,其诊断准确性接近放射科专家的诊断。

思考题

1. 简述 AI 的定义。

2. 简述 CAD 的定义。

3. 简述 CAD 在影像医学中的应用。

4. 简述 CAD 的图像处理方法。

5. 简述 CAD 的缺点。

6. 简述 CAD 的优点。

7. 简述 CAD 的发展简史。

8. 简述冠状动脉计算机辅助诊断的适应证和禁忌证。

（尹红霞　王宝才　查远志）

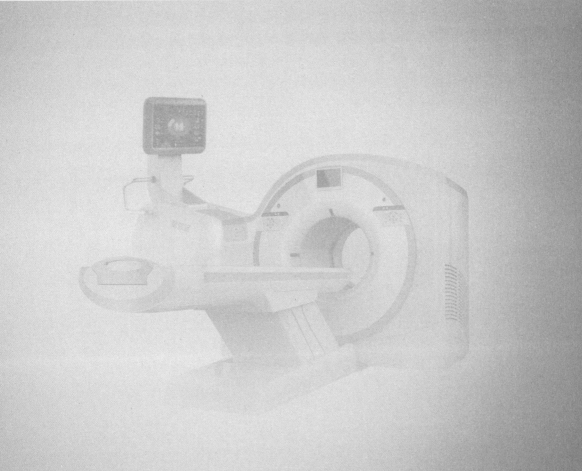

下篇▶
医学影像信息技术操作

项目一 PACS 的使用

训练目标

　　1. 熟练掌握：影像检查登记、影像采集、存储、浏览、打印等操作流程,能够熟练进行操作。

　　2. 学会：PACS 的基本设置。

　　3. 熟悉：影像检查登记、影像采集、存储、浏览、打印等操作的规范要求及标准。

　　4. 了解：影像诊断的流程。

任务 1　影像检查登记

一、影像检查登记工作概述

　　医学影像检查登记是在影像科登记工作站完成,检查前患者需到登记室提前进行预约登记。登记工作人员应核对该患者电子或纸制申请单,包括患者姓名、性别、年龄、就诊科室、临床医师、病案号、临床诊断、检查部位、检查设备、检查时间等,如果是急诊或外院前来检查的患者,需逐一将上述患者的基本信息输入计算机。

二、影像检查登记工作流程

　　1. **患者的接待**　影像科登记室是科室的窗口,工作人员必须要有热情、耐心及细致的工作态度,积极主动地迎接患者的来检,并做好各种影像检查前后的解释、问询工作。

　　2. **患者信息登记**　接到各种检查申请单后要认真检查申请单上的各个项目填写是否齐全,核对患者的姓名、性别、年龄、检查部位等,如有不符,要及时补充或更改,核对无误后将患者分诊到相应检查室。

　　3. **患者检查前预约**　对患者进行检查预约,要注意交代患者检查的时间、检查室、检查前应做的准备工作及注意事项。例如,下腹部检查的患者要提前做好胃肠道准备并提前到影像科口服胃肠对比剂,以便患者及时检查,减少候诊时间。

三、影像检查登记工作案例

1. 首先仔细阅读患者检查申请单,核对申请单上的各个项目填写是否齐全,核对患者基本信息是否准确,核对无误后开始登记并将患者分诊到相应检查室。目前大多数医院采用了电子申请单(图2-1-1)。

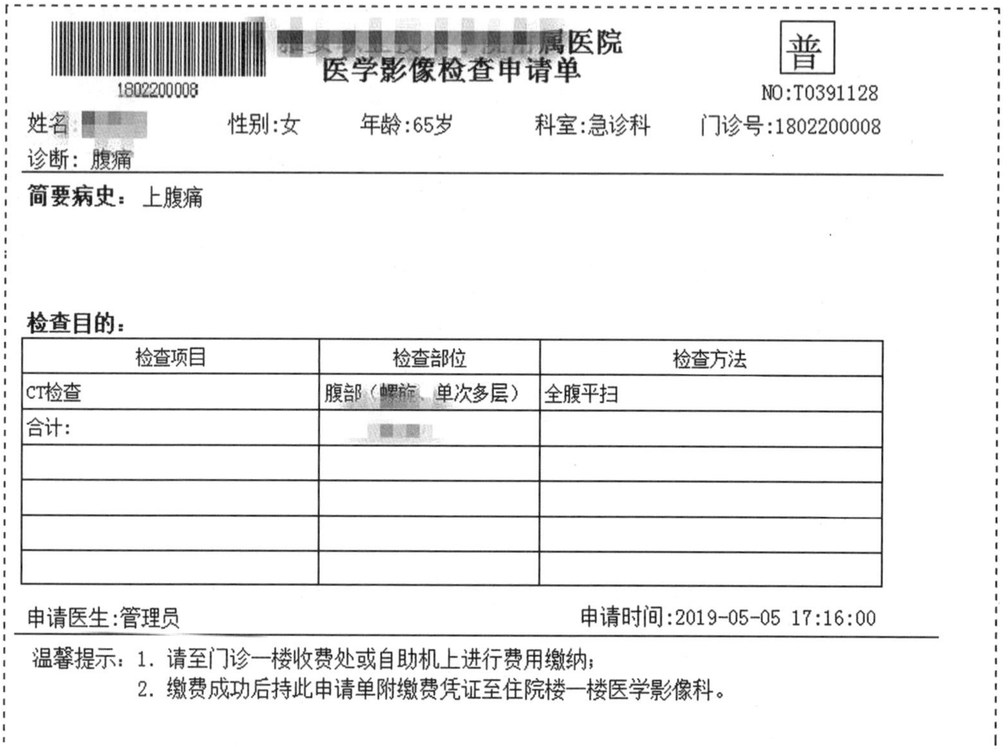

医学影像检查申请单　NO:T0391128

1802200008　普

姓名:　　　性别:女　　年龄:65岁　　科室:急诊科　　门诊号:1802200008

诊断:腹痛

简要病史:上腹痛

检查目的:

检查项目	检查部位	检查方法
CT检查	腹部(螺旋　单次多层)	全腹平扫
合计:		

申请医生:管理员　　　　　　　　　　申请时间:2019-05-05 17:16:00

温馨提示: 1. 请至门诊一楼收费处或自助机上进行费用缴纳;
　　　　　 2. 缴费成功后持此申请单附缴费凭证至住院楼一楼医学影像科。

图 2-1-1　某医院患者医学影像检查申请单

2. **检查信息登记**

(1)在 RIS 系统主界面,点击"登记"菜单,弹出检查登记窗口(图2-1-2)。此路径主要用于急诊检查、外来检查等手工录入登记,需要完善患者所有基本信息、申请检查信息和检查方式信息等,最后点击"确定"按钮,随即发送至相应的影像技术工作站。

(2)在 RIS 系统主界面,点击"过滤"菜单,可将时间选定在临床医师下电子医嘱当日,依次列出已登记患者信息(图2-1-3),选择该患者信息栏双击,弹出检查报到窗口(图2-1-4)。此路径主要用于本院临床医师已对该患者下电子医嘱情况,通过 HIS 传送至影像科,只需登记工作人员选择执行间或检查室,最后点击"确定"按钮,随即发送至相应的影像技术工作站。

3. **分诊叫号**　分诊叫号主要是为了规范放射科的就医秩序,节省人力、物力,优化环境,提高工作效率及服务品质。操作人员通过放射科分诊服务台为前来就诊患者分配诊室,打印凭条,实时了解各个诊室的工作量,为检查者调整诊室,回答患者对于排队信息的疑问。在呼叫端,可以按照顺序呼叫下一位患者或重新呼叫上一位患者,对于登记为急诊类型的患者,可以在选中后直接点击呼叫。显示端可显示当前呼叫信息、各个诊室排队信息及滚动提示信息。打开分诊叫号系统,在列表中检索患者信息(图2-1-5)。

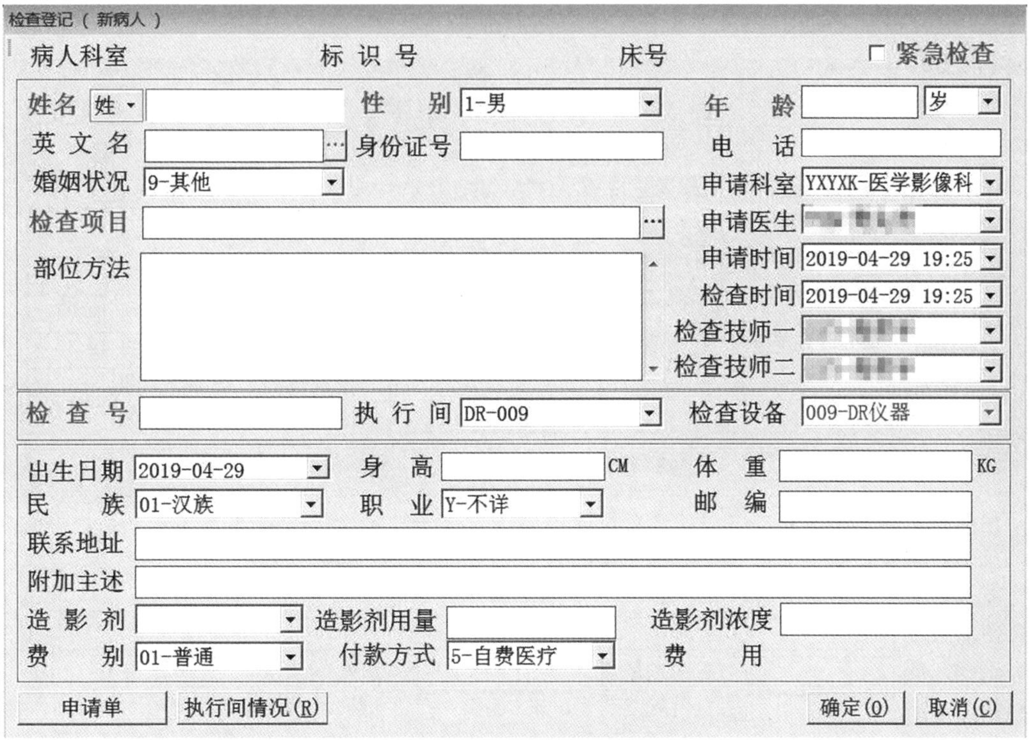

图 2-1-2　某医院 RIS 检查登记窗口

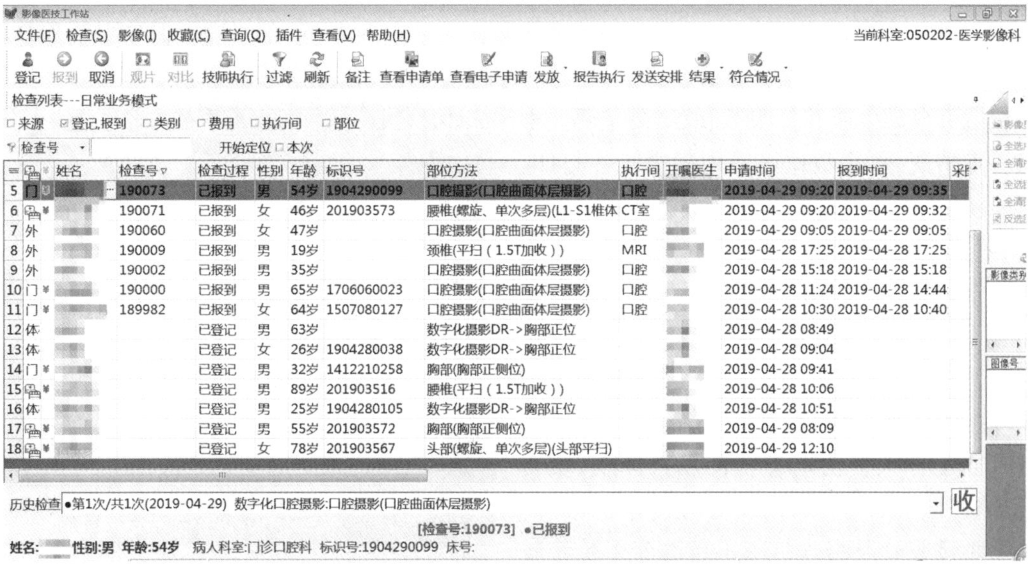

图 2-1-3　某医院 RIS 界面工作列表

检查报到					
病人科室 外二科		标 识 号 201903516		床号 33	□ 紧急检查

姓名 姓 ▾ ▨▨　　　　性 别 1-男 ▾　　　　年 龄 89　岁 ▾

英 文 名 ▨▨▨ … 身份证号 ▨▨▨　　　　电 话 ▨▨▨

婚姻状况 2-已婚 ▾　　　　申请科室 WEK-外二科 ▾

检查项目 核磁共振 … 申请医生 ▨▨ ▾

部位方法 腰椎(平扫（1.5T加收）)　　申请时间 2019-04-28 10:05 ▾
主诉:腰背部疼痛不适伴活动受限4⁺个月,加重2个月　　检查时间 2019-04-29 19:32 ▾
检查目的:了解腰部情况　　检查技师一 ▨▨ ▾
检查技师二 ▨▨ ▾

检 查 号 190153　　执 行 间 CT室-015 ▾　　检查设备 015-CT ▾

出生日期 1929-09-27 ▾　　身 高 ［　　］CM　　体 重 ［　　］KG
民 族 01-汉族 ▾　　职 业 ［　　］▾　　邮 编 ［　　］
联系地址 ▨▨▨
附加主述 ［　　］
造 影 剂 ［　　］▾　　造影剂用量 ［　　］　　造影剂浓度 ［　　］
费 别 01-普通 ▾　　付款方式 18-职工医保 ▾　　费 用 记账

申请单	执行间情况(R)			确定(0)	取消(C)

图 2-1-4　某医院 RIS 检查报到窗口

4. 自助影像胶片及报告打印　目前大多数医院放射科(门诊部、住院部)安装有影像胶

片自助打印机及影像报告打印机,患者在检查登记后可自动生成并打印、领取结果条码。根据科室情况,影像数据可采用集中统一打印、自助领取的发放模式(图 2-1-6);患者通过扫描条码领取检查结果,屏幕会提示该患者胶片数量和报告状态,患者可根据自身诊疗情况,在任意时间前来领取检查结果(图 2-1-7)。同时,放射科工作人员也可通过工作站查询胶片报告的状态和打印设备情况。可安排一名专职工作人员协助患者使用打印机,负责添加胶片、打印纸、硒鼓及处理简单的故障。自助影像胶片及报告打印不仅改变了传统胶片报告发放模式,同时提高了就医效率和服务质量,还减少了差错与医患纠纷。

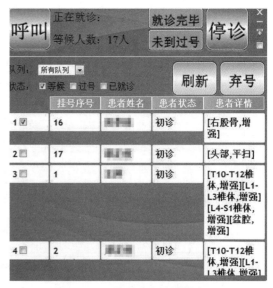

图 2-1-5　某医院分诊叫号窗口

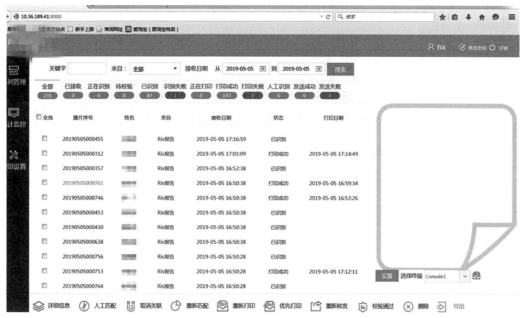

图 2-1-6　某医院自助打印报告列表

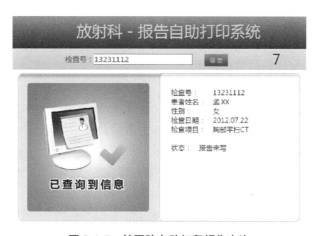

图 2-1-7　某医院自助打印报告查询

任务 2　医学影像采集

一、医学影像采集工作概述

医学影像采集是指技术人员通过不同的影像设备对患者进行检查,从而获取具有诊断价值的优质图像。需要影像技术人员充分发挥各影像设备的功能及性能,以最大限度提取人体解剖结构、病理信息,以及生理、生化信息,最后能得出真实并满足临床诊断要求的影像学佐证。

　　为了能获取一幅具有诊断价值的优质图像,影像技术人员在工作中需注意多方面的因素,排除一切可能影响图像质量的因素。不同的影像设备工作流程存在差异,基本上都包括患者检查前准备、设备操作、图像后处理三个方面。首先,检查前要去除受检者或被检部位任何可能影响图像质量的物品;其次,根据检查目的和需要、摄影部位及受检者当时情况等因素,综合考虑后选择合适的设备配置与成像参数;最后,根据临床需要进行正确的影像后处理,以清晰显示欲观察兴趣区组织细微结构,满足临床诊断的要求。

二、医学影像采集工作流程

　　1. 阅读申请单　仔细阅读申请单内容,认真核对患者姓名、年龄、性别,了解患者相关病史,明确此次检查的部位、目的和要求。

　　2. 检查前的准备

　　(1)机器准备:观察环境温度、湿度是否合适,设备是否运行正常。

　　(2)患者准备:去除患者或被检部位影响检查的一切物品;检查部位的固定;做腹部及盆腔检查者预先进行胃肠道准备,胸腹部检查前应对患者进行呼吸训练;对准备做 CT 增强检查的患者,应询问有无碘过敏史及有无禁忌证。

　　(3)技师准备:阅读并核对检查申请单,明确检查部位及目的,向患者说明检查过程,采取适当的防护措施。

　　3. 体位设计　根据所检查部位及检查目的,按照标准位置摆好体位,尽量减少患者的痛苦与不适;根据要求将中心线对准被检查部位,需校对影像接收器(image receptor,IR)位置是否包括要求投照肢体的范围或确定扫描的范围。

　　4. 摄影或扫描参数的选择

　　(1)X 线摄影检查摄影参数包括有效焦点、管电压、管电流、曝光时间、摄影距离、滤线栅等,其中管电压、管电流、曝光时间、摄影距离四个参数是在摄影过程中需要随时根据患者的身体情况、生理与病理状况而灵活变动的因素。

　　(2)CT 常规扫描技术参数包括扫描类型、探测器宽度、球管转速、螺距、扫描野、视野、重建层厚、层间距、管电压、管电流、重建算法等。

　　(3)MRI 扫描技术参数包括初级参数如回波时间(echo time,TE)、重复时间(repetition time,TR)、信号激励次数(number of excitation,NEX)、反转时间(inversion time,TI)等,二级参数如图像对比度、空间分辨力、信噪比等。要想得到理想的影像图像,首先要了解各参数的作用及它们之间的相互关系,其次是根据具体检查部位、检查目的来权衡选择摄影与成像参数。

三、医学影像采集工作案例

　　因检查部位、影像检查方法的不同,医学影像采集的内容和标准存在差异,在此以临床常用的胸部正位摄影、胸部 CT 扫描及颅脑 MRI 平扫为例来进行影像图像采集训练。

　　(一)胸部 DR 正位摄影

　　1. 接诊　核对患者基本信息,然后技术人员从技术工作站工作列表中查询该患者姓名,并点击对应条目进入检查界面(图 2-1-8)。进入患者检查界面后,可根据需要对检查进行编辑,针对这位患者我们选择"胸部后前位"视图(图 2-1-9)。

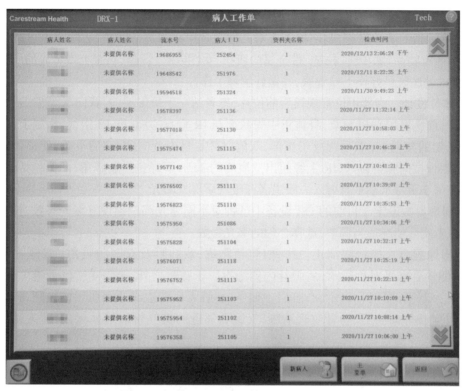

图 2-1-8 某医院 DR 技术工作站工作列表

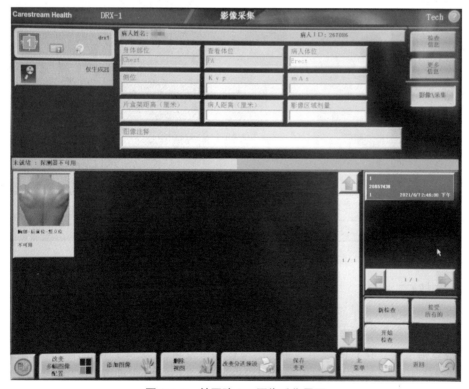

图 2-1-9 某医院 DR 图像采集界面

2. **摄影前准备** 核对患者信息,明确检查部位及目的,向患者说明检查过程,做好呼吸训练,采取适当的防护措施,胸部检查应对其性腺及甲状腺进行防护,去除身上可能影响图像质量的所有物品(如项链、拉链、带金属的纽扣、女性内衣、膏药、衣服上带金属的所有饰品等),有条件的医院最好换上检查服,并做好解释工作。

3. **体位设计** 胸部正位常规摄后前位片,患者站立于摄影架前,背向 X 线管,双足分开与肩同宽,前胸壁紧贴摄影架,身体正中矢状面与 IR 垂直,并对准 IR 中线,头稍上仰,下颌置于摄影架的架托上;双手背放于髋部,双侧肘部尽量内旋向前,双肩下垂,使锁骨成水平位,双肩胛骨拉向肺野以外,IR 上缘超出双肩峰约 3cm,下缘包括肋膈角,两侧包括侧胸壁,中心线经第 5 胸椎水平垂直射入。嘱患者深吸气后屏气曝光。

4. **摄影参数设定** 目前的 DR 设备中已针对不同曝光部位预设好曝光参数,技术人员可根据患者实际情况适当调整,选择合理的曝光参数。

5. **影像显示** 显示胸部正位影像(包括胸廓、双肺野及双侧肋膈角),双侧胸锁关节对称,两侧锁骨水平对称显示,肩胛骨内侧缘投影于肺野之外,第 1~4 胸椎清晰可见,其他胸椎可见;双侧肺野对称显示,心脏居中偏左,心脏大血管边缘及膈肌影像锐利,肺纹理由肺门呈放射状伸向肺野,肋骨纹理清晰,气管和邻近的支气管清楚显示,双肺尖显示充分(图 2-1-10)。

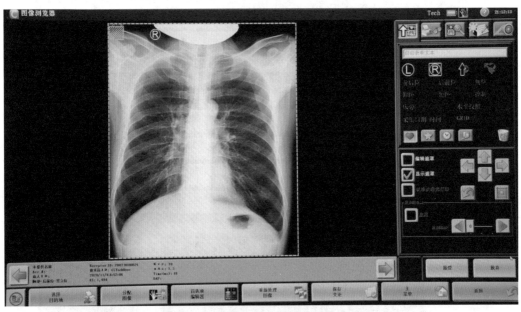

图 2-1-10 某医院 DR 图像后处理界面

(二) 胸部 CT 扫描

1. **接诊** 核对患者基本信息,技术人员从 CT 检查技术工作站的工作列表中查询并双击对应条目来选择患者,开始编辑检查(图 2-1-11)。

2. **检查前准备** 认真阅读申请单上的检查部位及目的,去除扫描范围内患者穿戴及携带的金属物品,以防伪影产生;向患者说明检查过程,并进行呼吸训练,对非检查部位的重要器官进行辐射防护,尽量减少不必要的辐射伤害。

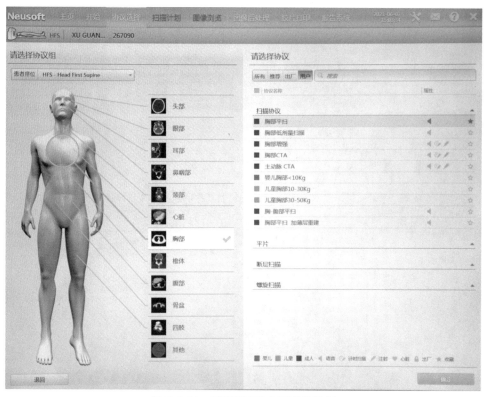

图 2-1-11　某医院 CT 扫描协议选择

3. 体位摆放和扫描范围　患者仰卧,头先进,身体置于床面中线,双臂上举,以减少肩部组织及双上肢产生的线束硬化伪影;扫描范围一般从肺尖至肺底,包括整个肺组织及肋膈角。

4. 扫描方式和参数设定　采用胸部正位定位像,常规螺旋扫描,层厚 5mm,FOV 300~350mm,重建算法为标准重建。嘱患者自然呼吸,当听到屏气指令后,在深吸气末屏住呼吸,并保持一段时间配合 CT 完成扫描。

5. 图像后处理　胸部 CT 常使用肺窗、纵隔窗、骨窗分别来观察组织结构与病变,MSCT 的扫描数据可进行层厚 1mm 薄层重建,再进行多平面重组(MPR)获取冠状面和矢状面的重组图像;最大密度投影(MIP)可显示肺小结节;最小密度投影(MinIP)用于支气管树重组,清晰显示支气管走向;容积再现技术(VR)、表面遮盖显示(shadow surface display,SSD)可用于骨骼三维重建。通过这些后处理技术,可以从多角度、多方位观察病灶以作出更准确的诊断(图 2-1-12,图 2-1-13)。

(三)颅脑 MRI 平扫

1. 接诊　核对患者基本信息,技术人员从 MRI 检查技术工作站的工作列表中查询并点击对应条目来选择患者,开始编辑检查(图 2-1-14)。

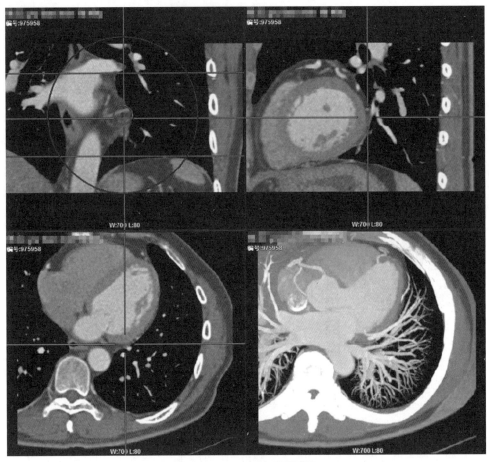

图 2-1-12　MPR 多平面重组

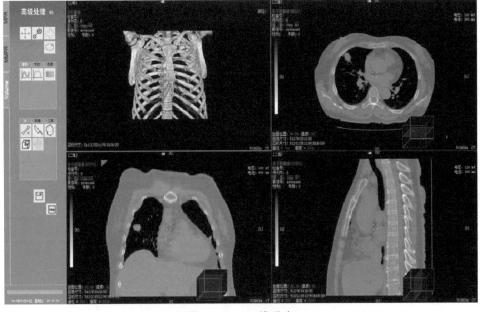

图 2-1-13　三维重建

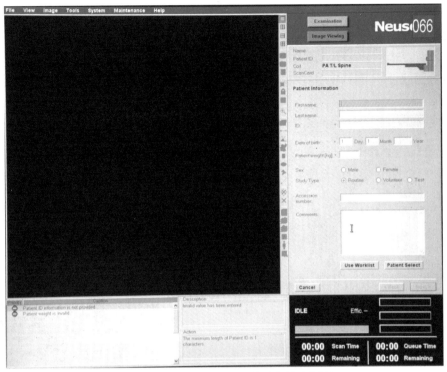

图 2-1-14　某医院 MRI 患者编辑检查界面

　　2. **检查前准备**　认真阅读申请单,明确检查部位、检查目的和要求;详细询问患者有无检查禁忌证;进入检查室前要求患者及陪同家属去除身上所有可能影响检查结果、危及生命安全或造成仪器损坏的磁性物品(如义齿、发卡、钥匙、硬币、手表、小刀、耳环、项链、戒指、信用卡、手机等),并进行妥善保管;说明检查过程,告知患者检查所需大概时间,解释检查过程中制动的意义,进行呼吸和屏气训练,对检查时所产生的噪声要事先说明,并用专用耳塞或耳罩等减少噪声,尽可能消除检查者恐惧心理;检查过程中如有不适情况应及时联系工作人员;必要时使用镇静剂。

　　3. **体位摆放**　常规体位为仰卧位,头先进,双臂置于身体两侧,人体长轴与床面长轴一致;头部置于线圈内,眉间线对线圈中心;定位灯纵向连线对准头颅正中线,横向连线平行于双眼外眦连线,固定头部;移动床面使定位灯对准线圈中心,锁定位置并移动床面进入磁体中心。

　　4. **扫描**

　　(1)扫描方位:横断位、矢状位、冠状位。

　　(2)扫描定位:采用快速成像序列分别获取横断面、矢状面、冠状面作为定位像,在定位像上制订扫描计划。

　　(3)成像序列:常规选用自旋回波脉冲(spin echo,SE)序列、快速自旋回波脉冲(fast spin echo,FSE)序列、液体衰减反转恢复(fluid attenuated inversion recovery,FLAIR)、扩散加权成像(diffusion weighted imaging,DWI)序列(图 2-1-15,图 2-1-16)。

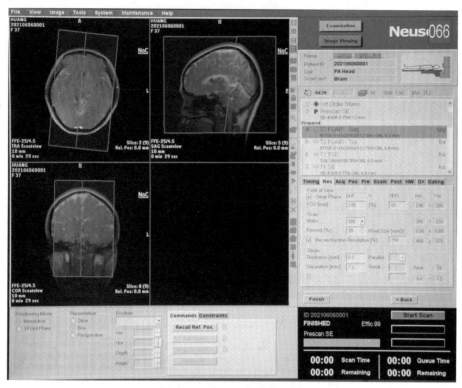

图 2-1-15　MRI 定位像扫描

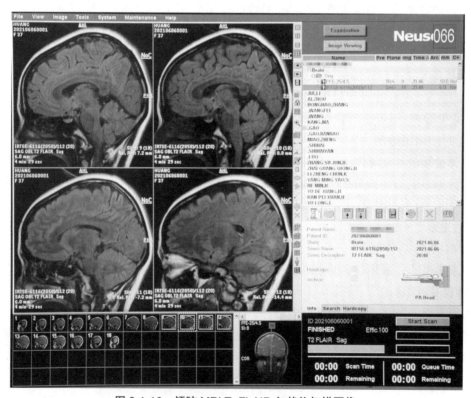

图 2-1-16　颅脑 MRI T_2 FLAIR 矢状位扫描图像

任务 3　医学影像存储

一、医学影像存储工作概述

医学图像存储与传输系统是利用计算机网络技术,收集数字化医学成像设备检查的影像及相关信息,通过网络传输到后台服务器并存储,医生可在各终端进行浏览、查阅,替代了传统的影像胶片存储和管理方式,实现了医院放射科业务的流程化和信息化的管理模式,提高了放射科的工作效率。图像存储及传输过程是将采集到的影像图像按一定的格式和一定的组织原则存储到服务器、光盘等物理介质上,以备随时调阅和查询使用。该系统应用应考虑存储格式、空间及介质等问题,在系统的输出和输入上必须支持 DICOM3.0 标准,DICOM3.0 标准目前已成为 PACS 的国际规范。

存储系统应同时具备医学图像数据和相关信息完整性,数据查询的高效率及存储的低代价,系统信息传输与存储的安全性。

二、医学影像存储工作流程

图像存储与传输的质量主要受到计算机和网络技术性能的影响,在日常工作中要做好 PACS 的维护,以免出现图像传输失败或信息丢失等情况。

1. **检索患者信息**　通过影像技术工作站检索患者 ID 号,获取该患者信息,核对其基本信息、图像信息及图像质量等,若符合临床诊断标准,即可进行影像存储。

2. **图像存储设置**　从系统设置中选择通信设置内容的存储器 PACS,查看或添加存储器信息及通信方式设定,设定完成后选择确定。

3. **图像传输存储**　选择图像传输,进行图像输出设定,选定存储器 PACS,点击发送检查,完成图像输出存储操作。

4. **存储状态查看**　完成以上操作后,查看患者检查状态,显示已成功传输、存储。

三、医学影像存储工作案例

放射科影像检查技术工作站通常包括 DR 检查技术工作站、CT 检查技术工作站、MRI 检查技术工作站,各个技术工作站影像图像存储操作大同小异,我们以某医院放射科 CT 检查技术工作站为例来学习影像存储的操作。

1. **检索患者并核对信息**　在 CT 检查技术工作站打开工作列表,查询患者信息,获取并核对该检查者基本信息、图像质量,若符合诊断标准,可进行影像存储并发送至 PACS(图 2-1-17)。

2. **图像传输存储**　将处理好的 CT 图像进行传输存储,可选择"图像传输"或点击鼠标右键,进行图像输出设定并选择存储器(如本地、DVD、PACS、CT 等)发送图像,完成图像存储操作(图 2-1-18)。

3. **存储状态查看**　完成以上操作后,可打开"队列管理"查看传送、存储状态,若显示"100%"则表明患者所有需要传送的 CT 图像发送、存储成功(图 2-1-19)。

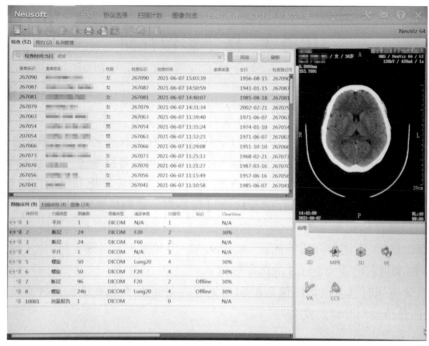

图 2-1-17　CT 工作站检索患者信息

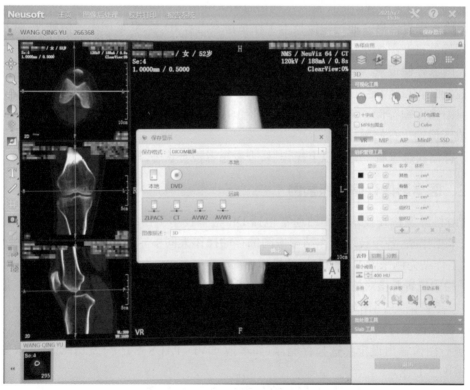

图 2-1-18　CT 图像存储选择

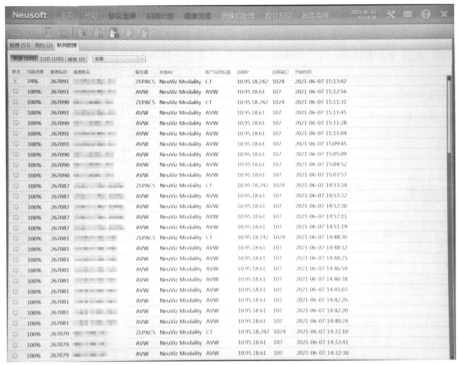

图 2-1-19　CT 图像存储状态查看

任务 4　医学影像浏览

一、医学影像浏览的概述

医学影像图像浏览通过影像诊断工作站、影像后处理工作站及影像浏览工作站来实现,影像诊断工作站提供执行医学影像诊断过程操作的人机界面和影像显示界面,对显示器性能要求较高;影像后处理工作站对医学影像进行后处理操作,作为影像诊断或科研过程的辅助与支持;影像浏览工作站主要用于非医学影像学检查科室,应用于非诊断过程中,是以医学影像浏览为目的的工作站。

随着医院数字化成像设备的普及,医学影像图像数据不断增加,要保证类型多、规模大的海量医学数据高精度、不失真、实时可靠、一致性的存储、传输和浏览,需要医院高速的信息化建设及庞大的网络系统的支撑。

二、医学影像浏览工作流程

1. **影像工作站登录**　点击 HIS 或 PACS 的快捷图标,弹出登录对话框,根据提示分别输入正确的用户名和密码方可进入,每位用户只能访问其具有访问权限的功能。如图 2-1-20 所示。

2. **图像信息查询**　在放射科信息系统主界面,可进行患者的普通查询或高级查询,普通查询可根据患者基本信息、检查部位信息、临床诊断结果进行查询(图 2-1-21)。高级查询需完成各个条件下不同信息组合精确的高级查询功能(图 2-1-22)。

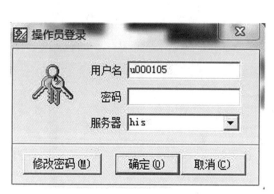

图 2-1-20　某医院工作站登录界面

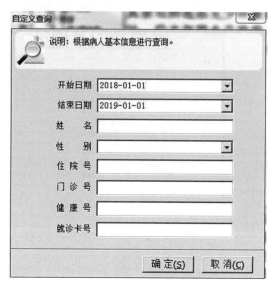

图 2-1-21　普通查询界面

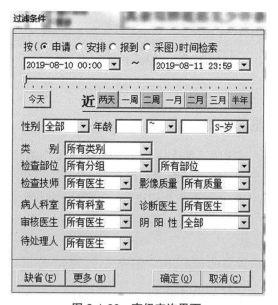

图 2-1-22　高级查询界面

3. **图像浏览基本操作**　点击图像观察按钮,加载图像观察界面,可进行 DR、CT、MRI 等影像调阅、查看、处理、浏览等操作。

三、医学影像浏览工作案例

以某软件界面为例,简要介绍查看图像的工具栏里常用工具的用途(图 2-1-23~ 图 2-1-30)。

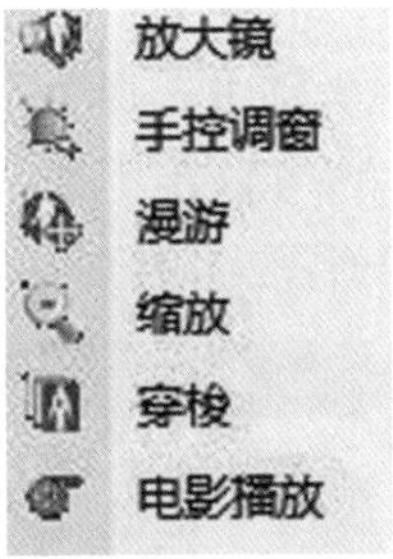

放大镜	下一序列
手控调窗	版面设计
漫游	全屏显示
缩放	显/隐病人信息
穿梭	全部恢复
电影播放	浏览/观察模式

图 2-1-23　常用基本工具栏 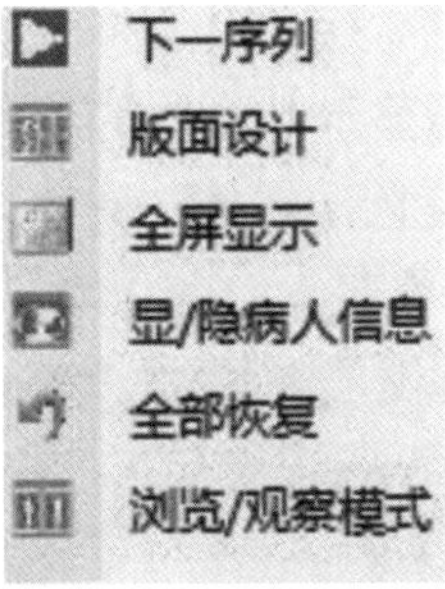　　　　图 2-1-24　常用显示工具栏

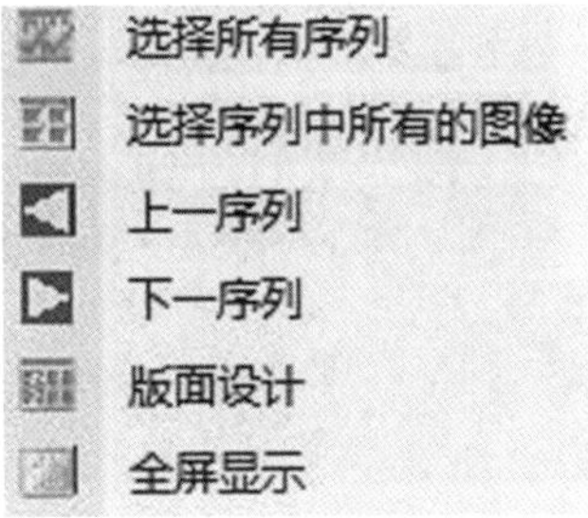

选择所有序列	显示所有定位线
选择序列中所有的图像	显示首尾定位线
上一序列	显示当前定位线
下一序列	三维鼠标
版面设计	冠/矢状位重建
全屏显示	

图 2-1-25　常用浏览工具栏 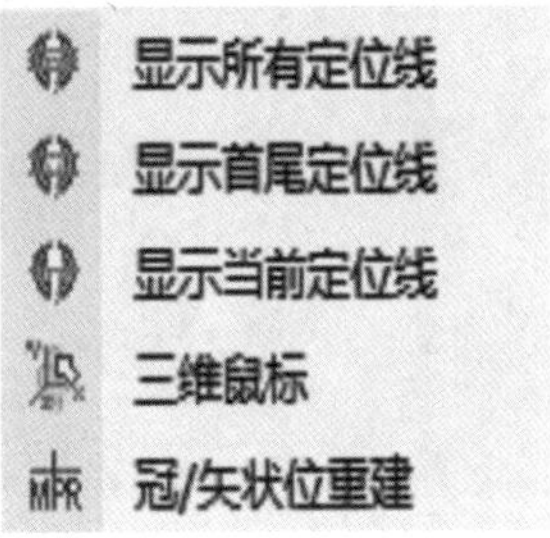　　　　图 2-1-26　多平面工具栏

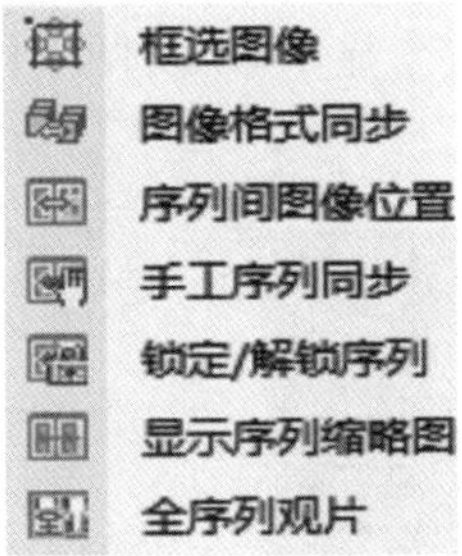

框选图像	水平镜象
图像格式同步	垂直镜象
序列间图像位置	左转90°
手工序列同步	右转90°
锁定/解锁序列	反白　Alt+B
显示序列缩略图	DSA数字减影
全序列观片	

图 2-1-27　图像格式 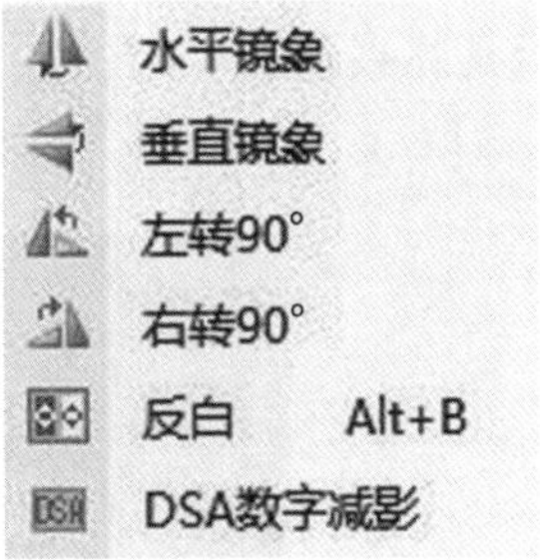　　　　图 2-1-28　图像操作

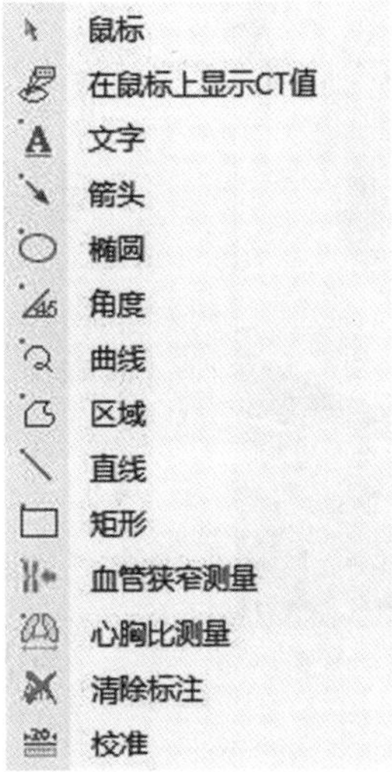

鼠标	滤镜模板
在鼠标上显示CT值	边缘增强强度减少
文字	边缘增强强度增加
箭头	边缘增强幅度减少
椭圆	边缘增强幅度增加
角度	平滑减少
曲线	平滑增加
区域	图像复原
直线	伪彩
矩形	
血管狭窄测量	
心胸比测量	
清除标注	
校准	

图 2-1-29　测量工具栏 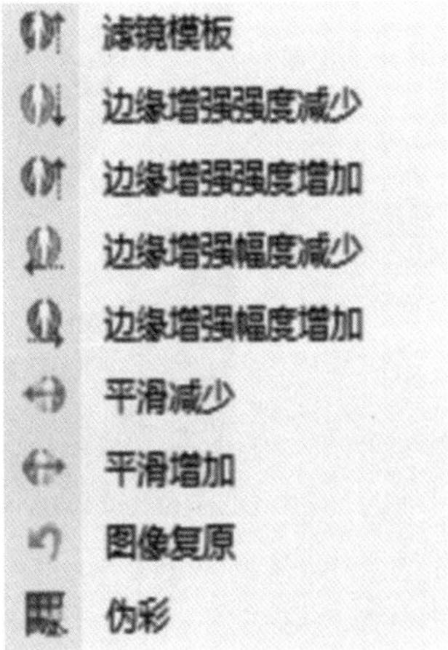　　　　图 2-1-30　图像增强

以影像诊断工作站中 CT 图像浏览为例：

1. CT 图像显示 首先在影像诊断工作站窗口菜单栏类别中选择"CT"，然后点击要查看被检查者的信息，再选择"阅片"，即在显示屏上展示连续多幅 CT 影像（如定位像、所检查部位多窗像、剂量表、动态增强各期图像、既往检查图像等）（图 2-1-31）。

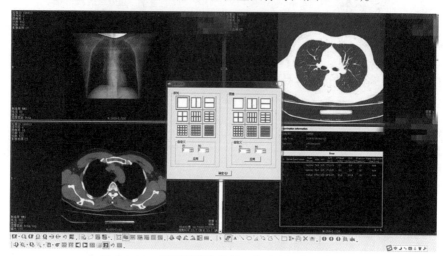

图 2-1-31 某医院影像诊断工作站窗口版面设计

全屏显示某感兴趣的 CT 图像，将该图像全面展示在整个显示屏上，便于仔细观察病灶（图 2-1-32）。

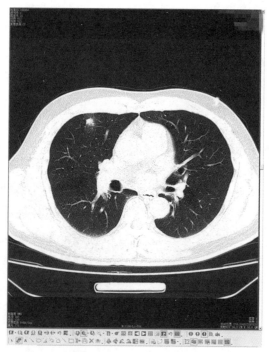

图 2-1-32 图像全屏显示

选择"图像布局"多幅同时浏览，便于观察病变在各个层面的连续变化情况；在多期增强扫描中可同时观察病灶在不同时期强化的程度;对多次复查的患者对比前后片子可同时显示,便于精确判断病灶变化情况(图 2-1-33)。

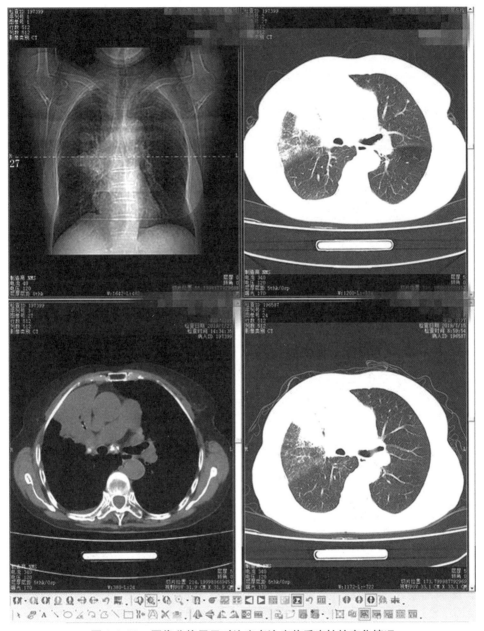

图 2-1-33 图像分格显示对比患者治疗前后病灶的变化情况

2. CT 图像的定位线标识 点击图像工具栏里"定位线"命令,包括显示所有定位线、显示首尾定位线、显示当前定位线,可将被检部位的平片图像与横截面图像有机结合进行观察,使诊断医师或临床医师能够直观地获得每一幅横断面图像的空间扫描位置及所扫描的范围(图 2-1-34,图 2-1-35)。

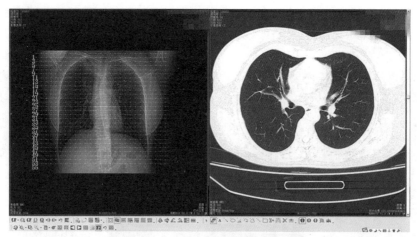

图 2-1-34　胸部扫描范围内所有定位线

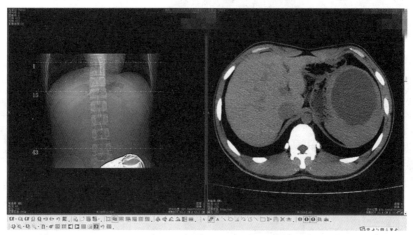

图 2-1-35　上腹部扫描首尾定位线及当前定位线

3. CT 图像常用的编辑

（1）图像窗口技术：在 CT 检查中用以观察人体不同密度组织需要调整不同的窗宽和窗位，由于各种组织结构或病变具有不同的 CT 值，因此，欲显示某一组织结构细节时，应选择适合观察该组织或病变的窗宽和窗位，以获得最佳显示。我们可以通过点击快捷键或鼠标调节窗宽、窗位。如胸部 CT 检查分别调节为肺窗、纵隔窗、骨窗显示（图 2-1-36）。

（2）图像的放大：分为局部放大功能或全部放大功能，用于局部或全面细致观察病变的形态结构。选择工具栏中"放大"或"局部放大"命令（图 2-1-37）。

（3）图像测量标示功能：临床诊断过程中需要对人体组织、器官或病灶进行定量测量，选择工具栏中"测量"或"测 CT 值"命令（图 2-1-38，图 2-1-39）。

（4）图像多平面显示：CT 图像常规为横轴位，经图像后处理获得人体组织器官任意的冠状、矢状、横轴、斜面的二维图像，显示全身各系统器官的形态学改变，可协助判断病变的性质、侵及范围、毗邻关系。选择多平面工具栏中"MPR"命令（图 2-1-40）。

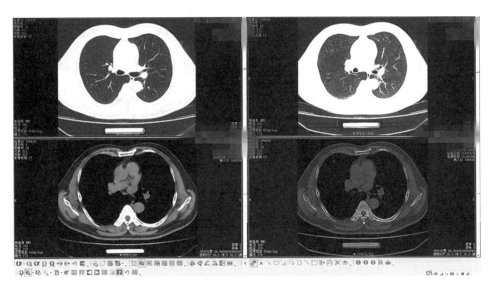

图 2-1-36　胸部多窗观察（肺窗、纵隔窗、骨窗）

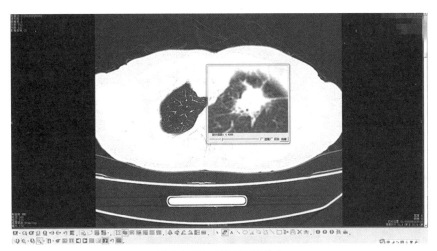

图 2-1-37　病灶局部放大

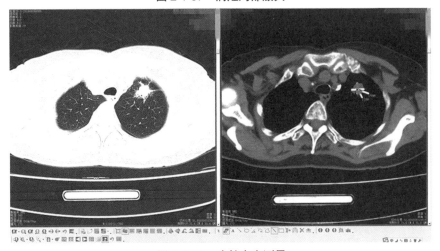

图 2-1-38　病灶大小测量

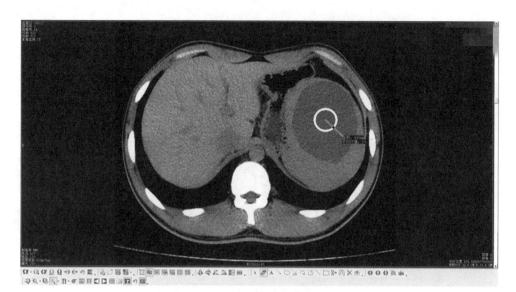

图 2-1-39　病灶 CT 值测量

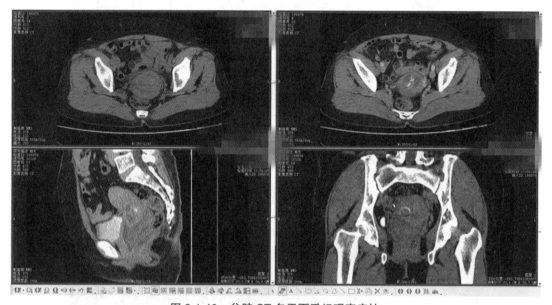

图 2-1-40　盆腔 CT 多平面重组观察病灶

　　(5)图像伪彩处理：由于人眼分辨不同颜色的能力比分辨不同的灰度级的能力强，因此把人眼无法区别的灰度变化施以不同的色彩来增加识别率。首先选择需要进行处理的图像，然后选择后处理工具栏中的"伪彩"命令(图 2-1-41)。

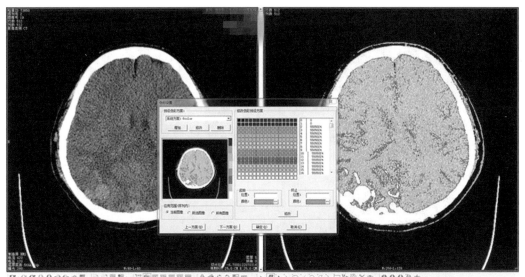

图 2-1-41　脑血管畸形伪彩显示

任务 5　医学影像诊断

一、医学影像诊断概述

医学影像诊断是影像诊断医生依据完成的普通 X 线、造影、CT、MRI 等检查的结果,通过 PACS 规范地书写相应影像的诊断报告的过程。

在访问权限的限制下,为保证数据安全,影像诊断医生需要使用用户名和密码登录系统后方可进入相应程序;任何人不得任意删除 PACS 上的数据;工作站限制任何外来程序使用或封闭 USB(universal serial bus)接口;PACS 上检查报告模板在安装系统时已经确定,医生如果认为诊断报告模板需要改进,必须报告影像科主任,由影像科全体医生共同商讨后决定是否修改。

二、医学影像诊断工作流程

在临床工作中,影像报告撰写是在 PACS 中影像诊断工作站完成的,每个诊断医师通过用户 ID 号及密码登录,进入诊断报告书写界面,可以进行 DR、CT、MRI 等检查技术图像信息及相关信息浏览并进行报告编写,最后经上级医师复核后打印报告。

为了保质保量地完成影像诊断任务,全面、客观、真实地作出诊断,必须遵循一定的诊断原则和步骤,做好充分的准备工作,以尽可能地降低误诊率和漏诊率。

1. **进入系统**　医生使用用户名和密码登录系统(图 2-1-42),进入诊断报告书写页面(图 2-1-43)。

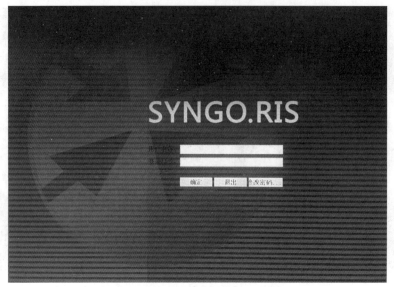

图 2-1-42 影像诊断工作站登录界面

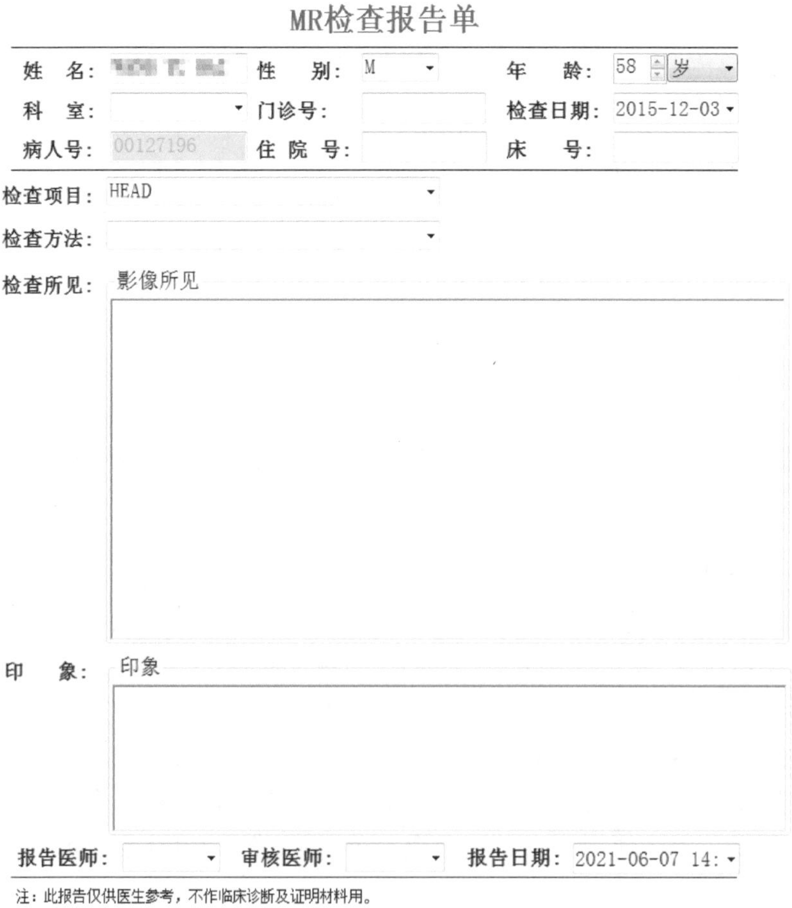

MR检查报告单

姓 名:	▓▓▓▓	性 别:	M	年 龄:	58 岁	
科 室:		门诊号:		检查日期:	2015-12-03	
病人号:	00127196	住院号:		床 号:		

检查项目: HEAD

检查方法:

检查所见: 影像所见

印 象: 印象

报告医师: 审核医师: 报告日期: 2021-06-07 14:

注:此报告仅供医生参考,不作临床诊断及证明材料用。

图 2-1-43 影像诊断工作站报告书写界面

2. **仔细阅读检查申请单**　申请单记录着患者的姓名、性别、年龄、临床病史、症状、体征、临床拟诊情况、影像学检查的部位及目的、要求等。书写影像诊断报告之前，先要认真审核这些内容。若这些项目填写不够详细，应及时予以补充。

3. **审核图像基本情况**　①审核图像上所示个人基本信息，包括姓名、性别、年龄、检查号等，是否与申请单一致，避免发生错误。②仔细核对图像与申请单要求的检查技术、方法和部位是否一致，若不一致，要及时安排重新检查。③审核图像质量，包括图像清晰度、对比度、伪影等，是否符合标准。对于不符合质量要求的图像，不能勉强作出诊断，避免漏诊和误诊。

4. **全面仔细观察图像**　采用全面、对比、连续、重点观察的方法，仔细观察影像图像，发现病灶后，具体分析，然后结合临床资料，综合分析，作出初步的影像诊断。

总体来说，书写报告时，要仔细核对胶片号、科别、姓名、性别等，防止出错；影像描述和分析应符合规范要求，对进修、实习生所写的报告要认真检查、修改并签名。

影像诊断报告应在规定时间内发出，因各个医院规模大小不一，患者数量不同，规定时间也有所不同。一般规定急诊检查的影像诊断报告在半个小时内发出或及时口头报告于临床主管医生，门诊检查的影像诊断报告在 1h 内发出，住院患者的影像诊断报告在 24h 内发出，遇特殊情况不能按时发出报告，应该向患者说明原因。急诊报告应注明检查时间和报告时间。

所有报告实行审核双签名制度，急诊、临时报告实行会诊修订制度，进修医师及实习医师不具有单独签发报告的资格，对疑难病例、典型病例可邀请相关科室临床医师共同讨论会诊。

三、医学影像诊断工作案例

由于医学影像检查技术不同，临床工作中包括 DR 检查报告书写、CT 检查报告书写、MRI 检查报告书写三个工作任务，操作步骤类似，下面分别对 DR 检查、CT 检查和 MRI 检查的报告书写进行典型工作任务训练。

1. DR 检查报告书写

(1)仔细阅读检查申请单：核对申请单、报告单、图像上的患者信息是否一致，了解患者临床病史、体征、相关检查及此次检查的部位及目的、要求。某医院 DR 检查申请单见图 2-1-44。

(2)认真观察图像：例如胸部正位片和侧位片(图 2-1-45)，要求认真观察病灶分别在两个投照体位上的显示，需描述病灶的部位、形态、大小及密度等情况。

(3)分析诊断信息：全面、仔细观察图像，初步得出影像诊断结论，完成诊断报告。某医院 DR 检查报告示例见图 2-1-46。

2. CT 检查报告书写案例

(1)仔细阅读申请单：核对申请单、报告单、图像上的患者信息是否一致；了解患者临床病史、体征、相关辅助检查及此次检查的部位及目的、要求(图 2-1-47)。

(2)认真观察图像：图 2-1-48 为胸部增强扫描图像，要求观察病灶的发病部位、形态、大小、密度、边界情况及增强扫描特点等情况(图 2-1-48)。

北京×××医院

X线检查申请单

登 记 号：00000001　　姓名：×××　　年 龄：50岁　　病案号：200000
就诊科室：神经内科　　性别：男　　　X线号：00034　　医保手册号：

临床症状、体征及实验室检查：
　　左侧肢体力弱1天

临床诊断：
　　1：脑梗死　　2：高脂血症　　3：动脉粥样硬化　　4：反流性食管炎

检查项目：
　　胸部正侧位片

特殊病史：
　　高血压　N　　　心脏病　N　　糖尿病　N　　　肾脏疾病　N　　　肝脏疾病　N
　　碘过敏病史　N　　接触传播的传染病病史　N　　呼吸道传染病病史　N　　其他

　　上机技师：　　　　　　　　上机医师：　　　　　　　检查时间：

图 2-1-44　某医院 DR 检查申请单

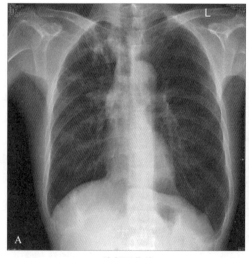
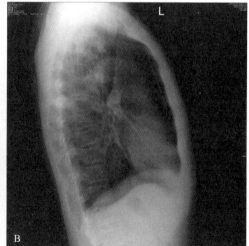

　　胸部正位片　　　　　　　　　　　　　　　　胸部侧位片

图 2-1-45　胸部正位片、侧位片

DX 检 查 报 告 单

登记号：00012████

检查日期：2019-8-12　15:30:32　　　　　报告日期：2019-8-12　18:24:39

姓名：████　　　　　　性别：男　　　年龄：50 岁

科室：神经内科　　　　　　　　　　　床号：2201床

检查部位：胸部　　　　　　　　　　检查项目：正、侧位

临床诊断：维生素缺乏

检查所见：

胸廓对称，纵隔居中，右肺上叶团片、索条，邻近胸膜肥厚。心影形态正常。两膈角光滑。

诊断所得：

右肺上叶病变，考虑继发性肺结核。结合临床

图 2-1-46　DR 检查报告示例

×× 医院

CT检查申请单

登记号：00121×× 　姓名：×× 　年龄：79岁　　性别：男　　病案号：2251××

就诊科室：肿瘤内科　　　病房：肿瘤内科护理单元　　医保手册号：

临床症状、体征及实验室检查:

肺癌化疗后复查。与前片比较评价疗效

临床诊断：肺癌

检查项目：胸部CT增强　　　　　　　　检查部位：

申请医师：梁×× 　　上机医师：　　　检查时间：

2019年07月07日

图 2-1-47　某医院 CT 检查申请单

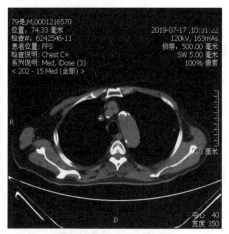

图 2-1-48 CT 检查图像

(3)分析诊断信息：全面、仔细观察图像，初步得出影像诊断结论，完成诊断报告（图 2-1-49）。

CT 检 查 报 告 单

登记号：00012▇▇▇

检查日期：2019-7-17 10：29：46   报告日期：2019-7-17 16：22：30

姓名：▇▇▇   性别：男   年龄：79岁

科室：肿瘤内科   床号：▇▇床

检查部位：胸部   检查项目：平扫增强

临床诊断：

检查所见：

　　右下肺门区及右肺下叶可见团块状软组织密度影，病灶大小约4.3cm×3.4cm，其内可见不规则低密度区及斑点状钙化影，边缘可见分叶，增强扫描病灶明显不均匀强化；右肺下叶支气管管壁增厚、狭窄、阻塞，病灶远端可见斑片影及小叶间隔增厚，右下肺血管分支变窄。两肺内可见多发大小不等类圆形含气透亮影；右肺中叶、左肺上叶舌段及两肺下叶可见磨玻璃影及纤维条索影。前纵隔可见不规则结节灶，边界清晰，边缘可见分叶，大小约1.6cm×1.5cm，增强扫描可见明显强化。增强扫描右肺门区及纵隔内可见多发肿大淋巴结影，不均匀强化。右主支气管内见结节状高密度影。两侧胸膜局部肥厚，部分伴钙化，右侧胸腔积液。右侧肾上腺区可见团块状软组织密度影，内可见不规则液化坏死区，增强扫描明显不均匀强化，病灶与肝右缘及右肾分界不清。PICC置管术后，末端位于右侧第6后肋水平，局部弯曲。

诊断所得：

对比2019-04-23胸部CT：
1. 右下肺门区及右肺下叶占位，考虑为中央型肺癌，病灶较前增大，癌性淋巴管炎不除外；右下肺血管分支受累可能；
2. 右肺门区及纵隔内多发淋巴结转移，较前增大；右侧肾上腺区结节灶，肝右缘及右肾受累，转移瘤可能性大，较前增大；
3. 两肺肺气肿、肺大泡；两肺间质性改变、慢性炎症；

图 2-1-49 CT 检查报告示例

3. MRI 检查报告书写案例

(1)仔细阅读申请单:核对申请单、报告单、图像上的患者信息是否一致;了解患者临床病史、体征、相关辅助检查及此次检查的部位及目的、要求(图2-1-50)。

××医院

MRI检查申请单

登记号: 000121××   姓名:××   年龄:48岁   性别:女   病案号:2251××

就诊科室:神经外科   病房:神经外科护理单元   医保手册号:

体内含铁血管金属夹   体内金属标记及固定钢板   心脏起搏器

临床症状、体征及实验室检查:

    左侧肢体麻木伴无力4天,左下肢无力加重4小时,患者于4天前无明显诱因出现左侧肢体麻木伴左手腕无力,无头痛、头晕,无恶心、呕吐,无大小便失禁,无意识丧失等表现。患者急诊就诊于××医院行头颅CT提示"右顶占位"后行头颅磁共振提示"右顶占位,淋巴瘤?胶质瘤?"未给予诊治。患者于4小时前出现左下肢无力加重,表现为走路无力,可站立。

临床诊断:

    1.颅内占位性病变   2.预防感染

检查项目:核磁头颅增强

特殊病史:

    高血压 N   心脏病 N   糖尿病 N   肾脏疾病 N   肝脏疾病 N

    碘过敏病史 N   接触传播的传染病病史 N   呼吸道传染病病史 N   其他

上机技师:×××   上机医师: 检查时间:

接收科室:放射核磁室   申请时间:2019年07月07日   申请医生:×××

图 2-1-50 某医院 MRI 检查申请单

(2)认真观察图像:例如 MRI 头颅检查图像(图 2-1-51)。

(3)分析诊断信息:全面、仔细观察图像,初步得出影像诊断结论,完成检查报告(图 2-1-52)。

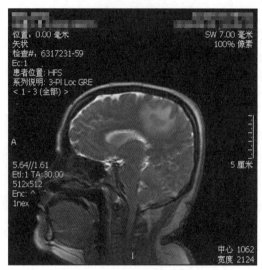

位置：0.00 毫米
矢状
检查#：6317231-59
Ec:1
患者位置：HFS
系列说明：3-Pl Loc GRE
< 1 - 3（全部）>
A
5.64//1.61
Etl:1 TA:30.00
512x512
Enc:^
1nex
SW 7.00 毫米
100% 像素
I
5 厘米
中心 1062
宽度 2124

图 2-1-51　MRI 检查图像

MR 检 查 报 告 单

登记号：0001330075

检查日期：2019-8-15　12：45：12　　　　报告日期：2019-8-16　8：35：51

姓名：■■　　　　　　性别：女　　　　年龄：48岁

科室：神经外科　　　　　　　　　　　床号：0605床

检查部位：头颅　　　　　　　　　　　检查项目：平扫增强

临床诊断：预防感染

检查所见：

右额顶叶可见一结节灶，大小约2.5cm×1.6cm，边界较清，T_1WI为等信号，T_2WI为稍高信号，DWI呈明显高信号，增强扫描呈明显强化，病变周围可见大片水肿；病变外侧（14-216）另可见一条形病变，DWI为高信号灶，可见明显强化。双侧放射冠区可见多发FS-T_2高信号灶，未见明显强化。诸脑室大小、形态未见明显异常，诸脑沟、脑池未见明显扩大，中线结构居中。所示副鼻窦和双侧乳突区未见明显异常信号影。

诊断所得：

1. 右额顶部占位性病变，考虑淋巴瘤可能，请进一步检查；
2. 灶性脑白质脱髓鞘。

图 2-1-52　MRI 诊断报告示例

任务6　医学影像打印

一、医学影像打印概述

在 PACS 中医学影像图像打印工作岗位主要是负责 DR、CT、MRI 等数字化检查技术的图像打印任务。

影像技术人员应熟练掌握 PACS 的打印技术,根据检查申请单及 PACS 录入信息,对患者的基本信息、检查部位进行核实,特别是申请单需检查部位与患者数据库图像数量、图像信息是否相符;根据实际情况进行图像后处理、图像排版等,打印的图片必须能清晰显示被检部位,在满足诊断前提下,尽量避免不必要的浪费,体现节约环保意识;遵守各种医学影像检查技术操作规程,正确操作医学影像设备,并负有对设备进行维护、保养的责任,接受专机负责人员对机器操作上的指导和监督。

二、医学影像打印工作流程及案例

医学影像打印时,需要根据患者所检查的部位、图像数量、平扫、增强扫描、是否有图像重组等选择打印图像的胶片尺寸[CT/MRI 片默认 14 英寸 × 17 英寸(inch,IN)]、打印方向(DR 照片要求)、打印格式及张数。下面,从常用的 DR、CT、MRI 三种检查技术下的影像打印流程及方法进行训练。

(一) DR 图像打印工作流程及标准

1. DR 图像打印工作流程

(1)核对申请单信息与录入信息是否相符(姓名、性别、年龄、检查部位等),申请单上需检查的部位与患者数据库图像数量、图像信息是否相符。

(2)选择图像数据,点击胶片打印。根据实际需要选择适当胶片进行打印,选择与打印图像数量相符的胶片布局,如膝关节正侧位图像打印,选择胶片大小:8IN × 10IN;方向:横向;图像布局:2,1。

(3)将图像数据调入胶片打印页面,调整图像大小,使得检查部位呈现最佳显示效果;调整图像的亮度、对比度,以便最清晰地显示解剖结构;调整图像的方位,以便以正常解剖体位显示。

(4)增加左右标识,如果标识不在显示范围或标识缺失,需手动加注标识。

(5)预览图像,正确无误后,选择相机打印胶片,查看打印任务和网络状态(图 2-1-53)。

2. DR 图像打印工作标准　虽然目前医学影像图像打印没有统一的规范,但是存在一些业内共识,现将 DR 图像打印工作标准归纳如下,作为工作参考。

(1)认真阅读申请单,确保 DR 图像上患者资料、检查部位等与申请单上对应信息一致。

(2)根据诊断需要与临床要求调节图像对比度。

(3)每幅 DR 图像应同比例放大,确保图像左右标记位置、方向正确无误,不能遮挡解剖结构显示。

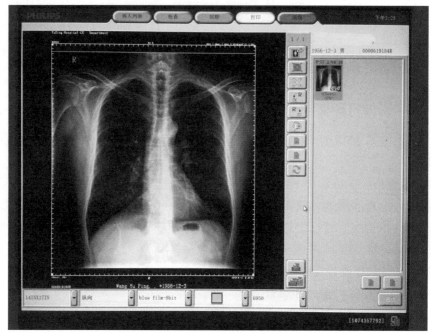

图 2-1-53 DR 图像打印界面

（4）依据检查部位及投照体位数量选择胶片尺寸、图像打印格式、方向排列及打印张数。

（二）CT 图像打印工作流程及标准

1. CT 图像打印工作流程

（1）核对信息：核对申请单信息与录入信息是否相符（姓名、性别、年龄、检查部位等）；核对申请单上需检查的部位与患者数据库图像数量、图像信息是否相符。

（2）选择图像数据：打开患者浏览器，选择所需要图像序列，发送至打印窗口。

（3）确定整体布局格式：根据图像的数量和类型选择格式和布局；常规第一格显示定位像；多期、多方位图像按照序列排列，体现图片的整体性与美观性。

（4）图像调整和文本信息：调整图像的位置和大小；筛选文本信息；显示或隐藏测量数据；根据病情（或临床医师要求显示的部位）需要做适当窗宽、窗位调整，使之能清晰显示被检组织的细微结构和病变。还可根据临床诊断需求对图像进行放大、测量，以及二维、三维图像重组等。

（5）相机选择及胶片规格：选择黑白或者彩色相机；常规的 CT 胶片是 14IN×17IN 规格；检查图像是否按照解剖顺序排列，图像前后左右应符合普通阅片要求；图像尺寸大小是否恰当，过小影响诊断观察，过大造成不必要的浪费。

（6）胶片打印和状态显示：胶片"打印"和"自动打印"；查看打印任务和网络状态（图 2-1-54）。

2. CT 图像打印标准

（1）认真阅读申请单，确保 CT 图像上患者资料、检查部位等与 CT 申请的检查项目一致。

（2）使用合理的窗口技术。依据检查部位与病变选择合适的窗宽、窗位，根据诊断需要与临床要求处理图像。

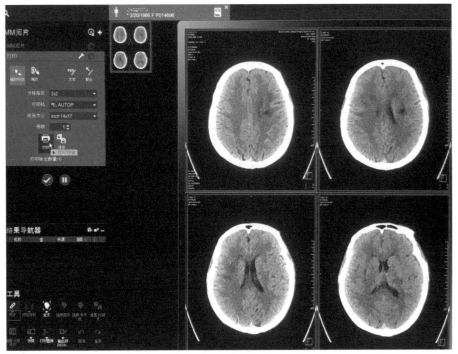

图 2-1-54　CT 图像打印界面

(3)每幅 CT 图像都应同比例放大,特别是同一序列的图像放大倍数要一致。

(4)增强检查中的平扫图像可尽量少选;有病灶的 CT 图像至少要有一幅是病灶局部放大,并标注有病灶的 CT 值、大小或直径的测量;CTA 图像中,被检血管或血管的病变部位用箭头标注。

(5)按照图像的多少与常规要求设置胶片的分隔与打印张数。

(三) MRI 图像打印工作流程及标准

1. MRI 图像打印工作流程

(1)核对信息:核对患者申请单信息与录入信息是否相符(姓名、性别、年龄、检查部位等);核对申请单上需检查的部位与患者数据库图像数量、图像信息是否相符。

(2)图像后处理:在图像浏览工作站进行图像后处理,点击"原始图像(Orig)",选择所有扫描序列,进行图像过滤,双击过滤后图像,选择中间层面,将所有图像进行适当放大、移动,使各个序列比例等同;再调节图像对比度、清晰度,符合诊断要求。

(3)选择定位像:打印横断位图像,选择一张矢状面或冠状面图像为定位像;打印矢状位图像,选择一张横断面或冠状面图像为定位像;打印冠状位图像,选择一张横断面或矢状面图像为定位像。

(4)图像排版:根据扫描序列图像数量进行排版,可选择 4IN×4IN、4IN×5IN、4IN×6IN、5IN×6IN、5IN×7IN 等格式,满足诊断需求时,图像过多可适当删减。

(5)预览与打印图像:排版完毕,点击"Preview"浏览整幅图像,正确无误后,选择打印相机,常规的 MRI 胶片是 14IN×17IN 规格,再点击"Print"打印图像,查看打印任务和网络状态(图 2-1-55)。

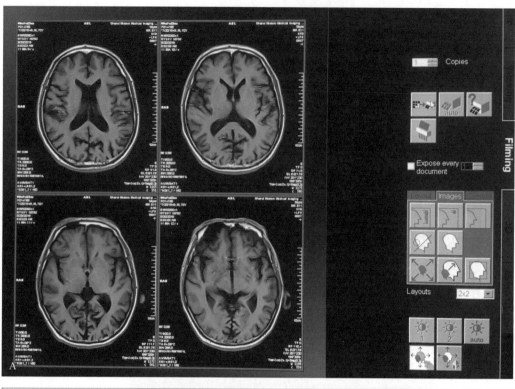

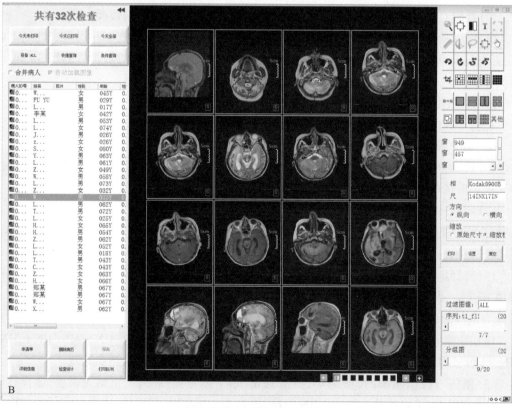

图 2-1-55　MRI 图像打印界面

2. MRI 图像打印标准

(1)认真阅读申请单,确保 MRI 图像上患者资料、检查部位等与 MRI 申请的检查项目一致。

(2)根据诊断需要与临床要求调节窗宽、窗位。

(3)每幅 MRI 图像都应同比例放大,选择中间层面放大,同一个方位(解剖面)的各个序列放大系数应保持一致。

(4)增强检查中的平扫图像可尽量少选。

(5)打印 MRI 片时应包含受检部位的所有扫描脉冲序列;同一解剖面的不同序列只需选择一幅定位像。例如:打印横断面图像时,T_1 加权成像(T_1 weighted imaging,T_1WI)、T_2 加权成像(T_2 weighted imaging,T_2WI)、FLAIR 等序列只选择一幅矢状面或冠状面图像作为定位像即可,再进行排版。

(6)按照图像的数量与常规要求设置胶片的分隔与打印张数;注意不能进行自定义排版,要根据图像数量选择格式,图像过多可适当删减。

任务 7　PACS 设置

一、PACS 设置概述

PACS 网络中包括多个工作站,有 DICOM 影像存储管理服务器、DICOM 图像采集服务器、视频采集工作站、登记预约工作站、诊断医生工作站、临床医生工作站、技师工作站,等等。其中有些工作站是基本功能性的,它们是 PACS 中必须存在的,是实现 PACS 整个数据流转的关键性工作站,有些则是业务流程性工作站,它们是根据医院的业务流程,将主流程进行细化,增加出来的一些完成部分功能的工作站。为完成好临床工作,事先需要对 PACS 进行一些基本设置,以使各工作站之间能够有机配合,实现各自功能。同时要考虑到 PACS 的安全性,不能任意修改权限和参数设置,要经过相关负责人的同意才能进行参数修改。

二、PACS 设置工作案例

PACS 设置内容繁多,在实际工作中可根据需要进行相应设置,设置方法均是从工作站系统主界面点击"设置"按钮,而后根据需要设置的内容选择相应选项进行设置。下面以"登记预约功能"设置和"模板删除"设置为例,介绍具体设置方法。

(一) 登记预约功能设置

1. 预约模式设置　在登记预约患者时,可以通过配置"预约时间选择界面"来选择预约模式,包括简单模式和排班模式。

(1)简单模式:具体设置方法为在工作站系统主界面,点击"设置"按钮,系统弹出"参数设置"窗口(图 2-1-56)。

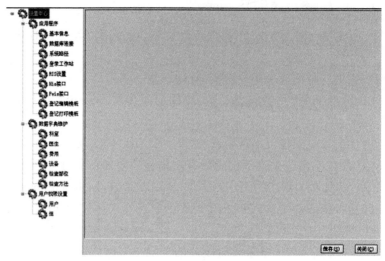

图 2-1-56　系统设置主界面

在"参数设置"页面,进入设置中心—应用程序—登记工作站—杂项—预约时间选择界面,设置为"Simple"(图 2-1-57)。

设置完成后,点击"保存(S)"按钮,重新启动程序即可。

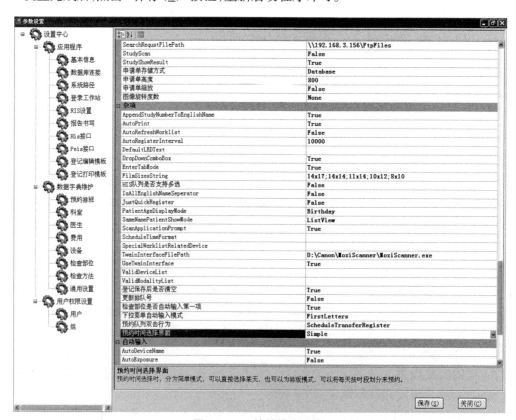

图 2-1-57　简单模式设置

在工作站系统主界面,点击"预约新检查"按钮,系统弹出的界面见图 2-1-58。

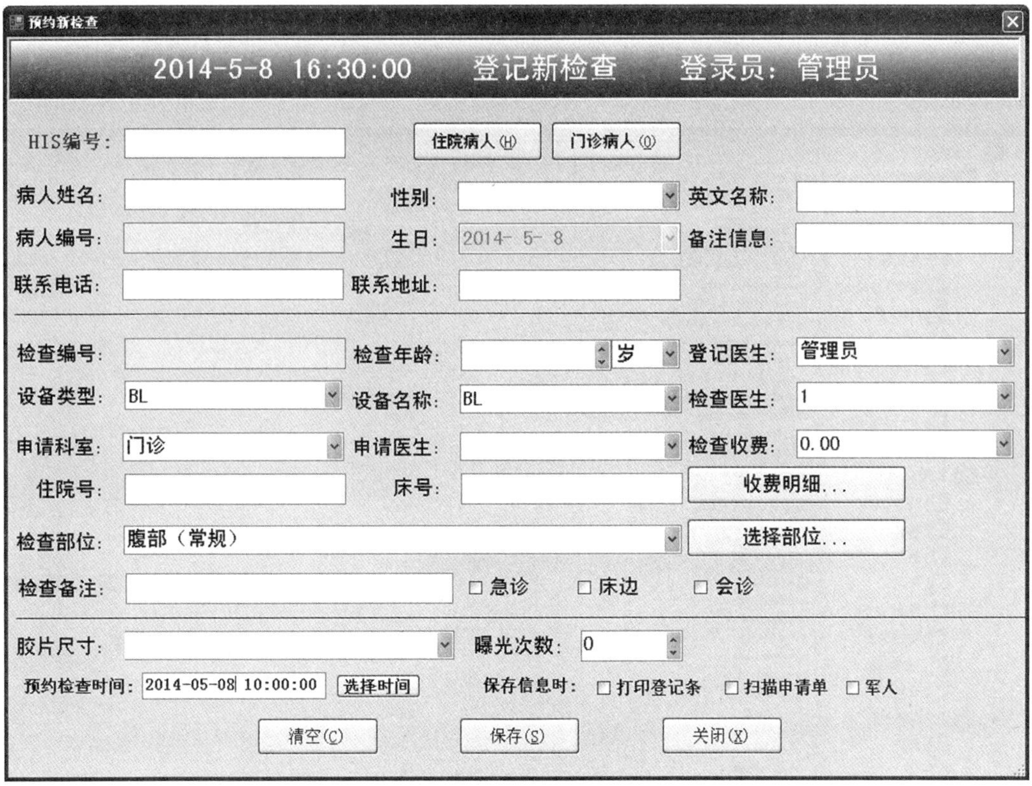

图 2-1-58　预约新检查

点击"选择时间"按钮,弹出"预约时间选择"窗口可以直接选择某一天(图 2-1-59)。

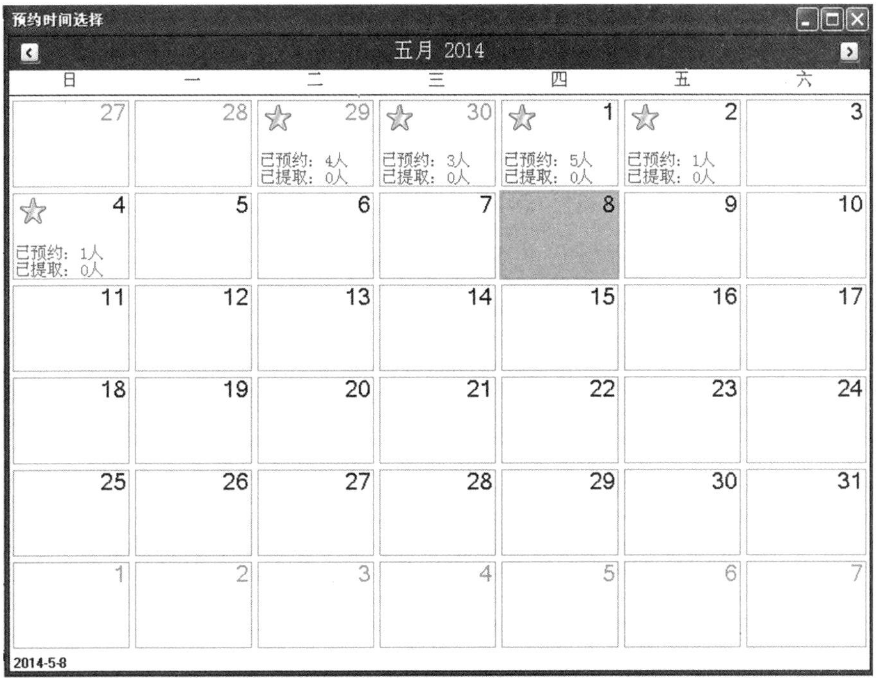

图 2-1-59　预约时间选择

(2)排班模式：具体设置方法为在工作站系统"参数设置"界面，进入设置中心—应用程序—登记工作站—杂项—预约时间选择界面，设置为"Detail"（图 2-1-60）。

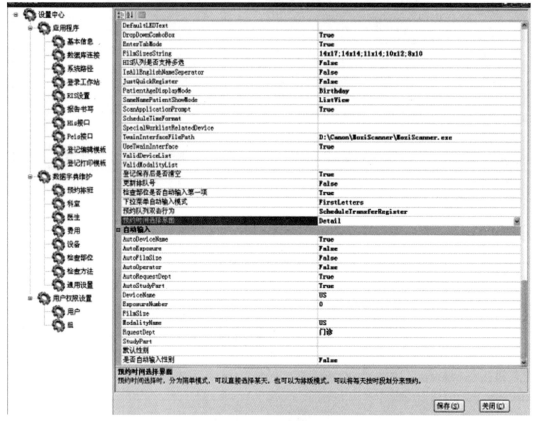

图 2-1-60　排班模式设置

设置完成后，点击"保存（S）"按钮，重新启动程序即可。

在工作站系统主界面，点击"预约新检查"按钮，系统弹出的界面中点击"选择时间"按钮，弹出"预约时间选择"窗口可以按照预约排班的划分来选择（图 2-1-61）。

2. 预约人数限定设置　　在登记预约患者时，可通过设置项设置"预约排班"规定每天可以登记预约的患者数目。具体设置方法如下，在工作站系统主界面，点击"设置"按钮，系统弹出"参数设置"窗口，选择"预约排班"（图 2-1-62）。

预约排班是按照时间段来区分的，主要包括三个不同工作时间段的设置，分别是"正常计划""特殊周计划""不可预约时间段"。其中"不可预约时间段"级别最高，主要用于对特殊时间段（例如节假日）的限制，特殊时间段内不可预约检查。

（二）模板删除设置

模板删除功能是为保证模板的稳定性而设置的，防止因为医院工作人员误操作而删除模板。

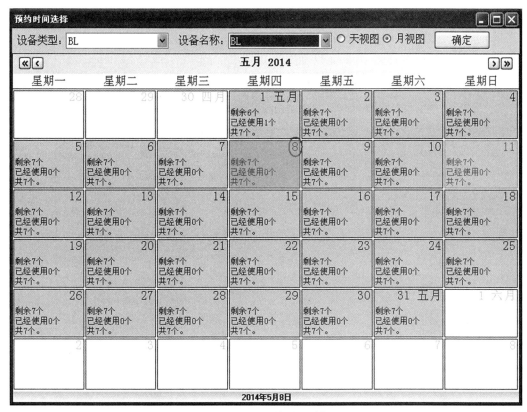

图 2-1-61　预约时间选择

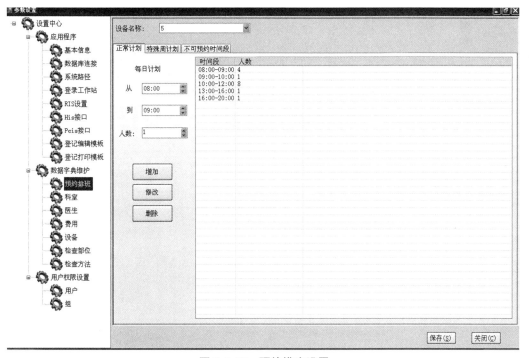

图 2-1-62　预约排班设置

在数据库 Sentence 表中增加 Is-Delete 字段,用于标识是否已经删除的模板。主要防止误删除的情况出现,当 Is-Delete 字段的值为"1"时,表示该模板已被删除,否则值为"0"。如果需要还原,则可以通过 Update 数据库来找到之前的数据,或将 Sentence 表中 Is-Delete 字段的值重置为"0"。用"CT- 测试"作为用例,具体操作如下:

1. 当 Is-Delete 字段的值为"0"时,"CT"类型目录下存在"测试"模板(图 2-1-63)。

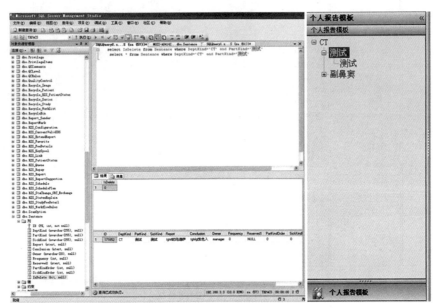

图 2-1-63　测试模板

2. 当 Is-Delete 字段的值为"1"时,"CT"类型目录下不存在"测试"模板(图 2-1-64)。

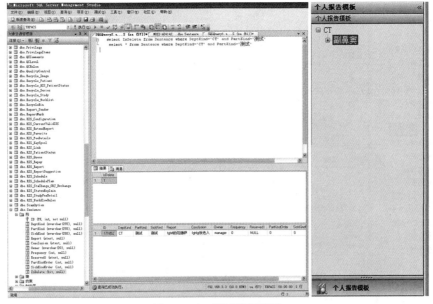

图 2-1-64　测试模板删除

PPT:PACS 的
使用

扫一扫,测一测

项 目 小 结

　　随着技术发展,网络系统在影像技术领域使用也会越来越多,本项目根据目前医院影像科 PACS 的实际使用情况,将常见操作划分为七个任务,分别为影像检查登记、影像采集、存储、浏览、诊断、打印和 PACS 设置,介绍每个任务的基本工作内容,并进行典型工作案例的训练。

　　医学影像检查登记是在影像科登记工作站完成,检查前患者需到登记室提前进行预约登记。登记任务要求工作人员认真核对患者信息,以免出现错误。

　　医学影像采集是指技术人员通过不同的影像设备对患者进行检查,从而获取具有诊断价值的优质图像。该任务需要影像技术人员充分发挥各影像设备的功能及性能,尽量排除一切可能影响图像质量的因素,以最大限度提取人体解剖结构、病理及生理、生化信息,最后能得出真实并满足临床诊断要求的影像学佐证。

　　图像存储是将采集到的影像图像按一定的格式和一定的组织原则存储到服务器、光盘等物理介质上,以备随时调阅、查询和使用。该任务应考虑存储格式、空间及介质等问题,在系统的输出和输入上必须支持 DICOM3.0 标准,DICOM3.0 标准目前已成为 PACS 的国际规范。

　　医学影像诊断是影像诊断医生依据完成的普通 X 线、造影、CT、MRI 等检查的结果,通过 PACS 规范地书写相应影像的诊断报告的过程。为了保质保量地完成影像诊断任务,全面、客观真实地作出诊断,必须遵循一定的诊断原则和步骤,做好充分的准备工作,以尽可能地降低误诊率和漏诊率。

　　影像技术人员应熟练掌握 PACS 的打印技术,并对患者的基本信息、检查部位进行核实,特别是申请单需检查部位与患者数据库图像数量、图像信息是否相符;根据实际情况进行图像后处理、图像排版等,打印的图片必须能清晰显示被检部位,在满足诊断的前提下,尽量避免不必要的浪费,体现节约环保意识。

　　PACS 设置内容繁多,在实际工作中可根据需要进行相应设置,同时要考虑到 PACS 的安全性,不能任意修改权限和参数设置,要经过相关负责人的同意批复才能进行参数修改。

思考题

1. 如何获得一幅具有诊断价值的优质图像？
2. 在完成影像检查登记、影像采集、存储、诊断、打印等过程中,需要特别注意些什么？
3. 影像诊断工作的基本流程是什么？
4. 图像打印工作的基本流程是什么？
5. 简述 DR 图像打印的标准。
6. 简述 CT 图像打印的标准。
7. 简述 MRI 图像打印的标准。

（蔡惠芳 黄翔静）

项目二　普通 X 线影像处理

1. 熟练掌握：普通 X 线图像的基本处理、灰度变换处理、平滑降噪处理、图像锐化处理的操作进程。

2. 学会：普通 X 线图像的质量评价；普通 X 线图像的基本处理、灰度变换处理、平滑降噪处理、图像锐化处理的技术优势比较。

3. 熟悉：普通 X 线图像的基本处理、灰度变换处理、平滑降噪处理、图像锐化处理的临床应用范围和质量规范。

4. 了解：普通 X 线图像临床诊断的基本要点。

任务 1　图像基本处理

一、任务案例

（一）基本信息

姓名：李××；性别：男；年龄：26 岁；民族：汉；职业：司机；婚姻状况：已婚；住址：北京市房山区 ×× 乡 ×× 村 ×× 号。

（二）临床信息

1. 就诊信息　医院：北京 ×× 医院；时间：2019 年 1 月 22 日；科室：内科二室；主治医生：张 ××。

2. 临床信息

（1）主诉：发热、咳嗽 3d。

（2）现病史：3d 前淋雨受凉后突发寒战、高热、咳嗽、咳黄痰，伴有右侧胸痛，并出现疲乏、头痛、全身肌肉酸痛，收入院。

（3）体格检查：神志清楚，T 39.5℃，P 110 次 /min，R 26 次 /min，Bp 105/ 60mmHg。口唇可见疱疹，咽部充血，颈软，胸廓无畸形，胸壁无压痛，右下肺叩诊音稍浊，触觉语颤增强，右下肺可闻及湿啰音和支气管呼吸音，语音传导增强，未闻及胸膜摩擦音。心浊音界未扩大，心率 110 次 /min，律齐，各瓣膜听诊区未闻及病理性杂音。腹软，全腹无压痛，肝、脾肋下未触及。无杵状指（趾）。

（4）辅助检查

1）血常规：血红蛋白 136g/L，红细胞 4.5×10^{12}/L，白细胞 18×10^9/L，中性粒细胞 0.92，淋巴细胞 0.08。

2）X 线胸片：肺纹理增多，右上肺可见大片均匀致密阴影。

3）痰涂片：革兰阳性成对球菌。动脉血气（呼吸空气）：pH 7.36，PCO_2 40mmHg，PO_2 53mmHg。

3. 既往病史　既往体健。

（三）检查信息

1. 检查项目　申请 DR 检查，胸部正、侧位。

2. 摄影参数

（1）后前位：体厚 20cm，滤线栅有；摄影距离 180cm；管电压 110kV；管电流量 3.2mAs。

（2）侧位：体厚 30cm，滤线栅有；摄影距离 180cm；管电压 110kV；管电流量 6.3mAs。

3. 摄影图像　依据数字 X 线摄影检查技术规范，胸部正（后前）位摄影时，患者立于摄影架前，背向 X 线球管，前胸紧贴摄影架，正中矢状面与平板探测器垂直，双侧肘部内旋使肩胛骨外展，中心线经第 5 胸椎水平垂直射入；侧位摄影时，患侧贴近摄影架，正中矢状面平行于平板探测器，两臂上举交叉抱头，中心线经第 6 胸椎水平垂直射入。两体位均采用深吸气后屏气曝光，获取摄影结果（图 2-2-1，图 2-2-2）。

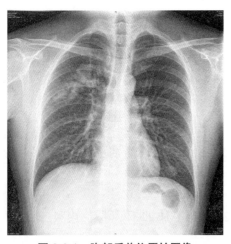

图 2-2-1　胸部后前位原始图像

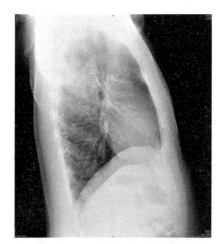

图 2-2-2　胸部侧位原始图像

二、任务分析

（一）图像质量分析

胸部正位影像，显示胸廓结构完整，肺尖、肺野、肋膈角、气管及锁骨、肋骨等解剖结构清晰可见，胸廓外可见多余组织，照射视野过大，右上肺大片密实影，体位未标记；胸部侧位影像，显示前后胸部完整，肺尖、肺野、后肋膈角、膈肌、心脏及胸椎、胸骨等解剖结构清晰可见，胸廓前后照射野过大,肺内见密实影,体位未标记。

(二) 图像处理方法

根据图像质量的分析结果,胸部正侧位摄影的照射野选择过大,胸廓外组织的影像信息需进行裁剪处理。同时,为满足临床诊断需求,胸部影像应标记摄影体位,并对感兴趣的病灶信息进行数据测量显示。

1. 尺寸裁剪　尺寸裁剪是通过坐标矩阵的选定,实现目标区域的突出显示,非目标区域的删减重置,达到优化感兴趣影像信息显示效果的一种处理方法。临床应用主要体现在两个方面:一是规范医学影像显示标准,约束患者摄影时照射野的大小,降低患者的辐射伤害;二是选择合适的打印尺寸,在固定的胶片显示区域上呈现适宜的影像放大比例,为临床诊疗活动提供相对精准的信息依据。

2. 信息标注　信息标注是利用医学图像处理软件对影像的检查体位、解剖及病变组织、诊断备注等进行标注,实现影像诊断时添加辅助信息的一种处理方法。标注的形式可以为文字、箭头、圆形和多边形等,但标注的位置应合适,以不影响感兴趣区域信息的显示为基本要求。

(1) 体位信息标注:放射科技术人员在进行患者摄影时,需明确检查部位和体位要求,并在摄影后的图像中标注准确的体位标记。需要注意的是,四肢部位信息的标注不受摄影体位的影响,"R"或"L"可以在图像的非感兴趣区任意放置;躯干部位信息的标注要考虑体位的差异,"R"和"L"不能在图像的非感兴趣区位置互换。例如,正位胸片影像的右上方标记为"L"或左上方标记为"R",而正位右手影像的左上方或右上方均可标记为"R"。

(2) 解剖信息标注:解剖结构信息是医学影像的基本组成部分,为疾病信息的鉴别提供对比参考,特别是细小结构信息的识别在临床上具有重要意义。解剖信息标注是放射医师进行临床诊断时的基本操作内容,同时在临床教学过程中,医学影像中解剖信息标注为教学展示和学生学习提供了必要的可视化资料。

(3) 病变信息标注:病变信息标注是影像诊断时最常用的一种标注技术,通过感兴趣病灶区域的标注,可以实现医师间信息的共享交流,同时为制订手术方案和评估诊疗效果提供重要的参考数据。

3. 数据测量　数据测量的临床应用范围较广,主要以病变组织的医学征象为测量目标,通过感兴趣区域密度值、径长、面积、角度等数据的显示,为疾病诊断提供准确的生理和病理信息。

(1) 密度值测量:为提高影像数据的准确性,密度值测量一般取特定区域的密度平均值,以减少噪声及测量误差的影响。

(2) 径长测量:径长测量的原理是坐标点之间的距离计算,设定两点的坐标分别为 (x_1,y_1) 和 (x_2,y_2),空间分辨力 HR 的单位是 LP/mm,则径长 D 的计算公式如下:

$$D=\frac{1}{HR} \times \sqrt{(x_1-x_2)^2+(y_1-y_2)^2}$$

不规则径长的测量可以通过多条距离的长度叠加方式进行计算,同时径长测量还应考虑图像缩放和空间分辨力差异等因素的影响。

(3) 角度测量:角度测量是观察影像中解剖结构形态和相对空间位置等信息的一种有效途径,基本原理是通过二维坐标数据的三角函数计算获取角度值。

(4)面积测量:感兴趣区域的面积测量方法为单个像素面积与像素个数的乘积,设定像素个数为 n,则面积 S 测量公式如下:

$$S = n \times \left(\frac{1}{HR} \right)^2$$

像素信息可以通过图像属性进行查看,同时医学图像软件提供了自动计算功能,实现不同形状区域面积的实时测量,为提高临床工作效率提供了保障。

(三) 基本处理的临床应用

图像基本处理是医院放射科工作人员的一项常规工作内容,医学影像设备和影像诊断工作站均提供图像尺寸、标注信息和诊断数据的处理功能,为提高临床诊疗质量提供了必要条件。放射科技术人员除掌握必要的软件操作能力以外,还应掌握一定的医学知识,以实现基本处理操作的科学化和精准化。

(四) 基本处理的注意事项

基本处理操作是对原始医学图像信息的提取和优化,选择正确的处理方式是保障结果准确性的重要前提,任何诊疗信息都应以客观反映患者疾病状况为前提。因此,在基本处理操作中,尺寸裁剪不能以图像美观和打印节省为主要目标,而应以不减少解剖部位必要信息的显示、信息标注不能遮掩感兴趣区域的解剖信息、数据测量要选择最优的测量工具来确保数据的准确性。

三、任务操作

(一) 图像尺寸裁剪操作

在图像处理界面,选择裁剪功能项 "☐",图像中呈现裁剪边框,根据影像技术标准及诊断需要,适当缩小胸廓左右两侧及头侧的视野范围,以胸部后前位为例,见操作界面(图 2-2-3)。

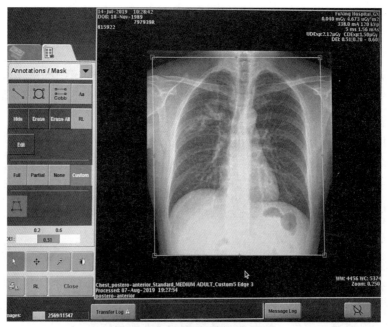

图 2-2-3　胸部后前位裁剪操作

(二)影像信息标注操作

操作步骤：①体位标记的操作项为"　"，选择后图像中会出现"R"或"L"标记，调整标记位置后完成操作（图 2-2-4）。②图像中添加其他信息时，选择"Text Annotation"对话框，在"Custom"中输入"Pneumonia"，完成肺炎诊断信息的标注（图 2-2-5，图 2-2-6）。

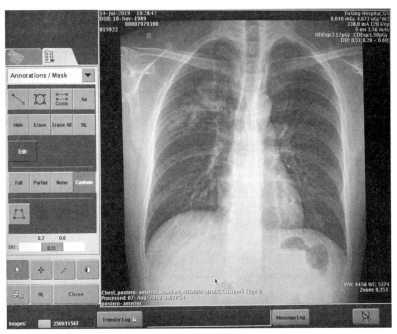

图 2-2-4　胸部后前位体位标记操作

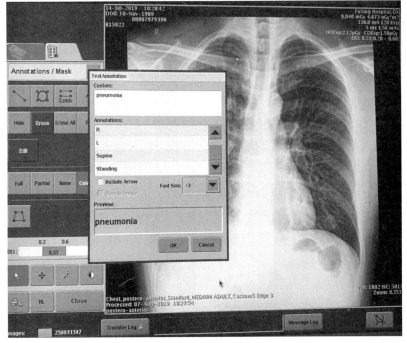

图 2-2-5　胸部后前位诊断标记操作

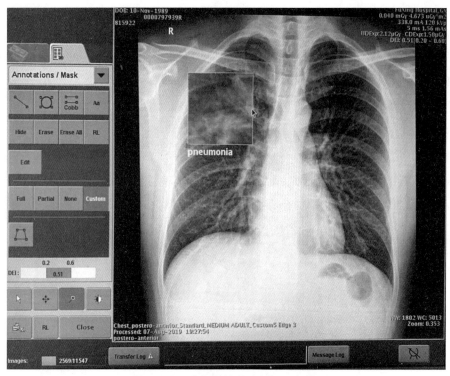

图 2-2-6　胸部后前位诊断标记图像

(三) 诊断数据测量操作

数字 X 线设备和影像工作站均具备数据测量功能,例如心胸比测量时利用距离测量项"╲",显示心脏最大横径、胸廓最大横径、两侧胸廓内缘距离等数据,面积测量项"◻"可进行病灶大小、密度值、方差等信息的测量(图 2-2-7)。

四、任务评价

(一) 影像处理结果

根据图像基本处理的结果,患者胸部正侧位影像能够满足临床诊断要求,视野显示恰当,信息标记准确,测量数据为疾病诊断提供必要的依据。

诊断结果:右上肺见大片状稍高密度影,边缘模糊,双肺门不大,心影大小、形态正常,双肋膈角锐利,其余未见异常。诊断:右上肺炎症,建议治疗后短期复查。

(二) 处理技术标准

优质 X 线图像的质量标准包括 9 个方面,即图像的密度分布均衡、组织对比明显、

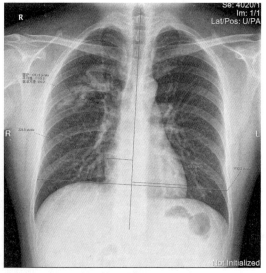

图 2-2-7　诊断数据测量操作

灰阶层级丰富、边缘锐利清晰、信息失真度小、颗粒度好、标记规范、无伪影和满足诊断需求。

数字 X 线图像的基本处理应以优质图像为标准,改善图像质量,突出感兴趣区域的信息,削弱影响诊断的干扰信息,提高医学图像的临床应用价值。放射科工作人员应加强对医疗设备和影像工作站的职业训练和理论学习,发挥现代化医学影像设备的优势,选择恰当的感兴趣区域进行裁剪重置,规范标记影像检查信息,准确测量影像诊断数据,为提升医院临床诊疗服务水平提供技术保障。

（三）图像质量的评价

优质 X 线图像质量标准为临床上进行图像质量评价提供了参考指标,其中最为重要的典型指标是图像对比度和信噪比。目前,临床上图像质量评价主要采用主观评价法,即凭借放射科工作人员的工作经验和主观判断进行图像质量的分析。现以对比噪声比（contrast noise ratio,CNR）的客观评价法为例,介绍图像质量评价的操作方法。第 4 后肋骨的密度值 $\overline{D}_1$ 和均方差 SD_1 分别为 148.35、7.84,周围软组织的密度值 $\overline{D}_2$ 和均方差 SD_2 分别为 136.14、4.84,空气的密度值 $\overline{D}_3$ 和均方差 SD_3 分别为 9.69、3.53（图 2-2-8）,则 CNR 的计算方法为:

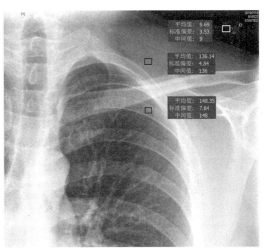

图 2-2-8　信噪比数据测量结果

$$CNR_{1-2}=|\overline{D}_1/SD_1-\overline{D}_2/SD_2|=|148.35/7.84-136.14/4.84|=9.21$$
$$CNR_{1-3}=|\overline{D}_1/SD_1-\overline{D}_3/SD_3|=|148.35/7.84-9.69/3.53|=16.18$$

其中,$\overline{D}/SD$ 为信噪比计算公式。结果显示,在选定的感兴趣区域内,第 4 后肋骨与周围软组织的对比噪声比为 9.21,而与空气的对比噪声比为 16.18。

任务 2　图像灰度变换

一、任务案例

（一）基本信息

姓名:陈 ××;性别:男;年龄:23 岁;民族:汉;职业:学生;婚姻状况:未婚;住址:北京市通州区 ×× 镇 ×× 号。

（二）临床信息

1. 就诊信息　医院:北京 ×× 医院;时间:2018 年 12 月 10 日;科室:外科一室;主治医生:刘 ××。

2. 临床信息

（1）主诉:右侧膝关节疼痛、肿胀 2d。

（2）现病史：患者 2 天前在足球比赛中受撞击致右侧膝关节肿胀、疼痛、活动受限，关节内侧疼痛尤为剧烈。因疼痛未缓解，来院就诊。

（3）体格检查：T 36.5℃，P 90 次 /min，R 18 次 /min，Bp 100/70mmHg。神清语明，皮肤、黏膜未见异常，浅表淋巴结未触及肿大。腹平软，无压痛。心肺查体正常。右侧膝关节内侧肿胀明显，股骨内上髁处压痛，膝关节侧搬分离试验阳性，抽屉试验阴性，麦氏试验阴性，无关节交锁现象。

3. 既往史　既往体健。

（三）检查信息

1. 检查项目　申请 DR 检查，膝关节正侧位。

2. 摄影参数

（1）前后位：体厚 12cm，无滤线栅；摄影距离 100cm；管电压 60kV；管电流量 2mAs。

（2）侧位：体厚 10cm，无滤线栅；摄影距离 100cm；管电压 55kV；管电流量 2mAs。

3. 摄影图像　依据数字 X 线摄影检查技术规范，前后位摄影时，患者仰卧于摄影床上，患侧下肢伸直且稍内旋，足尖向上，膝部正中矢状面与平板探测器垂直，髌骨下缘置于平板探测器中心；侧位摄影时，患者侧卧于摄影床上，患侧膝关节外侧紧贴平板探测器，屈膝135°角，膝部矢状面与平板探测器平行，髌骨下缘与腘窝折线的外连接线中点置于平板探测器中心。两体位的平板探测器上缘均包括股骨远端，下缘均包括胫腓骨近端，摄影结果见图 2-2-9 和图 2-2-10。

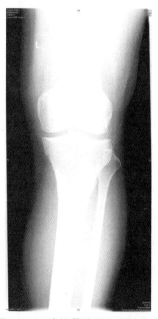

图 2-2-9　膝关节前后位原始图像

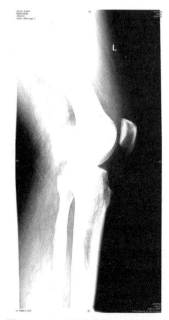

图 2-2-10　膝关节侧位原始图像

二、任务分析

（一）图像质量分析

膝关节正位影像，关节间隙可见，腓骨小头与胫骨重叠较少，骨小梁显示效果欠佳，周围软组织层次不可见;膝关节侧位影像,关节间隙可见,股骨内外髁重叠,骨小梁显示效果欠佳,周围软组织层次不可见。影像亮度偏高,膝关节的组织结构对比度不足,灰度直方图分析结果见图 2-2-11,图 2-2-12。

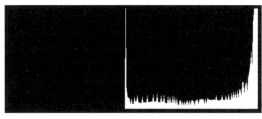
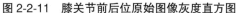

图 2-2-11　膝关节前后位原始图像灰度直方图

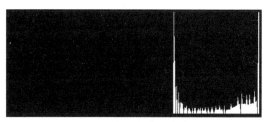

图 2-2-12　膝关节侧位原始图像灰度直方图

其中,灰度直方图是指图像灰度级的频率函数,横坐标为不同灰度级,纵坐标为灰度级出现的频次,是对医学图像中频域信息的统计,反映不同灰度级的分布特征。

(二) 图像处理方法

根据影像质量及灰度直方图的分析结果,患者影像的处理方法选择图像灰度变换。灰度变换是通过像素值分布的优化调整以提高组织结构对比度的一种图像增强处理方法,临床上常用的灰度变换方法包括直方图均衡化和直方图规定化。

1. **直方图均衡化**　直方图均衡化是将图像中像素值的直方图变换为均匀分布模式,即将图像中出现频率较高的像素值间距增大,而频率较低的像素值间距缩小或者合并。设定图像中的灰度级数量为 L,原始图像中不同灰度级的出现频率为 $F_k(k=1,2\cdots\cdots L)$,则第 k 个灰度级的映射函数为:

$$k'=INT\left(L\times\sum_{i=1}^{k}F_i+0.5\right)$$

其中,INT 是将一个数值向下取整为最接近的整数的函数,k' 为灰度级映射后的新图像灰度级,且 $k'\in(1,L)$。

2. **直方图规定化**　直方图规定化是将图像中像素值的直方图变换为规定分布模式,即参照某一标准图像的直方图,将图像中不同频率的像素值间距按规定距离进行增大、缩小或合并。设定图像中的灰度级数量为 L,原始图像中不同灰度级的出现频率为 $F_k(k=1,2\cdots\cdots L)$,标准图像中不同灰度级的出现频率为 $F'_m(m=1,2\cdots\cdots L)$,则第 k 个灰度级的映射函数为:

$$当\ \min\left|\sum_{i=1}^{k}F_i-\sum_{j=1}^{m}F'_j\right|为极化值时,k'=j$$

其中,min 是计算原始图像第 i 个灰度级累计频率和标准图像第 j 个灰度级累计频率之间最小差值的函数,k' 为灰度级映射后的新图像灰度级,且 $k'\in(1,L)$。

(三) 灰度变换的临床应用

随着医学影像信息技术的发展,在摄影参数略有偏差的情况下,DR 设备会按照摄影部位的不同,自动或手动完成规定化处理,输出符合特定灰度直方图特性的影像,以提高影像质量和工作效率。同时,影像设备和工作站提供的图像处理平台,亮度和对比度调整的功能就是对整幅图像或感兴趣区域的灰度均衡化处理,以实现检查部位或感兴趣组织器官的高对比度显示。灰度变换操作在影像增强处理领域中应用较为广泛,属于影像技术人员必须具备的基础岗位技能之一。

(四) 灰度变换的注意事项

根据临床应用目的和方法特点的不同,在进行图像灰度变换的过程中,影像技师应首先根据诊断的需求选择合适的部位参数,完成图像的规定化处理。其次,根据图像显示效果和感兴趣区域的不同,影像技师进一步进行图像亮度、对比度及动态范围等参数的调整,优化灰度级的均衡分布,实现图像的灰度变换操作。

三、任务操作

(一) 图像对比度处理

分别选择患者前后位和侧位影像,进入图像处理界面(图 2-2-13,图 2-2-14),调整对比度"▣"数值,分别从 92.8 和 90.2 调至 91.2 和 93.9。

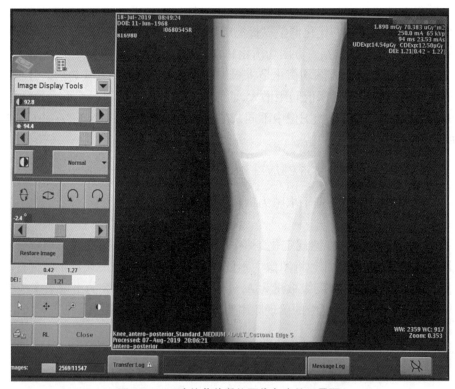

图 2-2-13　膝关节前后位图像灰度处理界面

(二) 图像亮度处理

分别对膝关节正侧位影像进行亮度"▣"数值的调整,分别从 94.4 和 90.4 调至 79.2 和 78.5,处理结果见图 2-2-15 和图 2-2-16。

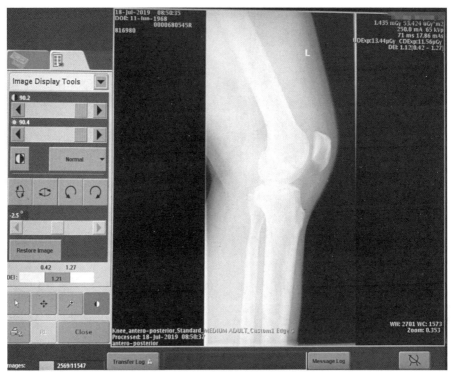

图 2-2-14　膝关节侧位图像灰度处理界面

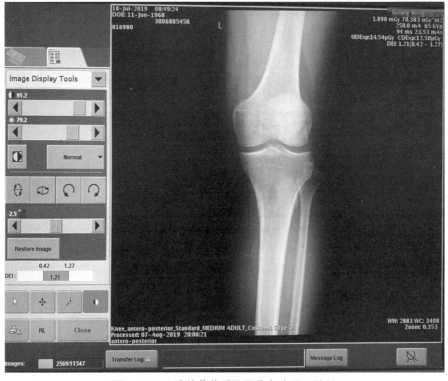

图 2-2-15　膝关节前后位图像灰度处理结果

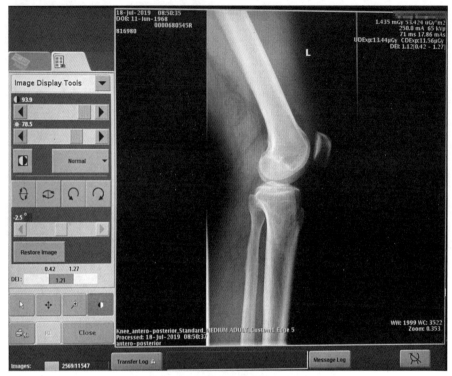

图 2-2-16　膝关节侧位图像灰度处理结果

四、任务评价

1. **影像处理结果**　根据灰度变换的处理结果,分析患者膝关节正侧位影像的灰度直方图(图 2-2-17,图 2-2-18)。结果显示,较之于原始图像的灰度直方图,处理后图像的灰度级均匀分布,不同区间的像素出现频率趋于一致,提示图像具有较好的对比度和丰富的层次。

图 2-2-17　膝关节前后位处理后图像灰度直方图

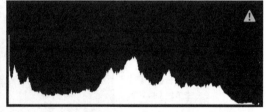

图 2-2-18　膝关节侧位处理后图像灰度直方图

诊断结果:右侧膝关节正侧位图像显示膝关节间隙正常,骨小梁未见缺损,周围软组织肿胀且层次模糊,其余未见异常。考虑右膝关节软组织损伤,建议行 MRI 检查。

2. **处理技术标准**　图像灰度变换的技术本质是提高感兴趣区域或器官组织的对比度,而忽略非感兴趣对象的显示效果,因此灰度变换操作的评价标准必须结合临床诊断的实际需要。例如,针对膝关节的半月板损伤、胫腓骨近端骨折、骨样骨瘤、韧带拉伤等不同患者,膝关节影像诊断的感兴趣区域或组织存在一定差异。临床上,放射科工作人员需结合患者的临床症状及诊断需要,选择合适的处理参数,以突出感兴趣区域或器官组织的对比度为处理技术标准。因此,灰度变换的处理效果在一定程度上依赖于放射技师的技术认知和工作经验。

3. **相关案例分析**　李 ××,男,35 岁。临床症状:发热、胸痛、咳嗽、咳铁锈色痰。胸部叩诊呈浊音,白细胞总数及中性粒细胞计数增高,疑似大叶性肺炎。申请 DR 胸部正侧位检查,患者影像采集进行灰度变换处理(图 2-2-19,图 2-2-20)。

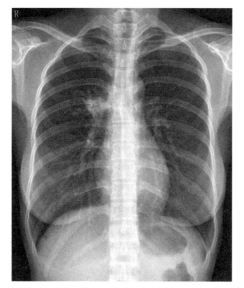 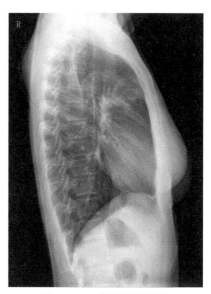

图 2-2-19　胸部后前位图像　　　　　　　图 2-2-20　胸部侧位图像

任务评价:①正位影像。两侧胸锁关节对称,肩胛骨投影在肺野以外,胸椎可见;两侧肺野对称显示,肺尖显示充分。②侧位影像。肺野、肺尖、胸椎、胸骨等影像清晰可见。③病变信息。左肺上叶呈现大片状均匀的致密阴影,下缘界限清晰。④图像灰度分布均匀,感兴趣区域(肺野)对比度高,层次丰富,能满足肺部疾病诊断的需要。

诊断结果:左肺上叶大叶性肺炎。

任务3　平滑降噪处理

一、任务案例

(一) 基本信息

姓名:郝 ×;性别:女;年龄:46 岁;民族:汉;职业:会计;婚姻状况:已婚;住址:河北省保定市 ×× 区 ×× 镇 ×× 号。

(二) 临床信息

1. **就诊信息**　医院:保定市 ×× 医院;时间:2019 年 8 月 7 日;科室:骨科;主治医

生:李××。

2. 临床信息

(1)主诉:腰痛伴双下肢疼痛,活动受限,加重半个月。

(2)现病史:该患者于 1 年前无明显诱因出现腰痛,劳累后尤为明显,休息后腰痛减轻,未加注意,逐渐加重,渐渐出现双下肢疼痛麻木。未经系统治疗,物理疗法及口服药物疼痛有所缓解。半个月前患者腰痛伴双下肢疼痛,活动受限症状明显加重,行走困难,为求进一步诊治,来院就诊,门诊以"腰痛待查"收入院。发病以来患者神志清楚,精神正常,饮食及大小便正常。

(3)既往史:平素体健,否认高血压、糖尿病、冠心病史,无肝炎、结核等传染病史,无输血史,无食物及药物过敏史,预防接种在当地进行。

(4)体格检查:T 36.5℃,P 87 次 /min,R 18 次 /min,BP 135/89mmHg。发育正常,营养状态正常,神志清楚,精神差,自动体位,查体合作。全身皮肤及黏膜无黄染,无皮疹及出血点,无肝掌及蜘蛛痣,未触及肿大的浅表性淋巴结。头颅无畸形,眼睑无水肿,结膜无苍白,巩膜无黄染,双侧瞳孔等大、等圆,直径约 3.0mm,对光反射灵敏,双耳及鼻腔无异常分泌物,口唇无发绀,咽部充血,扁桃体不大,伸舌居中,颈软无抵抗,颈静脉无怒张。肋间隙正常,呼吸音尚可,双肺听诊呼吸音清,心前区无隆起及凹陷,未触及震颤,心律齐,各瓣膜听诊区未闻及病理性杂音,腹平软无压疼,未触及包块,肝脾肋缘下未触及,肝肾区无叩痛,墨菲征阴性,移动性浊音阴性,肠鸣音正常。脊柱、四肢无畸形,脊柱正常生理曲度存在。腰椎活动明显受限,腰 4、腰 5 棘间压痛(+),椎旁压痛(+),叩击痛(+)。右下肢直腿抬高试验阳性(65°)。右小腿外侧感觉麻木,四肢肌张力正常,生理性反射存在,双下肢未引出病理征。

(5)辅助检查:腰椎磁共振检查显示 L_4~L_5 椎间盘突出、椎间盘变性。

3. 既往病史 既往体健。

(三)检查信息

1. 检查项目 申请 DR 检查,腰椎正侧位

2. 摄影参数

(1)前后位:体厚 22cm,滤线栅有;摄影距离 100cm;管电压 80kV;管电流量 25mAs。

(2)侧位:体厚 33cm,滤线栅有;摄影距离 100cm;管电压 85kV;管电流量 63mAs。

3. 摄影图像 腰椎摄影前应除去患者腹部影响图像质量的异物,同时询问患者是否存在服用高原子序数药物和钡餐检查情况,然后进行体位设计。腰椎前后位摄影时,患者仰卧于摄影床上,正中矢状面与平板探测器垂直;侧位摄影时,患者侧卧于摄影床上,正中矢状面与平板探测器平行。体位设计时,均采用膝关节屈曲,双手上举过头,照射野上缘包括第 11 胸椎,下缘包括上部骶椎,中心点经第三腰椎垂直入射,患者深呼气后屏气曝光,摄影结果见图 2-2-21 和图 2-2-22。

二、任务分析

(一)图像质量分析

腰椎前后位影像,显示全部腰椎椎体及两侧腰大肌,椎体两侧横突、椎弓根基本对称,椎间隙清晰,椎体边缘呈切线状显示,骨小梁隐约可见,周围软组织层次隐约可见;腰椎侧位影

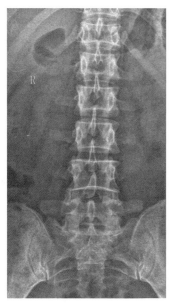

图 2-2-21　腰椎前后位原始图像

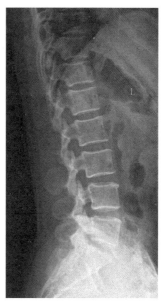

图 2-2-22　腰椎侧位原始图像

像,椎体结构可见,骨皮质和骨小梁隐约可见,周围软组织层次隐约可见。图像存在的主要物理因素是噪声指数过大,图像对比噪声比偏低,应采用降噪处理方法改善图像质量。

（二）图像处理方法

噪声处理方法可以分为空域法和频域法两大类。空域法平滑降噪是直接对图像中像素灰度值进行运算处理,如均值滤波法、中值滤波法等。频域法平滑降噪是对图像进行频率变换后,再对不同频谱成分进行运算处理,最后转换为空域信息显示,如低通滤波法等。

1. **均值滤波法**　均值滤波法是将像素邻域内所有点的密度平均值赋予该像素,实现对图像中“噪声”进行平滑的处理方法。根据不同的加权平均算法,均值滤波采用不同的掩模元素,如图 2-2-23、图 2-2-24 所示。图 2-2-23 中 3×3 矩阵各元素的权重相同,噪声平滑效果较好。图 2-2-24 中掩模中心区域的像素较远离中心区域的像素具有更大的权重,平滑噪声的同时减少边缘模糊的效应。

1/9	1/9	1/9
1/9	1/9	1/9
1/9	1/9	1/9

相同的掩膜模型

图 2-2-23　权重系数

1/16	2/16	1/16
2/16	4/16	2/16
1/16	2/16	1/16

不同的掩膜模型

图 2-2-24　权重系数

均值滤波法的优点是掩膜算法灵活,噪声抑制效果明显;缺点是组织结构的边缘信息变得模糊,影像的细微信息会弱化。

2. **中值滤波法**　中值滤波法是将像素邻域内所有点进行密度值从小到大排序,取中间值赋予该像素,属于非线性滤波算法。如图 2-2-25 所示,邻域窗口为 3×3,像素密度值排序为 89、96、98、99、102、107、116、132、145,其中间位置的密度值为 102,则窗口中心的像素值处理为 102。

中值滤波法的优点是在平滑降噪的过程中,有效地抑制边缘模糊,且算法简单,易于处理;缺点是噪声抑制效果不如其他算法明显。

102	99	96
98	132	145
89	107	116

图 2-2-25 像素 3×3 邻域示例

3. **低通滤波法** 由于图像噪声在傅里叶变换后对应高频信号,利用低通滤波器可以滤除图像高频信号而保留低频信号,实现降低图像噪声的目的。设定 $D(u,v)$ 是像素与 (u,v) 参考点 (m,n) 的频率距离,截止频率为 D_0,则低通滤波函数 $H(u,v)$ 公式如下:

$$H(u,v)=\begin{cases} 1 & D(u,v)\leqslant D_0 \\ 0 & D(u,v)>D_0 \end{cases}$$

其中,$D(u,v)=\sqrt{(u-m)^2+(v-n)^2}$,$D_0$ 越小,降噪效果越好,反之越差。

低通滤波法的优点是能准确识别图像中的噪声,平滑降噪效果较好;缺点是图像的边缘信息也属于高频信号,处理后图像模糊现象严重。

(三) 平滑降噪的临床应用

噪声是影像信息提取过程中重要的影响因素之一,可以由 X 线本身、设备环境、图像处理等多种原因引起。普通 X 线检查过程中,选择合适的曝光条件,规范操作 DR 设备,评估不同处理算法的应用优势,在实际工作中尤为重要。放射技术人员应具备必要的图像噪声识别能力、分析能力和处理能力,提高平滑降噪处理的临床应用价值。

(四) 平滑降噪的注意事项

平滑降噪的目的主要是消除图像中的噪声,改善图像质量,但对于高频的组织边缘信息也有抑制作用。因此,如何在临床上选择合适的处理算法和降噪等级需要放射技术人员进行高度重视,通过临床经验的不断积累和不同处理效果的相互对比,以期获得平滑降噪最优化的医学图像。

三、任务操作

(一) 查看处理参数

以腰椎侧位为例,在图像浏览界面,选择增强处理项"⟳",打开图像增强处理界面(图 2-2-26)。参数显示图像对比度为 0.11,亮度为 0.60,增强为 0.38,对象细节为 0.62,降噪为 0.01。

(二) 图像降噪处理

根据临床诊断需求和图像噪声指数大小,其他参数不变,降噪选项"▲"调整为 1.00,处理结果见图 2-2-27。

四、任务评价

1. **影像处理结果** 分析腰椎正侧位影像降噪处理后的图像(图 2-2-28,图 2-2-29),图像中椎体间隙清晰可见,骨小梁可见,周围软组织层次可见,图像质量得到明显改善。

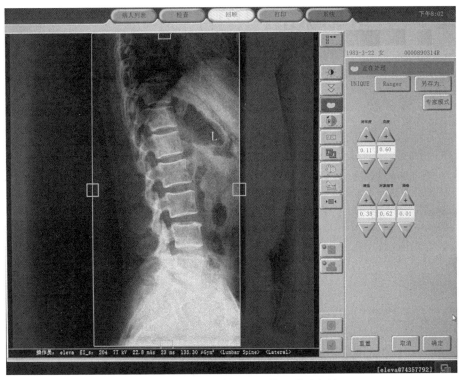

图 2-2-26　原始腰椎侧位图像及增强参数

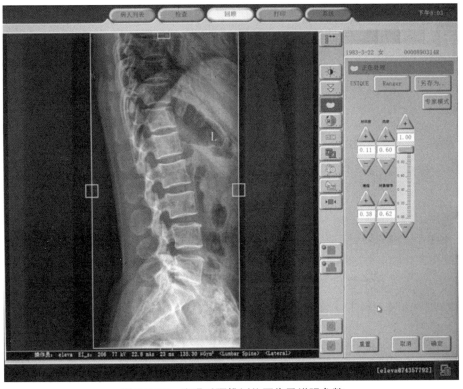

图 2-2-27　降噪后腰椎侧位图像及增强参数

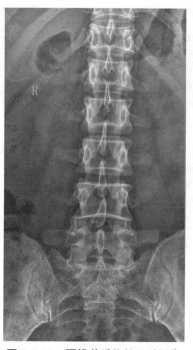

图 2-2-28　腰椎前后位处理后图像

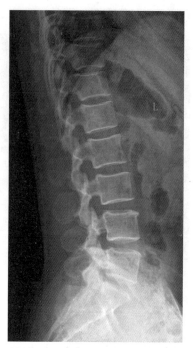

图 2-2-29　腰椎侧位处理后图像

采用信噪比（Signal-to-Noise Ratio,SNR；S/N）指标观察图像中噪声指数的变化情况,以腰椎前后位图像为例,分析数据测量结果(图 2-2-30,图 2-2-31),处理前后横突区域的信噪比分别为 4.14 和 8.77,表明降噪处理操作抑制了噪声对图像诊断信息的影响作用。

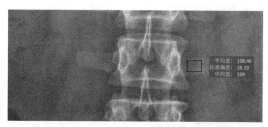

图 2-2-30　腰椎前后位原始图像噪声测量

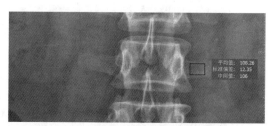

图 2-2-31　腰椎前后位处理后图像噪声测量

诊断结果:腰椎曲度变直,L_3~L_5 椎体缘骨质增生,各椎间隙正常,其余未见异常。诊断为腰椎轻度退行性变。

2. **处理技术标准**　医学图像在信息采集和传输过程中受到外部环境及设备自身的干扰影响形成噪声,将减少数字 X 线图像噪声的过程称为图像降噪(image denoising)。不同的图像降噪方法存在的主要缺点基本相同,即图像会丢失影像细节和组织边界信息。但是,医学图像的细微信息是临床诊断的重要参考,降噪处理后图像很容易引起疾病的漏诊或误诊,需要引起放射科工作人员的高度重视。

3. **相关案例分析**　张 ×,男,35 岁。临床病史:胸部轻微外伤,右胸部皮肤肿胀,触诊有压痛,以第 9~10 肋骨处明显,胸廓挤压征阴性。无呼吸困难、恶心、呕吐等症状,既往体健,血压 140/80mmHg,心率 80 次 /min,疑似肋骨骨折。申请 DR 胸部后前位检查,患者影像采集结果见图 2-2-32,噪声指数过大,进行降噪处理,处理后图像见图 2-2-33。

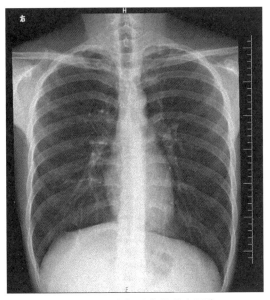
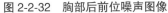

图 2-2-32　胸部后前位噪声图像

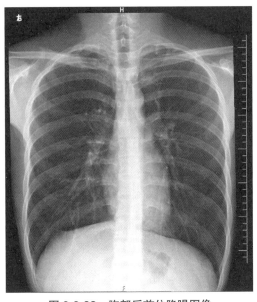

图 2-2-33　胸部后前位降噪图像

任务评价:①胸部解剖结构清晰可见,细微结构及组织边缘信息可见,胸骨、肋骨、胸椎等影像清晰可见。②右侧 9~10 肋骨的骨皮质显示整齐连贯,未见骨折线或断端移位等印象,骨小梁未见中断、错位。③图像信噪比高,影像细节可见,层次丰富,能满足骨折疾病诊断的需要。

诊断结果:未见异常。

任务 4　图像锐化处理

一、任务案例

(一) 基本信息

姓名:赵 ××;性别:男;年龄:55 岁;民族:汉;职业:教师;婚姻状况:已婚;住址:北京市海淀区 ×× 街道 ×× 楼。

(二) 临床信息

1. 就诊信息　医院:北京 ×× 医院;时间:2019 年 1 月 22 日;科室:外科二室;主治医生:章 ××。

2. 临床信息

(1)主诉:左踝关节肿胀、疼痛、功能障碍 3h。

(2)现病史:患者 3h 前行走时被汽车门撞倒致左踝关节损伤。伤后患者意识清楚,自觉左踝关节肿胀、疼痛、功能障碍,被车主急送入院诊治,于门诊检查及拍摄 X 线片后以“左侧内踝骨折”收入骨科治疗。整个过程患者意识清楚。

（3）既往史：老年女性，既往体健，生活自理，否认肝炎、结核病史，无食物及药物过敏史。

（4）体格检查：T 36℃，P 72 次 /min，R 18 次 /min，BP 140/90mmHg。营养中等，平卧位，表情痛苦，神志清楚，回答正确，检查配合。全身皮肤、黏膜无黄染及淤血、瘀斑，双瞳孔等大、等圆，瞳孔直径 3mm，颈软，气管居中，甲状腺无肿大，颈静脉无明显充盈。胸廓正常，两肺未闻及干湿性啰音，心律齐，各瓣膜听诊区未闻及病理性杂音，腹软，无压痛及反跳痛，肝、脾肋下未及。专科检查：左踝关节肿胀（+）、皮色发青、畸形（+）、压痛（++）、骨擦感（+）、骨擦音（+），左踝关节功能障碍，左足背动脉搏动稍弱，末梢皮温、血运、感觉正常。

（5）辅助检查

血常规：血红蛋白 125g/L，红细胞 3.8×10^{12}/L，白细胞 8×10^{9}/L，中性粒细胞 0.68，淋巴细胞 0.22。

3. 既往病史　既往体健。

（三）检查信息

1. 检查项目　申请 DR 检查，采用踝关节正侧位。

2. 摄影参数

（1）前后位：体厚 9cm，无滤线栅；摄影距离 100cm；管电压 55kV；管电流量 4mAs。

（2）侧位：体厚 7cm，无滤线栅；摄影距离 100cm；管电压 55kV；管电流量 3.2mAs。

3. 摄影图像　外伤患者摄影时应根据患者的情况灵活选择摄影体位，注意轻、准、快地移动肢体，以免造成二次伤害而增加患者痛苦。踝关节前后位摄影时，患者仰卧于摄影床上，左侧下肢伸直，内外踝连线中点上 1cm 置于平板探测器中心，足部正中矢状面垂直于平板探测器；踝关节侧位摄影时，患者体位不变，将平板探测器和球管置于水平两侧，外踝上方 1cm 置于平板探测器中心，足部正中矢状面平行于平板探测器。两体位照射野上缘包括胫腓骨远端，下缘包括跟骨下缘，中心线对准平板探测器中心垂直入射，摄影结果见图 2-2-34 和图 2-2-35。

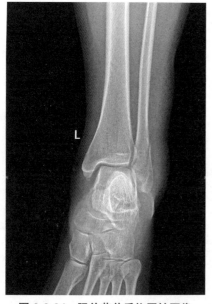

图 2-2-34　踝关节前后位原始图像

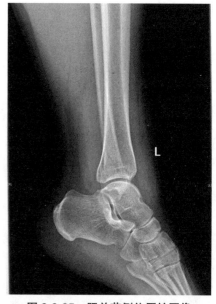

图 2-2-35　踝关节侧位原始图像

二、任务分析

(一) 图像质量分析

踝关节前后位影像,关节间隙可见,胫腓关节稍有重叠,骨小梁可见,周围软组织层次隐约可见,腓骨远端骨皮质隐约可见,不连续;踝关节侧位影像,胫腓骨远端相互重叠,骨小梁可见,周围软组织隐约可见。根据影像所见及诊断要求,图像处理方法应选择锐化处理,突出腓骨远端边缘及骨折线,达到增强图像质量的目的。

(二) 图像处理方法

图像锐化是利用数学模型运算改善图像感兴趣区域的边界和细节,减弱图像模糊度的一种处理方法。空域法锐化常采用原图像上叠加微分运算图像,实现高频信号的增强效果。频域法锐化常采用高通滤波法,衰减图像中的低频信号,而保留高频信号。

1. 空域法锐化 微分在数学领域中描述为函数的局部变化率,即当自变量改变值足够小的情况下,函数值的变化趋势,用梯度值(grad)表示。医学图像中,设定像素 $g(x,y)$ 的梯度值为 $\mathrm{grad}(x,y)$,则锐化处理后的像素值 $g'(x,y)$ 计算公式如下:

$$g'(x,y)=g(x,y)+\mathrm{grad}(x,y)$$

锐化的级别越高,叠加的次数越多,锐化效果越明显。除叠加微分算法以外,还有梯度阈值判断法、梯度二值分类法等,锐化效果差异性较大。

2. 频域法锐化 高通滤波法与低通滤波法的算法类似,但图像处理效果却相反。设定 $D(u,v)$ 是像素与 (u,v) 参考点 (m,n) 的频率距离,截止频率为 D_0,则高通滤波函数 $H(u,v)$ 公式如下:

$$H(u,v)=\begin{cases} 1 & D(u,v)>D_0 \\ 0 & D(u,v) \leq D_0 \end{cases}$$

其中,$D(u,v)=\sqrt{(u-m)^2+(v-n)^2}$,$D_0$ 越大,锐化效果越好,反之越差。

(三) 图像锐化的临床应用

锐化处理的临床应用主要体现在图像高频信号的识别,突出器官组织边缘的显示效果。例如,在骨折患者影像中细小骨折线的诊断中,锐化处理可以增强骨折线边缘的可见度,提高临床诊断的准确率。同时,在影像病灶的区域信息提取时,良好的边缘影像可以为数据测量提供准确的参考,降低诊断数据的误差率和疾病诊断的误诊率。

(四) 图像锐化的注意事项

图像锐化和平滑降噪的处理算法都可分为空域法和频域法两种类型,且都以图像中高频信号作为处理对象,临床上进行对比分析和操作具有实际意义。但从处理结果角度分析,图像锐化是突出组织边缘信息,而噪声干扰会变明显;平滑降噪是减弱图像中噪声信息,而组织边缘会变模糊。因此,选择的方法不同,图像处理结果会存在较大差异,放射技术人员应结合不同处理算法的优势,采用多种处理方法相结合的模式,不断提升数字 X 线图像的质量。

三、任务操作

以踝关节前后位图像为例,在图像浏览界面选择图像增强菜单,点击增强操作项

"⌃ 增强"（图 2-2-36）。根据影像诊断需要,边缘增强等级调整为 20,边缘频率调整为 6,见锐化处理效果（图 2-2-37）。

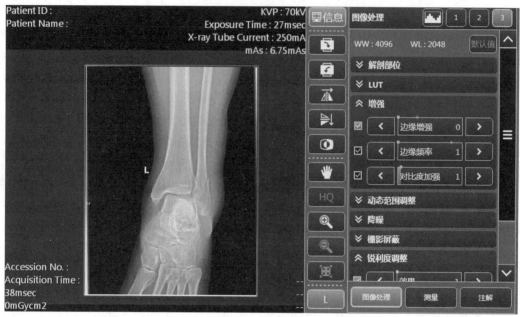

图 2-2-36 踝关节前后位锐化处理操作界面

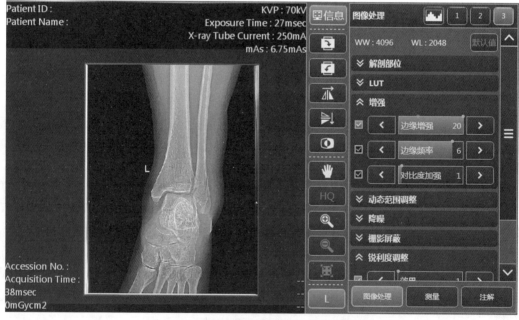

图 2-2-37 踝关节前后位锐化处理参数调整

四、任务评价

1. **影像处理结果** 采用锐化处理方法对图像进行增强处理,分析踝关节正侧位的影像(图 2-2-38,2-2-39)。影像显示:较之于原始图像,锐化后图像的组织边缘更明显,腓骨远端的骨折断端及骨折线清晰可见,在骨折患者诊断时提供了更准确的影像信息。

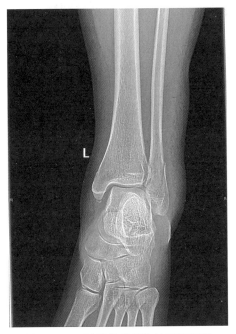

图 2-2-38 膝关节前后位处理后图像

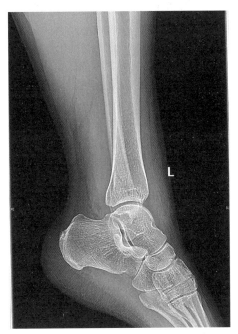

图 2-2-39 膝关节侧位处理后图像

诊断结果:踝关节前后位影像中,左侧腓骨远端可见明显骨折线,骨小梁中断,内踝骨皮质不连续,其余未见异常。诊断为左侧内踝骨折。

2. **处理技术标准** 医学图像锐化的目的是突出组织轮廓,增强图像中边缘或灰度跳变的部分,与平滑降噪的操作原理和处理结果相反。因此,临床应用过程中,图像锐化技术主要存在的问题是引起图像"噪声"指数的升高,反而降低了图像质量。放射工作人员应结合临床诊断的组织及目的不同,恰当地选择图像锐化处理操作,例如骨折位置、肿瘤大小、出血范围等诊断信息识别时,可以优先考虑图像锐化处理操作方法,从而增强感兴趣区域的边缘清晰度。

3. **过度处理案例** 锐化处理操作可以将边缘信息不断叠加,因此参数设置不当时,图像中有价值的诊断信息将不断被掩盖,而噪声指数不断提升。以项目任务中的图像为例,进一步进行锐化处理(图 2-2-40,图 2-2-41)。图中可见,组织边缘信息开始变得失真,"噪声"越来越明显,无法满足临床诊断需求。

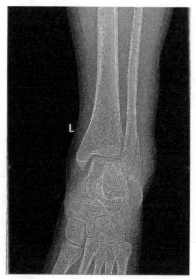

图 2-2-40　膝关节前后位过度锐化图像

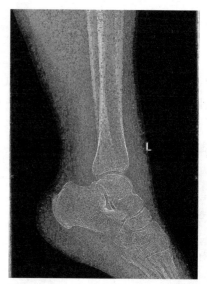

图 2-2-41　膝关节侧位过度锐化图像

PPT：普通 X 线
影像处理

扫一扫,测一测

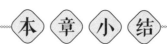

本 章 小 结

　　普通 X 线影像处理是医学影像信息技术领域的基本内容,放射科工作人员应熟练掌握普通 X 线图像的基本处理、灰度变换处理、平滑降噪处理、图像锐化处理的临床应用和操作进程,学会普通 X 线图像的质量评估和基本诊断方法。临床工作中,针对摄影条件和操作方法不当时引起的图像质量问题,放射科技术人员应选择恰当的处理方法,降低图像信息的干扰因素,在一定范围内达到图像质量优化的目的;放射科诊断医师则根据临床诊断的需要,围绕检查部位的感兴趣信息进行图像的增强处理,提升医学影像的诊断准确率。同时,工作人员也应注意不同处理方法存在的劣势,不断提升普通 X 线影像处理的临床应用价值。

　　1. 基本处理操作是对普通 X 线影像信息的优化显示,但应以反映患者的客观情况为前提,图像中添加的注释信息不应设置于重要的诊断区域。

　　2. 灰度变换是对普通 X 线影像信息的显示灰度值进行重新分布,实现图像中感兴趣区域对比增强的一种处理方法,临床处理过程中,放射科工作人员应根据诊断的实际需要选择处理参数,一定程度上依赖于操作者的实践经验。

3. 平滑降噪的临床应用目的是消除噪声,但存在的主要劣势是图像中边缘信息的弱化。因此,放射科工作人员应根据信噪比的大小,选择合理的平滑降噪等级,以期获得最优化的处理效果。

4. 图像锐化的临床应用目的是突出组织边界信息,而噪声干扰也会变得更加明显,且不同处理算法的优劣势存在一定差异,临床工作中应开展不同处理方法的对比研究,选择合理的锐化处理措施。

思考题

1. 简述普通 X 线图像质量分析的要点。

2. 简述普通 X 线图像基本处理的内容及临床应用。

3. 简述普通 X 线图像基本处理的注意事项。

4. 绘制普通 X 线图像基本处理的操作流程。

5. 简述普通 X 线图像基本处理的技术标准。

6. 简述直方图均衡化的原理及临床应用。

7. 简述直方图规定化的原理及临床应用。

8. 简述灰度变换的临床应用及注意事项。

9. 简述灰度变换的技术标准。

10. 简述噪声处理方法的分类及临床应用。

11. 对比均值滤波法、中值滤波法、低通滤波法的不同。

12. 简述图像锐化处理的分类及临床应用。

13. 简述图像锐化处理的技术标准。

(杨德武 尹红霞)

项目三　CT 影像处理

随着多层螺旋 CT 设备(multi-slice CT,MSCT)的发展及后处理功能软件的应用,CT 图像处理技术已广泛应用于临床,并在疾病的诊断和治疗中发挥着越来越重要的作用。目前较为成熟和常见的 CT 图像处理技术有多平面重组技术(MPR)、曲面重组技术(CPR)、最大密度投影(MIP)、最小密度投影(minimum intensity projection,MinIP)、CT 灌注成像技术(CT perfusion imaging,CTPI)、容积再现(VR)和仿真内镜(virtual endoscopy,VE)等。

任务 1　多平面重组处理

一、任务案例

(一) 基本信息

姓名:陈 × ×;性别:男;年龄:63 岁;民族:汉;职业:退休;婚姻状况:已婚;住址:四川省自贡市自流井区 × × 街 × × 号。

(二) 临床信息

1. 就诊信息　初诊时间:2019 年 4 月 23 日;就诊科室:呼吸内科;主治医生:陈 × ×。

2. 临床信息

(1)主诉:咳嗽、咳白色泡沫痰,伴咽痛 4 个月余。

(2)现病史:4 个多月前患者无明显诱因出现咳嗽、咳白色泡沫痰,伴咽痛,咳嗽剧烈时伴右侧胸前区疼痛,活动后自觉心累、气促,伴头昏、视物模糊,无头痛、视物旋转,无畏寒、发热、恶心、呕吐、咯血、端坐呼吸,无潮热、盗汗、胸闷、心悸,无尿急、尿痛、血尿等不适,患者院外未正规诊治,上述不适无缓解。患者于医院门诊就诊,胸片示左肺门区可疑不规则结节影,性质待定,请结合增强 CT 检查辅助诊断,遂入院治疗。

（3）体格检查:T 37.5℃,P 78 次 /min,R 19 次 /min,BP 110/88mmHg,发育正常,营养良好,无异常面容,表情自如,自主体位,神志清楚,查体合作。全身皮肤黏膜无黄染,无皮疹、皮下出血、皮下结节、瘢痕,皮下无水肿,无肝掌、蜘蛛痣。全身浅表淋巴结无肿大。桶状胸,双肺气肿征,未触及语音震颤,叩诊呈清音,双肺呼吸音对称,双肺未闻及确切干湿啰音。心前区无隆起,心尖搏动无移位,无心包摩擦感,心率 89 次 /min,律齐,各瓣膜听诊区未闻及杂音。腹软且平坦,无压痛、反跳痛,腹部无包块。

（4）专科情况:桶状胸,双肺气肿征,未触及语音震颤,叩诊呈清音,双肺呼吸音对称,双肺未闻及确切干、湿啰音。

3. 既往病史　既往体健。

（三）检查信息

1. 检查项目　胸部 CT 增强扫描。

2. 扫描参数　患者取仰卧位,头先进,双臂上举,人体正中矢状面与床面长轴中线垂直并重合,扫描范围从肺尖到肺底,采用胸部正位定位像,双球管扫描,A 球、B 球管电压参数分别为 80kV,管电流参数分别为 90mAs,准直器宽度为 192×0.6mm,螺旋扫描,层厚 0.625mm,FOV300mm,螺距 2.0,对比剂使用碘海醇（300mgI/ml）,18G 留置针置于右肘静脉,注射方式:对比剂（65ml,3.0ml/s）＋生理盐水（30ml,3.0ml/s）,使用团注对比剂跟踪技术自动触发扫描,ROI 位于升主动脉。重建算法为标准算法,肺窗显示 WW=1 500HU、WL=−650HU,纵隔窗显示 WW=350HU、WL=40HU。重建参数:层厚和层间隔均为 1mm。

3. 序列图像　见图 2-3-1。

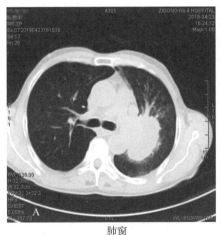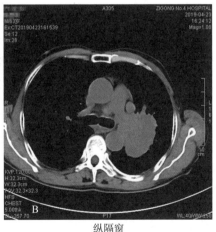

| 肺窗 | 纵隔窗 |

图 2-3-1　胸部 CT 扫描横断面图像

二、任务分析

（一）图像质量分析

胸部横断面图像显示右肺门肿块,但对肿块的确切形态、周围浸润情况、支气管狭窄阻塞及血管侵犯情况很难清晰辨别。

（二）图像处理方法

1. **对比度调节**　通过调节窗宽、窗位，获得肺窗和纵隔窗，使肿块与周围组织形成良好的对比度，更清晰显示肿块的大小、边缘以及与周围结构的关系。

2. **多平面重组**

（1）技术原理：多平面重组是借助断面图像生成容积数据，在容积数据的基础上进行二次切片，再将一组图像数据通过后处理使体素重新排列，获得人体组织器官的冠状面、矢状面及斜面等任意方位的图像，满足诊断的需要。

（2）临床应用：多平面重组图像对病灶定位及组织结构的空间位置关系的判断有重要意义，临床上多用于观察全身各系统组织器官的形态学改变，尤其对判断颅底、颈部、肺门、纵隔、腹部、血管等解剖结构复杂部位的病变性质、侵及范围、毗邻关系、小的骨折碎片、动脉夹层破口及胆道、输尿管结石的定位诊断具有明显优势。

（三）多平面重组注意事项

多平面重组是在横断面图像上根据观察重点确定一个剖面位置，设定重建层厚、重建间距，获得任意平面的图像。MPR 图像质量受扫描层厚及螺距的影响较大，层厚越薄，重组图像质量越好，层厚较大时，可出现阶梯状伪影。

三、任务操作

1. 以某品牌处理软件为例，打开图像后处理工作站，打开图像预览窗内需要处理的 Volume 数据（图 2-3-2）。

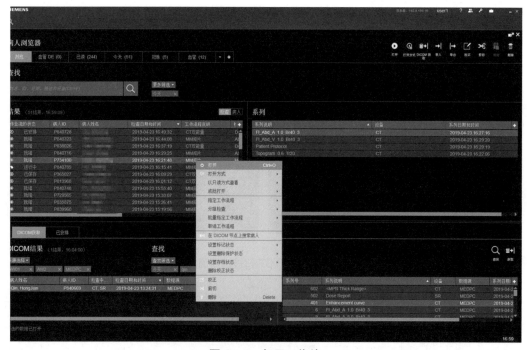

图 2-3-2　打开工作站

2. 选择所需处理的断面（Axial 横断面、Sagittal 矢状面、Coronal 冠状面）。

3. 确定重建图像参考线,选定需要重建的范围(图 2-3-3)。

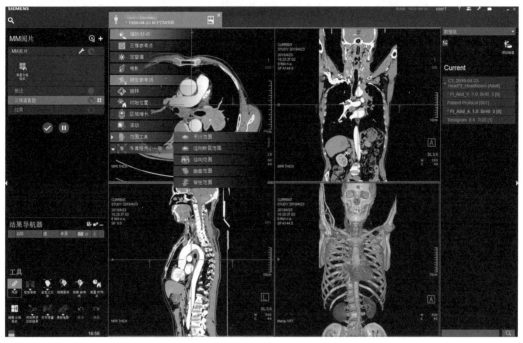

图 2-3-3　确定参考线

4. 编辑重建层厚、层间距(图 2-3-4)。

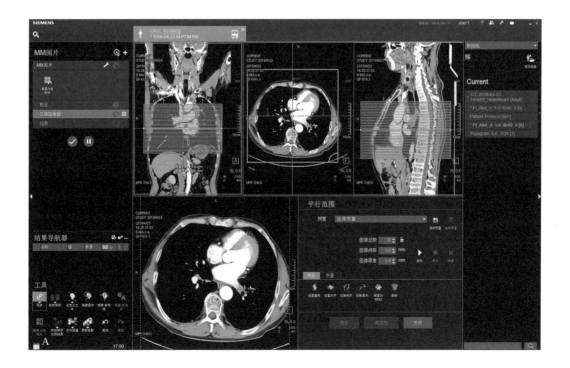

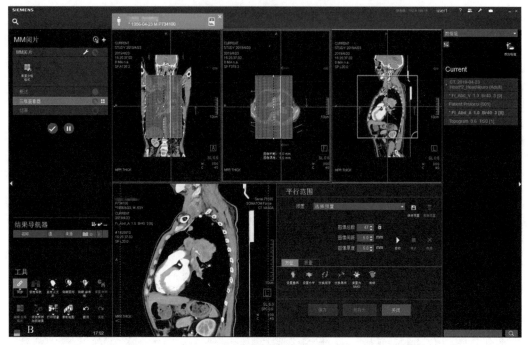

图 2-3-4 编辑重建层厚、层间距

5. 保存并传输图像。

四、任务评价

1. **影像处理结果** MPR 冠状和矢状重组图像结合横断面图像清晰显示了肺门肿块的大小、形态、边缘、内部结构,并能确定肿块与支气管、周围血管之间的关系,肿块位于左上叶支气管开口处,呈现分叶状,左上叶支气管、肺动脉截断包绕其中,管腔中断、闭塞,左肺门及纵隔内见多发结节状软组织密度影(图 2-3-5)。

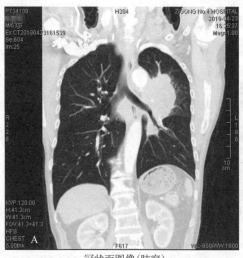

冠状面图像(肺窗)

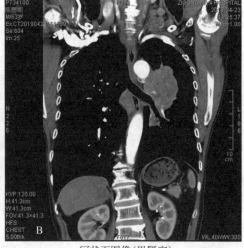

冠状面图像(纵隔窗)

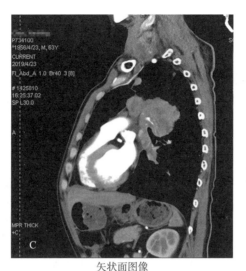

矢状面图像

图 2-3-5　MPR 图像

诊断结果:左肺上叶支气管肺癌,伴左肺门及纵隔淋巴结转移。

2. 处理技术标准　中央型肺癌进行 MPR 处理时,应以受累支气管病变为中心,以冠状面、矢状面、任意角度进行重建图像,寻找最佳角度显示病变,根据病变大小选择恰当的重建层厚、层距,其中以病变支气管长轴所在平面为重点观察平面,能清晰显示伴随支气管走行的血管和肺组织的毗邻关系,对腔内外肿块的形态和支气管狭窄形态显示直观。

3. 相关案例分析　刘 × ×;性别:女;年龄:55 岁;民族:汉族。因反复腰部疼痛 5 年余,近期出现右下肢麻木、放射性疼痛,行腰椎 CT 平扫,患者影像经处理后结果见图 2-3-6。

任务评价:该患者行腰椎平扫后进行 MPR 及 VR 处理,冠状面图像显示腰椎轻度侧弯,横断面图像结合矢状面图像显示腰 3/ 腰 4、腰 4/ 腰 5、腰 5/ 骶 1 椎间盘突出,第 5 腰椎右侧椎间孔狭窄,右侧神经根受压,多方位图像相结合,清晰显示了椎体、椎间盘及椎间孔病变,为临床诊断及治疗提供了可靠的依据。

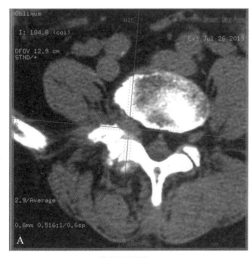

横断面图像

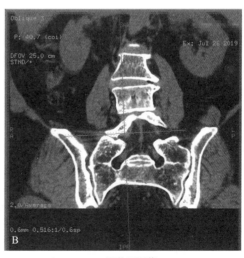

冠状面图像

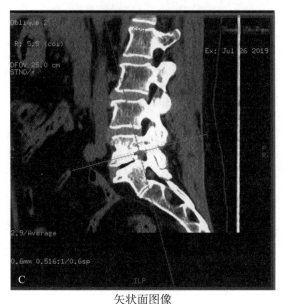

矢状面图像

图 2-3-6 MPR 图像

诊断结果：①腰椎退行性变。②腰 3/ 腰 4、腰 4/ 腰 5、腰 5/ 骶 1 椎间盘突出。③第 5 腰椎右侧椎间孔狭窄。

任务 2 曲面重组处理

一、任务案例

(一) 基本信息

姓名：游 ×× ；性别：女；年龄：74 岁；民族：汉；职业：退休；婚姻状况：已婚；住址：自贡市大安 ×× 街 ×× 号。

(二) 临床信息

1. 就诊信息 初诊时间：2019 年 4 月 24 日；就诊科室：神经内科；主治医生：李 ××。

2. 临床信息

(1)主诉：头痛 4 年余，加重 1 周余。

(2)现病史：患者于 4 年前无明显诱因出现头痛，疼痛以额颞顶部持续性胀痛为主，头痛程度较轻，日常工作和生活无明显受限，不伴视力下降、视物模糊，间断服用"丹参、天麻、通天口服液"等治疗，1 周前患者上述症状加重，伴咳嗽、咳痰。

(3)体格检查：T 36.5℃；P 78 次 /min；R 18 次 /min；BP 153/98mmHg。发育正常，营养良好，无异常面容，表情自如，自主体位。头颅正常，无眼睑水肿，结膜无苍白，眼球无突出，巩膜无黄染。意识清楚，言语清晰，对答切题，定向力、记忆力、计算力、判断力正常。脑神经：嗅觉正常，视野无异常，双侧瞳孔等大、等圆，直径约 3mm，对光反射灵敏，双眼球各向活动自如,双眼无眼震,无复视。眼底检查见双侧视神经乳头清楚,无出血、渗出及水肿,四肢肌张力正常,肌力 5 级,全身深浅感觉对称存在,角膜反射、腹壁反射,双侧肱二头肌反射(++),双侧肱三头肌反射(++),双侧桡骨膜反射(++),双侧膝腱反射(++),双侧跟腱反射(++),双侧跖反射(+)。

3. 既往病史 既往体健。

(三) 检查信息

1. 检查项目 头颈部 CTA。

2. 扫描参数 患者取仰卧位,头先进,头置于扫描架中,听眦线垂直于床面,采用侧位定位像,扫描范围从主动脉弓到颅顶。双能量扫描,A 球、B 球管电压参数分别为 90kV 和 150kV,管电流参数分别为 90mAs 和 69mAs,准直器宽度为 192×0.6mm,螺旋扫描,层厚 0.625mm,FOV 为 300mm,螺距为 0.7。对比剂使用碘海醇(浓度为 350mgI/ml),18G 留置针置于右肘静脉。注射方式:生理盐水(20ml,5.0ml/s)+ 对比剂(40ml,5.0ml/s)+ 生理盐水(30ml,5.0ml/s)。使用团注对比剂跟踪技术自动触发扫描,ROI 位于升主动脉,阈值设为 150HU。脑组织窗显示 WW=250 HU、WL=50HU。重建算法为标准算法,重建参数:层厚和层间隔均为 1mm。

3. 序列图像 见图 2-3-7。

二、任务分析

(一) 图像质量分析

颅脑横断面图像显示鞍上池层面前交通动脉走行路径上见结节状突起,可疑动脉瘤,但无法显示病灶细节,也无法判断该病灶与血管及周围脑组织之间的关系,冠状面及矢状面图像均不能在一个平面完整显示一支血管。

(二) 图像处理方法

1. 对比度调节 通过调节窗宽、窗位来获得更好的观察效果,提高血管与周围组织良好的对比度,更清晰地显示血管原始断面图像。

2. 曲面重组

(1)技术原理:曲面重组(CPR)是多平面重组的一种特殊形式,在利用断面图像生成容积数据的基础上,沿着断面图像上感兴趣器官或结构的边缘走向画一条曲线,计算指定曲面的所有像素的 CT 值,并以二维的图像形式显示出来。

(2)临床应用:曲面重组处理技术可把走向弯曲的器官或结构拉开展平,将其显示在一个平面上,从而观察器官或结构的全貌,主要用于走行扭曲且重叠的血管、支气管,也可用于颌面骨、骶骨等结构的观察。

(三) 曲面重组注意事项

在扫描完成后应行薄层重建,并使用薄层图像进行后处理。曲面重组对于所画线的准确与否依赖性很大,曲面要保证在血管中心,否则偏离后会造成血管狭窄的假象;曲面重组图像不能真实反映病变距离的测量及与邻近结构的空间关系,最好附上产生曲面的参照图像。

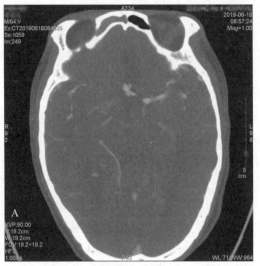

颅脑横断面图像

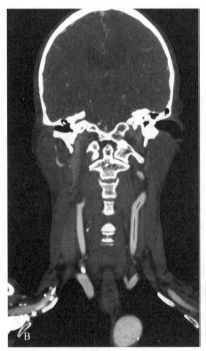

头颈部冠状面图像

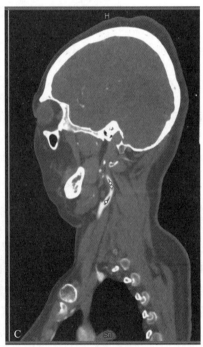

头颈部矢状面图像

图 2-3-7 头颈部 CTA 图像

三、任务操作

曲面重组

1. 以某品牌处理软件为例,打开图像后处理工作站,打开图像预览窗内需要处理的 Volume 数据(图 2-3-8)。

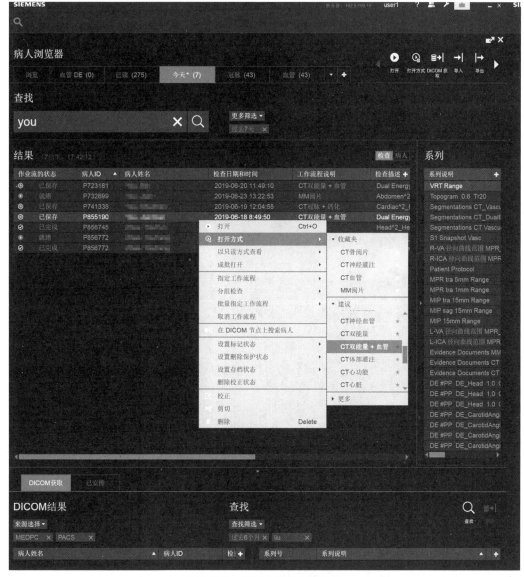

图 2-3-8　打开图像处理工作站

2. 定义所需处理血管（Axial 横断面、Sagittal 矢状面、Coronal 冠状面），确定重建图像参考线，系统自动识别，获得 CPR 图像（图 2-3-9）。

3. 当自动识别图像质量较差时，常常手动识别血管，在断面图像上将控制点置于血管中心，逐层点击，所有控制点连接即获得 CPR 图像（图 2-3-10）。

4. 点击"矫直血管"，可将血管矫直观察（图 2-3-11）。

5. 保存图像，选择"径向范围"，将图像按一定角度旋转保存（图 2-3-12）。

6. 传输图像，选中处理出来的图像，点击"导出图像"，将图像传输到 PACS。

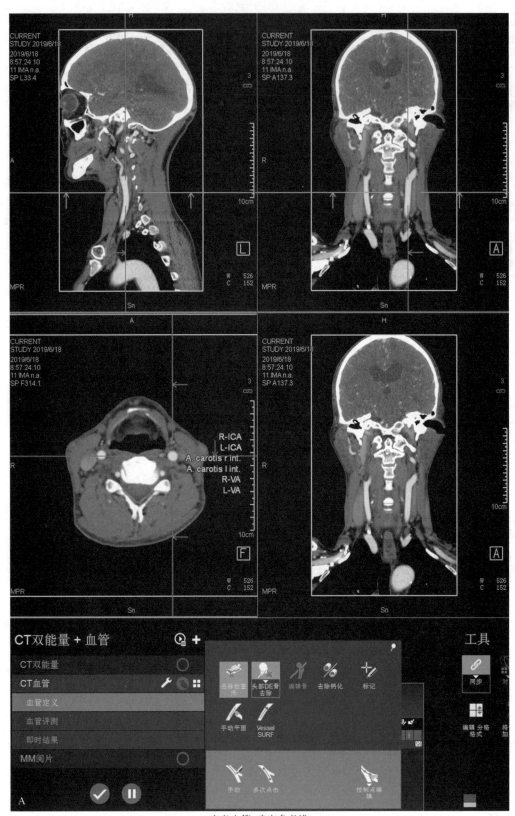

定义血管,确定参考线

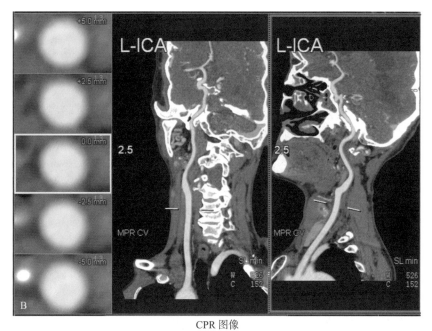

CPR 图像

图 2-3-9　自动识别血管

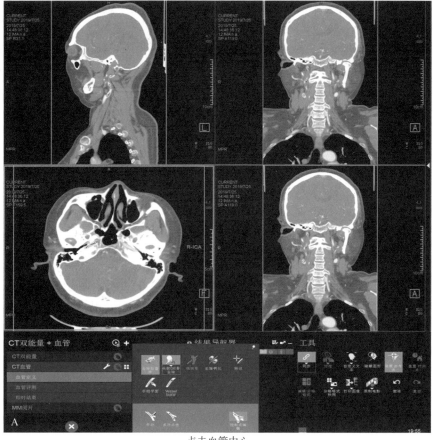

点击血管中心

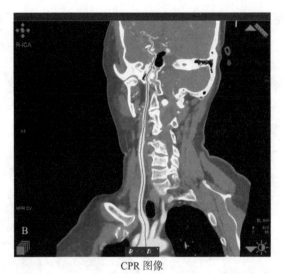

CPR 图像

图 2-3-10 手动识别血管

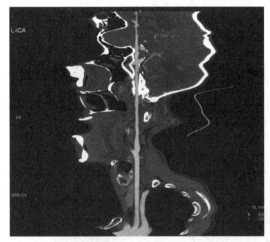

图 2-3-11 矫直血管

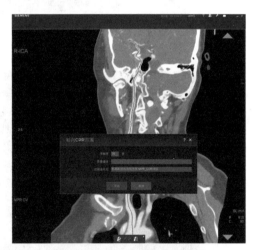

图 2-3-12 旋转角度保存图像

四、任务评价

1. **影像处理结果** 通过曲面重组处理,清晰显示为前交通动脉瘤,并可测量瘤体直径,且以目标血管中轴线为中心进行任意角度旋转显示不同方位血管病变,将前交通动脉瘤的位置、大小及毗邻关系显示得更佳,同时患者双侧颈内动脉及椎动脉显示在同一个平面上,图像清晰,为临床诊断及治疗提供了准确的影像支持。

诊断结果:前交通动脉瘤。

2. **处理技术标准** CPR 图像的准确性和客观性一定程度上会受到操作者点击曲线的影响,不恰当的曲线轨迹可能导致血管的假性狭窄,特别是测量瘤体长度与直径时,为避免误差的出现,头颈部血管 CPR 图像常选择横断面图像为基础,切换不同层面连续加点来进行的划线,控制点应置于血管中心,同时需将 CPR 图像进行多角度旋转保存,便于病变的多方位观察与测量。

3. 相关案例分析 患者,男,68 岁,因心慌、胸闷、气短 1d 入院,既往有高血压病史,申请冠状动脉 CTA 检查,患者影像经处理结果见图 2-3-13 和图 2-3-14。

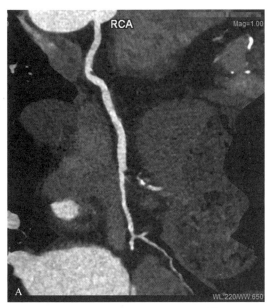
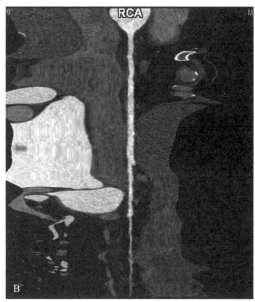

图 2-3-13 右冠状动脉

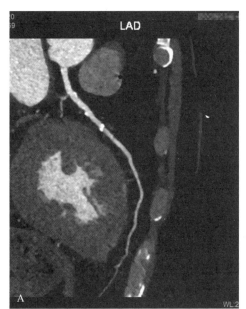
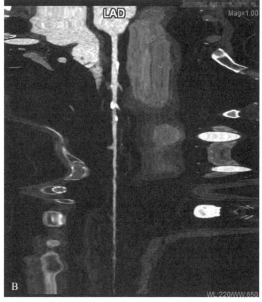

图 2-3-14 左冠状动脉

任务评价:该患者经 CT 双能量扫描,进行 MIP、VR 及 CPR 等图像后处理,显示左前降支(LAD)及右冠状动脉(RCA)管腔狭窄,管壁钙化。

诊断结果:左冠状动脉前降支管腔轻中度狭窄,右冠状动脉主干管腔轻中度狭窄。

任务3　最大密度投影

一、任务案例

(一) 基本信息

姓名:赵 ××;性别:女;年龄:33 岁;民族:汉族;婚姻状况:已婚;

现住址:成都市天府新区。

(二) 临床信息

1. 就诊信息　入院时间:2019 年 6 月 3 日;就诊科室:产科;主治医生:游 ×。

2. 临床信息

(1)主诉:胚胎移植术后 34^{+4} 周,皮肤瘙痒 5d。

(2)现病史:患者平素月经规律,末次月经 2018 年 9 月 16 日,因患"马方综合征"于湖南湘雅医院行三代试管婴儿,于 2018 年 10 月 4 日移植一枚 5d 冻胚,移植后 12d 妊娠试验提示早孕。孕早期依据胚胎移植术后常规用药。孕 13 周建卡,定期产检。孕 5 个月时突发阴道流血于医院急诊留观。孕晚期于华西医院胸外科就诊,行心脏超声示"主动脉窦部稍增宽,左室收缩功能正常",建议定期复查,目前情况可承受阴道分娩。孕中晚期无胸闷、气急,无头晕、眼花,无多饮、多食、多尿。既往有血小板及白细胞减少病史。现患者双上肢皮肤瘙痒,系胚胎移植后 34^{+4} 周,核实孕周为 37^{+2} 周,入院待产。

(3)体格检查:T 36.4℃,P 92 次 /min,R 20 次 /min,Bp 117/78mmHg。发育正常,营养良好,面容好,神志清楚,查体合作。全身皮肤、黏膜无黄染,无皮疹、皮下出血,皮下无水肿,无肝掌、蜘蛛痣。全身浅表淋巴结无肿大。无眼睑水肿,结膜无苍白,眼球无突出,巩膜无黄染,两侧瞳孔等大、等圆。外鼻无畸形,通气良好。颈软无抵抗,颈动脉搏动正常,颈静脉正常,气管居中,肝颈静脉回流征阴性,甲状腺无肿大,无压痛、震颤、血管杂音。胸廓正常,双侧呼吸动度对称,肋间隙正常,双侧乳房对称,胸骨无压痛,胸廓挤压征阳性,双侧语音震颤无增强、减弱,无胸膜摩擦感。双肺叩诊呈清音,呼吸音清晰,未闻及明显干湿性啰音。心前区无隆起,心尖搏动无移位,无心包摩擦感,心率 92 次 /min,律齐,各瓣膜听诊区未闻及杂音。腹部隆起,腹围 92cm,全腹柔软无压痛、反跳痛,腹部无包块。

(4)既往病史:诊断"马方综合征"6 年余,自诉 2017 年妊娠时患甲状腺功能减退症,否认高血压、心脏病史,否认精神疾病史,否认肝炎、结核、疟疾病史,2014 年因"自发性气胸"在华西医院行胸腔镜手术治疗,否认外伤史,否认食物、药物过敏史,已接种乙肝疫苗、卡介苗、脊髓灰质炎疫苗、麻疹疫苗、百白破及乙脑疫苗,否认输血史。

(5)月经史及婚育史:月经量正常,无痛经,初潮为 13 岁,周期 26~28d,经期 5~7d, $G_4P_1^{+2}$,流产 2 次。

(三) 检查信息

1. 检查项目　在待产过程中宫口已开 4cm 时突发胸背部撕裂样疼痛,产科紧急剖宫产后立即行胸腹部血管 CT 成像。

2. **扫描参数**　患者仰卧位,人体正中矢状面与床面长轴中线垂直并重合,双手上举,扫描范围从胸廓入口至耻骨联合,采用正位定位像。FOV 为 350mm,管电压 100kV;自动管电流 smart mA,噪声指数 Noise Index 12.0,最大管电流限值 500mA;探测器宽度 8cm;螺旋扫描模式,单圈扫描时间 0.30s。对比剂注射参数:碘海醇(300mgI/ml),60ml,流速 5.0ml/s。18G 留置针置于右肘静脉。注射方式:生理盐水(20ml,5.0ml/s)＋对比剂(60ml,5.0ml/s)＋生理盐水(30ml,5.0ml/s)。延迟扫描:自动触发方式,ROI 位于升主动脉,阈值设为 150HU。重建参数:层厚／层间隔 0.625mm;重建类型:Detail;迭代比例:50%;窗位、窗宽:200/1 000HU。

3. **序列图像**　见图 2-3-15。

二、任务分析

(一) 图像质量分析

患者于剖宫产术后尚未复苏,紧急行胸腹部 CTA 检查,处于强迫体位,身体轴线与检查床不一致,扫描图像与标准轴位相比较不在同一平面,给后处理增加一定难度(图 2-3-16)。

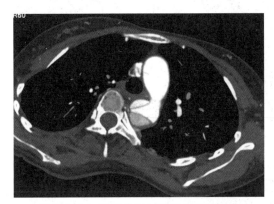

图 2-3-15　横轴位显示夹层入口及瓣膜

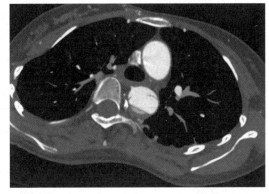

图 2-3-16　横轴位显示夹层瓣膜

(二) 图像处理方法

1. **对比度调节**　通过调节窗宽、窗位来获得更好的观察效果,使血管与周围组织形成良好的对比度,同时也使夹层动脉瘤的假腔和真腔形成对比,便于更好地进行影像诊断。

2. **最大密度投影成像**　最大密度投影成像是通过计算机处理,将成像容积内每个像素的最大强度值进行投影而得到的二维图像,是利用容积数据中在视线方向上密度最大的全部像素的投影技术。成像数据来源于三维容积数据,因而可以任意改变投影方向,图像可以任意角度显示。

(三) 临床应用

最大密度投影图像对病灶定位及组织结构的空间位置关系的判断有重要意义,临床上多用于观察全身各系统组织器官的形态学改变,尤其对判断颅底、颈部、肺门、纵隔、腹部、血管等解剖结构复杂部位的病变性质、侵及范围、毗邻关系、小的骨折碎片、动脉夹层破口及胆道、输尿管结石的定位诊断具有明显优势。

（四）最大密度投影技术注意事项

在扫描完成后应行薄层重建，并使用薄层图像进行后处理。层厚调节、多角度倾斜、旋转、对比度调节等重组后，图像清晰，能显示主动脉夹层动脉瘤，旋转图像可展示夹层破口的位置、类型、波及范围、夹层旋转方向、内膜瓣破口情况，为临床诊断及治疗提供了准确的依据。

三、任务操作

以某品牌工作站为例，介绍最大密度投影的操作流程。

1. 选择原始数据重建薄层图像。

2. 后处理工作站中调用"REFORMAT"打开薄层图像；点击"✗"（Multi Oblique Mode 多倾斜位模式）按钮，调整倾斜方向与病变或血管走行方向一致（图 2-3-17）。

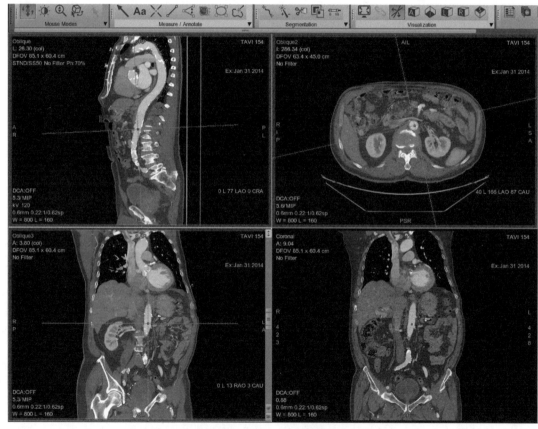

图 2-3-17 多模倾斜

3. 根据显示的不同部位点击图标"☀"，设置合适的窗位及窗宽（图 2-3-18）。

4. 在层厚调节处按住鼠标中键左右拖动，将层厚调整适宜（≥ 8mm），将图像显示模式定义为"MIP"（图 2-3-19）。

5. 在图像上确定病变或血管的中心点，点击后确认，按鼠标左键拖动 3D 模型边框上下左右旋转以显示病变或血管最大径（图 2-3-20）。

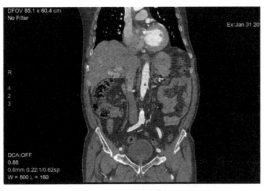

图 2-3-18　调整窗位、窗宽

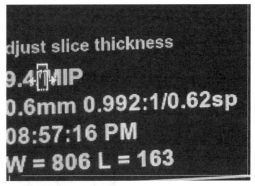

图 2-3-19　增加层厚,定义模式

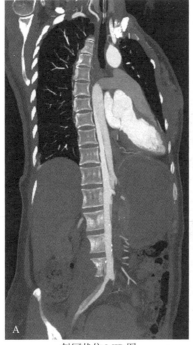

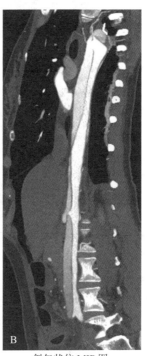

斜冠状位 MIP 图　　　　　　　斜矢状位 MIP 图

图 2-3-20　斜冠状位和斜矢状位 MIP 图

6. 选择显示较好的单幅图像,点击"📷"图标或键盘"S"按键保存至存储管理器或者选择"🖼"批处理保存多幅图像(图 2-3-21)。

7. 3D VR 成像后,在弹出菜单中,将图像模式改为 MIP,可在三维 MIP 显示血管及夹层全貌(图 2-3-22)。

四、任务评价

1. **影像处理结果**　通过多角度倾斜,窗宽、窗位以及层厚的调节,MIP 图较好地显示主动脉全程,可以观察到主动脉弓后部向下至腹主动脉及右髂总动脉、髂外动脉假腔,累及腹腔干、肠系膜上动脉及右肾动脉,真腔受压,位于后侧,呈间断缩窄影像(图 2-3-23)。

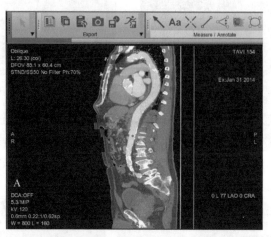

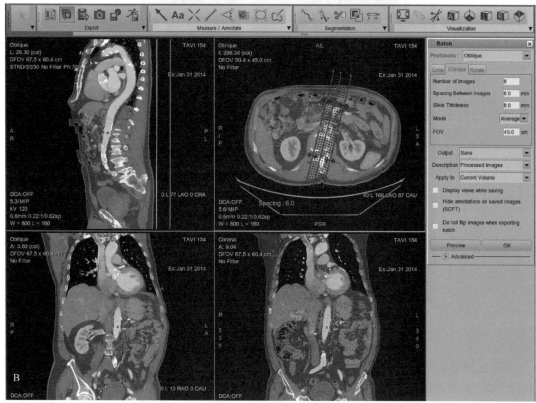

图 2-3-21　图像保存

诊断结果:主动脉夹层动脉瘤,假腔从主动脉弓左后部向下延伸至腹主动脉及右髂动脉,并累及腹腔干、肠系膜上动脉及右肾动脉。

2. **处理技术标准**　最大密度投影的目的是明确诊断,确定内膜破裂口的部位、大小及数目,破口与邻近血管的分支关系及距离,内膜片及真假腔的形态及走行,同时显示血管壁有无钙化。

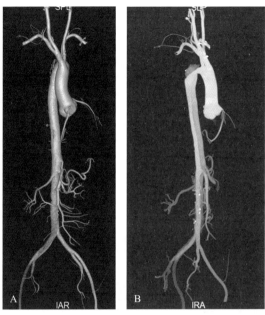

图 2-3-22　3D 图像由 VR 模式转换为 MIP

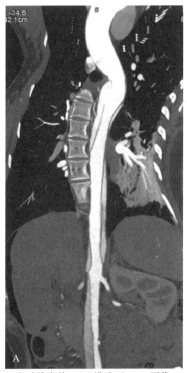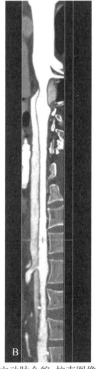

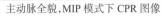

主动脉全貌,MIP 模式下 CPR 图像　　　　　主动脉全貌,拉直图像

图 2-3-23　主动脉全貌,MIP 模式下的 CPR 和拉直图像

　　3. 相关案例分析　　周 × ×;性别:女;年龄:62 岁;民族:汉。患者因卵巢癌术后 1d 血氧饱和度持续下降怀疑肺动脉栓塞,临床医生要求其行肺动脉 CT 血管成像。患者影像经

处理结果见图 2-3-24。

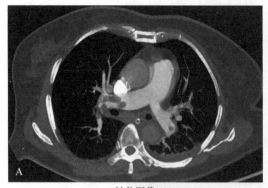
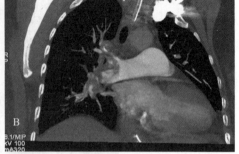

轴位图像　　　　　　　　　　　　　　　　斜冠状位图像

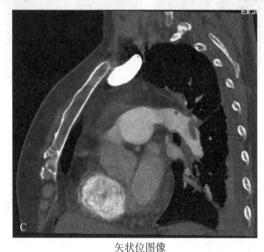

矢状位图像

图 2-3-24　轴位、斜冠状位、矢状位图像

任务评价:MIP 图像显示肺动脉主干,左、右肺动脉,右肺动脉上下分叉处及分支动脉见多处低密度充盈缺损或软组织密度影。

诊断结果:急性肺动脉栓塞。

任务4　最小密度投影

一、任务案例

(一) 基本信息

姓名:夏 ××;性别:女;年龄:2 岁;民族:汉族。

现住址:四川遂宁安居区。

(二) 临床信息

1. 就诊信息　入院时间:2019 年 7 月 10 日;就诊科室:儿科急诊观察病房;主治医生:

葛 × ×。

2. 临床信息

(1)主诉:反复咳嗽 1 个月。

(2)现病史:1 个月前患儿"在幼儿园受凉",当晚即出现间歇性咳嗽,运动后加重。无发热、流涕、咯血、发绀、抽搐等表现,于次日就诊于遂宁市中区人民医院,诊断为"支气管炎",给予头孢类抗生素、氨酚黄敏等药物治疗。7d 后,症状无明显好转。复诊后加用泼尼松等药物(剂量不详),症状有所缓解,仍偶发咳嗽。3d 前到医院门诊就诊,给予美洛西林钠舒巴坦钠、普米克、可比特、沐舒坦等对症支持治疗后症状稍好转。为进一步确诊,查胸部 CT+三维重建明确诊断。

(3)体格检查:患儿发育正常,营养良好,精神可,查体合作。自主体位,鼻翼无扇动,口唇红润,咽充血,双侧呼吸动度基本对称,肋间隙正常。右肺叩诊鼓音,右肺呼吸音欠清晰,双肺闻及散在双相喘鸣。腹软,平坦,无压痛、反跳痛,腹部无包块,无移动性浊音,肠鸣音存在。肝脏上界位于锁骨中线第 5 肋间隙,下界位于肋下 2cm,肾区无叩击痛。肛门直肠外生殖器无异常。腹壁反射正常,膝腱、跟腱反射正常,双侧巴宾斯基征阴性,脑膜刺激征阴性。饮食稍差,大小便外观未见异常。

(4)既往病史:有可疑呛咳史,幼儿园进食坚果史。否认高血压、心脏病史,否认糖尿病、脑血管疾病、精神疾病史,否认肝炎、结核、疟疾病史,否认手术、外伤史,否认食物、药物过敏史,预防接种史不详。

(三) 检查信息

1. 检查项目 CT 胸部平扫。

2. 扫描参数 患者仰卧位,人体正中矢状面与床面长轴中线垂直并重合,双手上举。扫描范围从胸廓入口至膈下。管电压 80kV,自动管电流 smart mA,噪声指数 Noise Index 10.0,探测器宽度 16cm,层厚 0.625mm,FOV 为 200mm,单次轴向扫描模式,单圈扫描时间 0.30s。重建参数:层厚 / 层间隔 0.625mm;重建类型:Standard;迭代比例:50%;窗位、窗宽:−400/1 600HU。

3. 序列图像 见图 2-3-25。

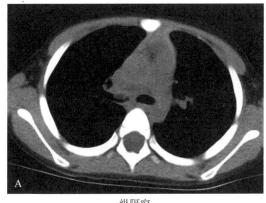
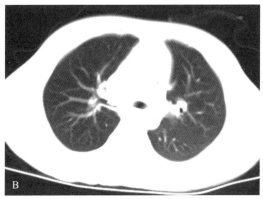

纵隔窗   肺窗

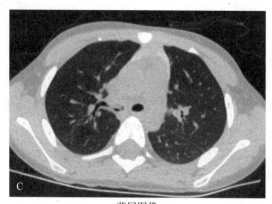
薄层图像

图 2-3-25　轴位图像

二、任务分析

(一)图像质量分析

气管、支气管及肺组织是含气器官,具有良好天然对比。但因受检者是幼儿,生理特点是呼吸频率快,不易配合检查,胸廓横径大于上下径,肺的含气量低于成人,且对射线敏感。要求在检查中使用较快的扫描速度,且要合理控制辐射剂量,因此扫描图像较成人信噪比差,呼吸运动伪影较易出现,一定程度上给后处理增加了难度。

(二)图像处理方法

1. 对比度调节　通过调节窗宽、窗位来获得更好的观察效果,使含气低密度的气管、支气管与周围组织形成良好的对比度,便于定位病变部位和范围,更好显示阻塞气道和远端肺组织有无不张或气肿。

2. 最小密度投影成像　最小密度投影成像和最大密度投影方法相似,是通过计算机处理,将成像平面所选取的三维组织容积内每个像素的最小密度值进行投影而得到的图像,是利用容积数据中在视线方向上密度最小的像素的投影技术。最小密度投影成像可以任意改变投影方向,图像可以任意角度显示。

(三)临床应用

最小密度投影主要用于气管、支气管和胃肠道等中空器官病变的显示。

(四)最小密度投影技术注意事项

1. 需对图像进行切割以便去除靶器官以外组织或器官影像的干扰。

2. 适当调节窗宽窗位,以清晰显示中空器官内病变以及与周围组织器官的对比关系。

三、任务操作

以某品牌工作站为例,介绍最小密度投影的操作流程。

1. 选择原始数据重建的薄层图像。

2. 后处理工作站中调用 "REFORMAT",打开薄层图像。

3. 使用 "✂" 多模式倾斜调整观察方向,根据显示的不同部位设置合适的窗位及窗宽(图 2-3-26)。

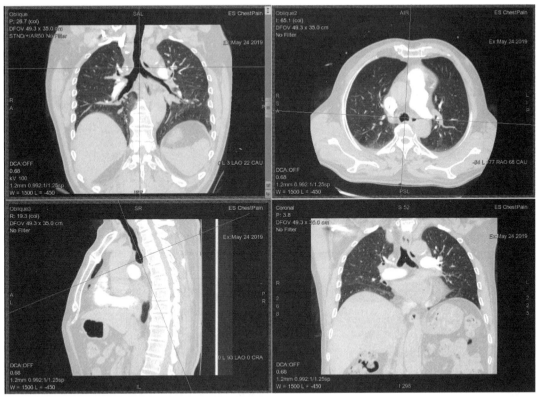

图 2-3-26　多模式倾斜

4. 在层厚调节处按住鼠标中键左右拖动,将层厚调整适宜(气道多以 4~6mm 为宜),将图像显示模式定义为"MinIP"(图 2-3-27)。

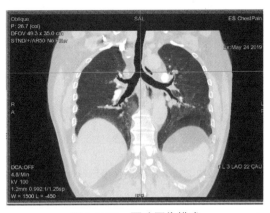

图 2-3-27　更改图像模式

5. 在图像上确定病变或血管的中心点,点击后确认,移动鼠标到感兴趣图像的边缘,当图像显示 3D 模型边框时,按鼠标左键拖动,上下左右旋转以显示病变或气管最大径,点击"📷"图标或键盘"S"按键保存(图 2-3-28)。

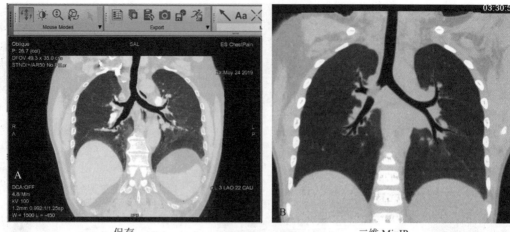

保存　　　　　　　　　　　　　　　　　　二维 MinIP

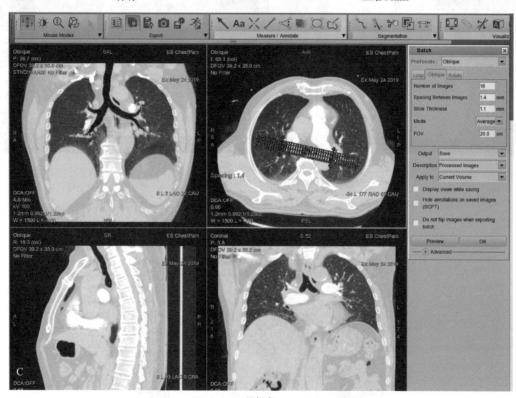

批保存

图 2-3-28　MinIP 图像显示气道长径

　　6. 选择 3D MinIP 图像显示模式,旋转图像并将目标以外的组织进行容积切割,获得 3D MinIP 图像(图 2-3-29)。

　　7. 选择显示较好的单幅图像,点击键盘"S"按键保存至存储管理器或者选择"▣"批处理保存多幅图像(图 2-3-30)。

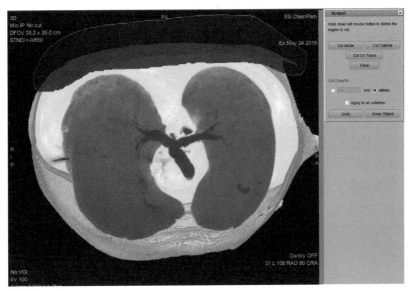

图 2-3-29　容积切割

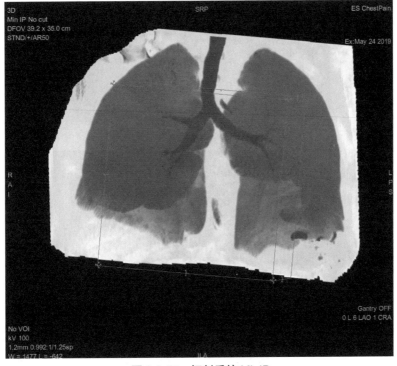

图 2-3-30　切割后的 MinIP

四、任务评价

1. **影像处理结果**　通过多角度倾斜、中心点旋转、层厚及窗宽和窗位调节、容积切割等措施,MinIP 图较好显示气管及支气管以及各下级分支走行全程,可以观察到右肺肺气肿,右主支气管及其分叉处内可见异常等密度影,大小约 7mm×8mm。远端气道充气较健侧明显减少。气管和左主支气管及分支显示无异常。

诊断结果:右主支气管及其分叉处见异常等密度影,合并右肺阻塞性肺气肿,结合病史,提示气道异物可能。

出院诊断:支气管异物(位置为右主支气管,异物为开心果)。

2. 处理技术标准 重建出的二维平面的厚层 MinIP 图像及三维 MinIP 图像,清晰显示气管、支气管以及肺组织等含气低密度组织全貌,中断的气道反衬出异物阻塞的部位、长度、影响范围,以及有无气管壁、周围组织有无积气等。

3. 相关案例分析 田××,男,3 岁,因腹胀就诊,院外平片未见明显异常。医院超声检查示"下腹腔胀气明显,查见液性暗区深约 1.4cm,肠系膜无法显示",为明确诊断,行腹部平扫。患者影像经处理后结果见图 2-3-31。

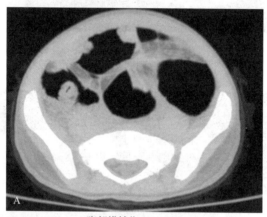

腹部横轴位 MinIP 图

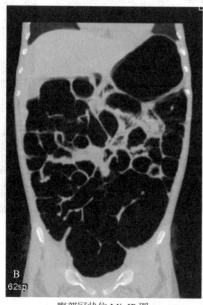

腹部冠状位 MinIP 图

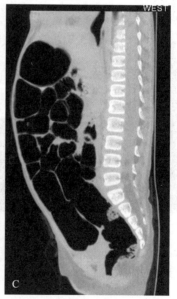

腹部矢状位 MinIP 图

图 2-3-31 腹部横轴位、冠状位、矢状位 MinIP 图

任务评价：通过多角度倾斜、层厚及窗宽、窗位调节，MinIP 图较好显示胃腔以及小肠、结肠呈普遍充气扩张，未见腹腔游离积气、积液及占位征象。结肠及直肠内有气粪团影，膀胱壁光滑，腹盆壁及直肠周围脂肪层显示清晰。

诊断结果：胃及肠管普遍充气扩张，结肠及直肠内有气粪团影。

任务5 容积再现处理

一、任务案例

（一）基本信息

姓名：冯××；性别：女；年龄：29 岁；民族：汉；职业：工人；婚姻状况：已婚；住址：四川省自贡市。

（二）临床信息

1. 就诊信息 入院时间：2019 年 3 月 10 日；就诊科室：骨科一室；主治医生：李××。

2. 临床信息

(1) 主诉：患者 3 个月前从 3 米高处跌落致左侧第 5、第 6 肋骨后支骨折，即行肋骨内固定术，现复查。

(2) 现病史：左侧第 5、第 6 肋骨后支行内固定术后复查。

(3) 体格检查：T 37.1℃，P 88 次 /min，R 22 次 /min，Bp 120/70mmHg。发育正常，营养良好，面容好，神志清楚，查体合作。全身皮肤、黏膜无黄染，无皮疹、皮下出血、皮下结节、瘢痕，皮下无水肿，无肝掌、蜘蛛痣。全身浅表淋巴结无肿大。双肺叩诊呈清音，呼吸音清晰，未闻及明显干湿性啰音。心前区无隆起，心尖搏动无移位，无心包摩擦感，心率 78 次 /min，律齐，各瓣膜听诊区未闻及杂音。腹软且平坦，无压痛、反跳痛，腹部无包块。肝脏未触及，脾脏未触及，墨菲征阴性，双肾区无叩击痛，无移动性浊音。肠鸣音存在。左侧腋后可见术后瘢痕。双上肢、双下肢无异常。无畸形、下肢静脉曲张、杵状指(趾)，关节无红肿，下肢无水肿。

(4) 既往病史：患者平素身体健康状况良好，5 年前，外院诊断为"胆囊结石"，行保守治疗，具体情况不详。3 个月前从 3 米高处跌落致左侧第 5、第 6 肋骨后支骨折，即行肋骨内固定术。

（三）检查信息

1. 检查项目 肋骨 CT 平扫。

2. 扫描参数 患者取仰卧位，头先进，人体正中矢状面与床面长轴垂直并重合，双手上举，扫描范围包括全部肋骨，采用胸部正位定位像。双球管扫描，A 球、B 球管电压参数分别为 100kV，管电流参数分别为 90mAs，准直器宽度为 192×0.6mm，螺旋扫描层厚 0.625mm，FOV 为 300mm，螺距 2.0，重建算法为标准算法，肺窗显示 WL=-650HU、WW=1 500HU，纵隔窗显示 WL=40HU、WW=250HU，骨窗显示 WL=300HU、WW=1 400HU。

3. 序列图像 (图 2-3-32)。

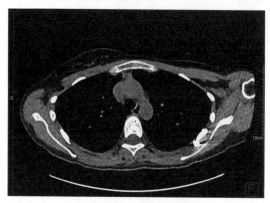

图 2-3-32　横断面图像

二、任务分析

(一) 图像质量分析

肋骨 CT 扫描原始图像,因内固定产生射线硬化伪影,细节显示较差,无法清晰显示内固定与肋骨位置关系及周围骨质情况。

(二) 图像处理方法

1. 对比度调节　通过调节窗宽、窗位来获得更好的观察效果,使内固定与周围骨质形成良好的对比度。

2. 容积再现技术　也称容积重组(VR)或容积漫游,是利用螺旋 CT 容积扫描的所有体素数据,根据每个体素的 CT 值及其表面特征,使成像容积内所有体素均被赋予不同颜色和不同透明度,通过图像重组和模拟光源照射,从而显示出具有立体视觉效果的器官和组织结构的全貌。

(三) 临床应用

容积再现技术不仅可以显示被观察物的表面形态,而且可以根据观察者的需要,显示被观察物内部任意层次的形态,帮助确定病灶与周围重要结构间的位置关系。VRT 图像的主要特点是分辨力高,可以分别显示软组织及血管和骨骼,3D 空间解剖关系清晰,色彩逼真,可任意角度旋转,操作简单,适用范围广,适用于显示骨骼系统、血管系统、泌尿系统、胆道系统和肿瘤等。缺点是数据计算量大,不能显示内部细微结构和微小病变。

(四) 容积再现技术注意事项

影像技师在扫描过程中应行薄层扫描。首先根据诊断的需求采用相应的方法进行图像处理,调节合适的对比度以更好地显示内固定与周围骨质基本情况。其次,影像技师进一步运用薄层图像进行容积再现处理,更好地显示内固定与肋骨的空间位置关系,从而判断内固定是否在位。

三、任务操作

1. 将肋骨 CT 扫描薄层数据用 MM 阅片打开。

2. 在图像左下角选择"VRT",将轴位图像转换成 VR 图像(图 2-3-33)。

3. 在图像左下角"VRT"中点击"VRT 图库"可以选择不同 VR 模板(图 2-3-34)。

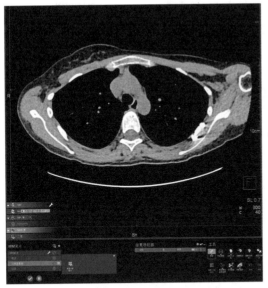

图 2-3-33　轴位图像转换成 VR 图像

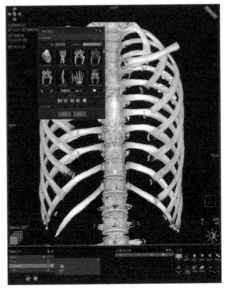

图 2-3-34　VRT 图库

4. 如有内固定器的患者可选择骨透明模板来显示内固定器(图 2-3-35)。

5. 编辑图像,可对图像进行旋转、剪切等操作(图 2-3-36)。

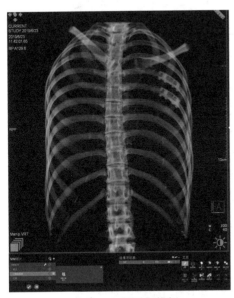

图 2-3-35　骨透明模板

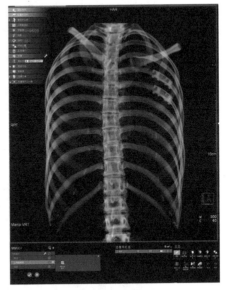

图 2-3-36　编辑图像

6. 保存图像,选择径向范围,将图像按一定角度旋转保存(图 2-3-37)。

7. 传输图像,选中处理出来的图像点击导出图像(图 2-3-38A),选择目标为"PACS",将图像传输到"PACS"(图 2-3-38B)。

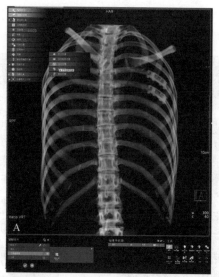

选择径向范围

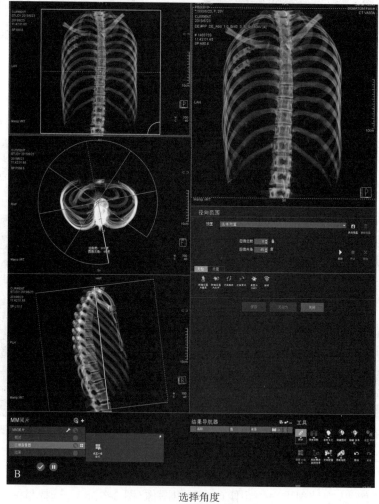

选择角度

图 2-3-37　保存图像

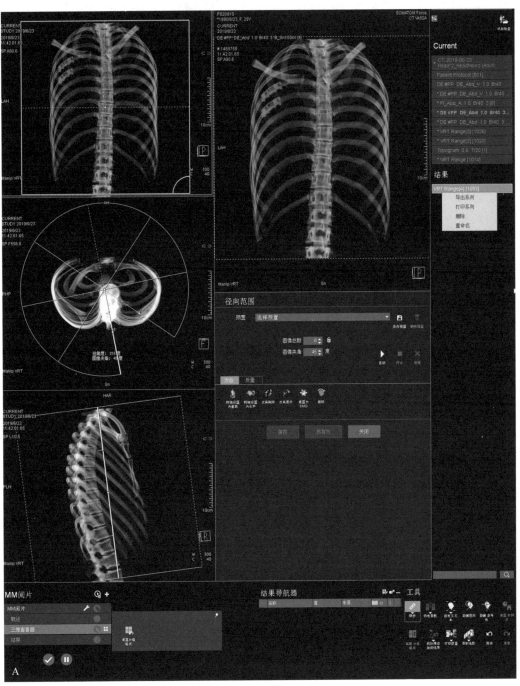

导出图像

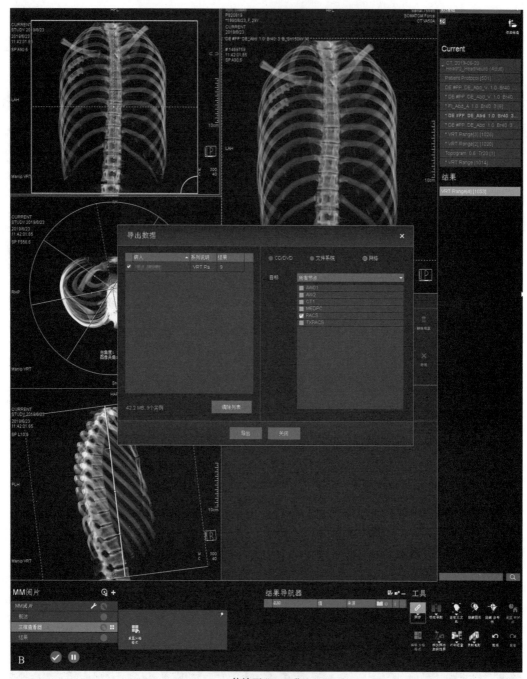

传输至"PACS"

图 2-3-38 传输图像

四、任务评价

1. **影像处理结果** 经对比度调节、容积再现技术处理后,患者图像较处理前内固定与周围骨质细节显示更清晰,位置毗邻关系明确,为临床诊断及治疗提供了准确的影像支持。

诊断结果:左侧第5、第6肋骨后支骨折行内固定术后复查,内固定在位,骨折处骨架形成。

2. 处理技术标准 容积再现技术的目的是更好地显示病变与周围组织位置的关系,因此必须结合临床诊断的实际需要,选择合适的观察角度、合适的 VR 模板、合适的 CT 值阈值以显示软组织、骨质等。例如,对骨折患者的处理以清晰显示骨折部位及其与周围组织结构空间位置关系为原则。对于血管性病变如血管瘤等应以清晰显示瘤颈及其与血管、骨质结构关系等为侧重点。

3. 相关案例分析 患者,男,64岁,因意识不清入院,行 CT 平扫提示颅内出血。申请头颅 CTA 检查,患者影像经处理后结果见图 2-3-39。

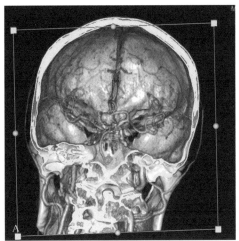

带骨 VR   去骨 VR

图 2-3-39　VR 图像

任务评价:前交通动脉局限性隆起,VR 清晰显示其形态、大小及空间位置。

诊断结果:前交通动脉动脉瘤。

任务6　仿真内镜处理

一、任务案例

(一)基本信息

彭××,男,1岁,因咳嗽5d急诊就诊,疑似花生粒呛到气管。患儿为急性病容,听诊发现双肺呼吸音粗,闻及喘鸣音,腹部无异常。

(二)临床信息

1. 就诊信息 入院时间:2019年4月29日;就诊科室:小儿呼吸免疫科;主治医生:陈××。

2. 临床信息

(1)主诉:进食花生米后咳嗽、喘息 5d。

(2)现病史:5d 前患儿进食花生时正在运动,突发剧烈咳嗽,持续 10 余秒后缓解,饮水后咳嗽好转,约 1h 后出现阵发性干咳伴喘息,安静可闻,夜间活动后加剧,无发热、流涕、鼻塞、声嘶、咯血、发绀、吐泻、抽搐等表现,家属未予特殊处理。患儿于 4d 前就诊于眉山市人民医院,诊断为"支气管炎",给予头孢类抗生素、孟鲁司特钠、泼尼松等口服治疗,1d 后咳嗽、喘息无明显好转,考虑"支气管异物",医生建议转上级医院治疗。半日前患儿于医院急诊科就诊,给予美洛西林钠舒巴坦钠、普米克、可必特、沐舒坦等对症支持治疗后症状稍好转,为进一步确诊、治疗收入呼吸免疫科。

(3)体格检查:T 37.6℃,P 106 次 /min,R 28 次 /min,Bp 132/80mmHg。胎次:1,产次:1,出生体重:3 100g,体格发育及语言发育正常,营养良好,精神可,查体合作。自主体位,鼻翼无扇动,口唇红润,咽充血,双侧呼吸动度基本对称,肋间隙正常。右肺叩诊呈鼓音,右肺呼吸音欠清晰,双肺闻及散在双相喘鸣伴少许湿性啰音。腹软平坦,无压痛、反跳痛,腹部无包块。肝脏上界位于锁骨中线第 5 肋间隙,肾区有叩击痛,无移动性浊音。肠鸣音存在。肛门、直肠、外生殖器无异常。腹壁反射正常、膝腱反射、跟腱反射正常,双侧巴宾斯基征阴性,脑膜刺激征阴性。饮食稍差,大小便外观未见异常。

(4)既往病史:否认高血压、心脏病史,否认输血史,否认肝炎、结核、其他传染病史,否认手术、外伤史,否认食物、药物过敏史和预防接种史:按疫苗接种卡进行接种。

(三) 检查信息

1. 检查项目 CT 胸部平扫。

2. 扫描参数 患者取仰卧位,人体正中矢状面与床面长轴中线一致,双手上举置于头顶并固定。扫描范围:胸廓入口至膈下。参数:管电压 80kv;自动管电流,噪声指数 Noise Index 10.0;探测器宽度 16cm;FOV 为 200mm,单次轴向扫描模式,单圈扫描时间 0.30s。重建参数:层厚 / 层间隔 0.625mm,重建类型:Standard;迭代比例:60%,窗位、窗宽:–400/1 600。

3. 序列图像 见图 2-3-40。

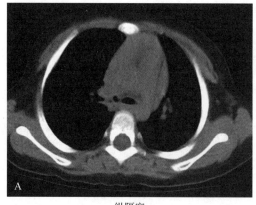
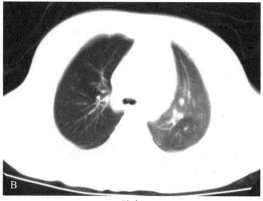

纵隔窗　　　　　　　　　　　　　　　　　　　肺窗

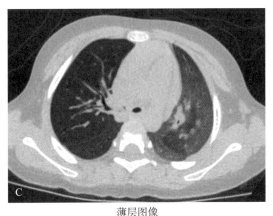

薄层图像

图 2-3-40 横轴位图像

二、任务分析

(一) 图像质量分析

通过调节窗宽、窗位来获得更好的观察效果,使含气密度低的气管、支气管与周围组织形成良好的对比度,更好地显示阻塞气道和远端肺组织有无不张或气肿,便于定位病变部位和范围。

(二) 图像处理方法

1. **对比度调节** 通过调节窗宽、窗位来获得更好的观察效果,使血管与周围组织形成良好的对比度,同时也使夹层动脉瘤的假腔和真腔有对比,便于更好寻找破口。

2. **最小密度投影成像** 最小密度投影成像(MinIP)通过计算机处理,将成像平面所选取的三维组织容积内每个像素的最小密度值进行投影而得到的图像,是利用容积数据中在视线方向上密度最小的像素的投影技术,可以任意改变投影方向,图像可以任意角度显示(图 2-3-41)。

3. **CT 仿真内镜**(CT virtual endoscopy,CTVE) CT 仿真内镜是利用螺旋 CT 提供的容积数据,通过数据运算,利用导航和飞跃技术,赋予图像伪彩,并进行连续回放,以内镜形式观察腔道内部结构的一种显示技术。该技术可观察中空含气的腔道如鼻窦、肠道、气管、支气管,也可显示充盈对比剂的管道如 CT 血管造影。

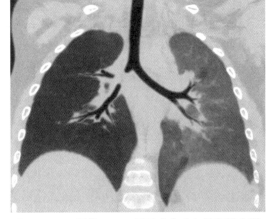

图 2-3-41 冠状 MinIP 显示右主支气管气道中断

(三) 临床应用

CTVE 是一种非侵入式的辅助医学检查技术,具有可回顾性,任何人在任何时候均可反复观察腔体内结构信息;同时具有交互性,可通过观测角度和范围变化,观测到纤维内镜无法到达的部位。CTVE 临床主要用于胃肠道、鼻窦、鼻腔、气道等空腔脏器病变的检查,常用的有 CT 结肠镜、CT 支气管镜、鼻窦 CT 仿真内镜及血管内镜等。

（四）CT 仿真内镜技术注意事项

CTVE 采用表面再现法,通过设定不同阈值调整内腔等值面,使用不同表面平滑程度来呈现内腔表面形态,因此无法显示不同密度的组织,各种组织无颜色变化且无明显对比。同时,因其基于三维数据显示,由采样、制作及人为因素形成的伪影是不可避免的,实际应用中应注意与真实情况的差异。

三、任务操作

以某品牌工作站为例,介绍 CT 仿真内镜的操作流程。

1. 容积数据重建薄层图像,调用选择"Navigation（导航）",将任何视图更改为导航器视图,将显示 Fly Through（飞越）导航面板。

2. 点击"Optimize Display（优化显示）",以优化导航视图阈值,并沿结构边界对准方向调整图像 CT 阈值及透明度,并赋予伪彩色。

3. 采用远景投影功能,重建出空腔器官的三维投影（图 2-3-42）。

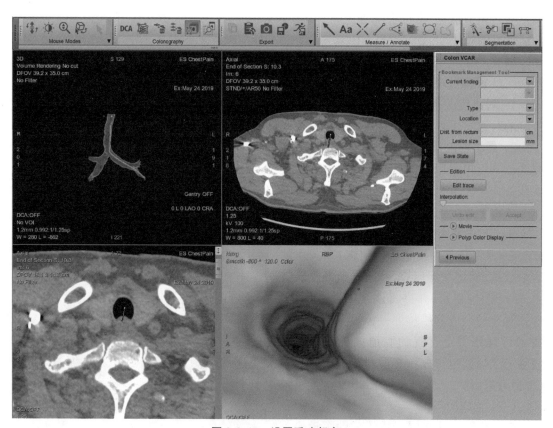

图 2-3-42　设置重建起点

4. 在参考图上设好观察起止点、视角及视轴,使三维图像沿管腔长轴方向前进（图 2-3-43）。

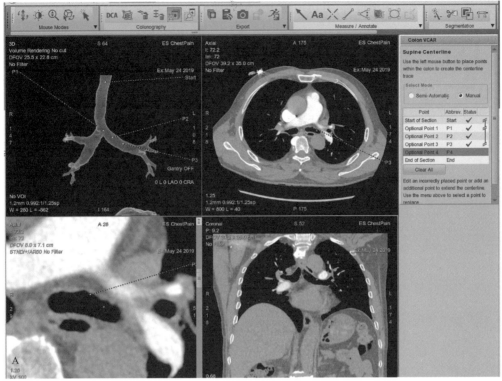

设置观察点

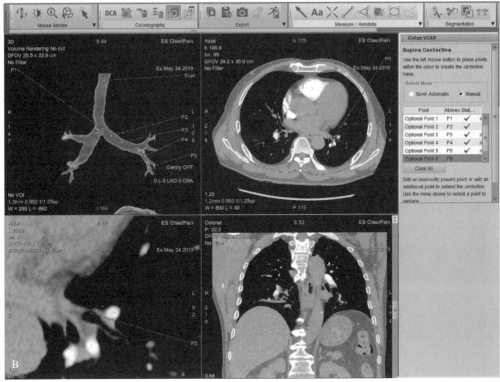

设置观察方向

图 2-3-43　设置好起止点、观察方向

5. 将多幅或序列图像保存,并以电影方式回放即可获得内镜效果(图 2-3-44)。

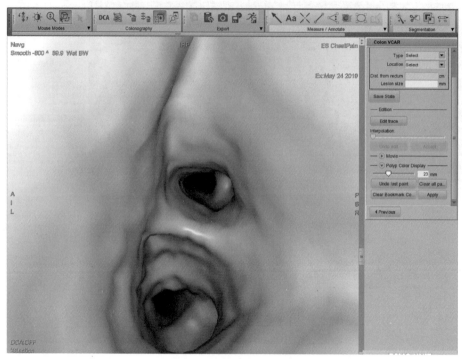

图 2-3-44　Movie 播放设置

四、任务评价

1. **影像处理结果**　通过 3D MinIP 图显示气管及支气管以及各级分支,右主支气管及其分叉处内可见异常等密度影,CTVE 可以从腔内观察到其余主支气管开口处腔道阻塞。气道拉直图可以显示各开口在气道的分段的位置(图 2-3-45)。

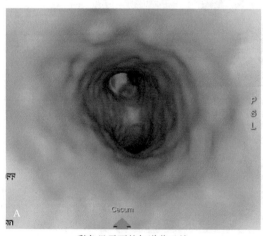

彩色显示下的气道分叉处

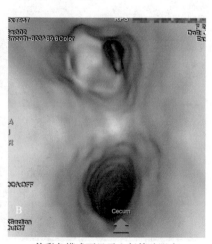

伪彩色模式下显示上行管腔阻塞

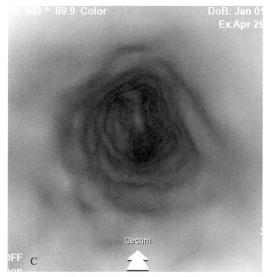
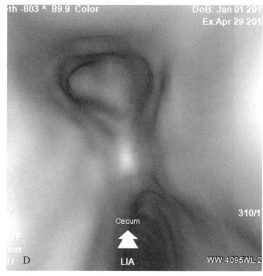

非彩色模式下管壁缺乏层次感　　　　　　　　　非彩色显示模式,分叉处管腔阻塞

图 2-3-45　气道 CTVE 显示上行管腔阻塞

　　诊断结果:右主支气管管腔变窄,分叉处见异常等密度影,结合病史,考虑支气管异物可能。

　　2. **处理技术标准**　　在三维 MinIP 图像上设置好观察起点,并沿气道走行路径多次添加五个观察点,尤其是转角和气管分叉处点击,设置完成后点击"movie"任务栏,设置图像显示帧间距和帧速率,点击"preview"预览,图像以电影形式反复播放。点击左上"color"可转换显示色彩,并可以通过"export movie"保存动态图像。

　　3. **相关案例分析**　　张 ××,男,46 岁,汉族,因"大便有血丝"3d 就诊,体格检查均无异常发现,临床医生建议患者行 CT 腹部平扫加虚拟内镜观察结肠有无异常。患者影像处理结果见图 2-3-46。

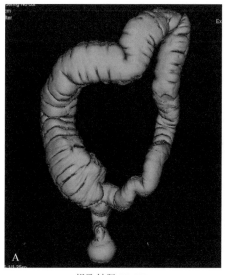
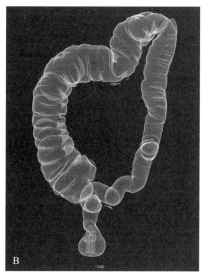

提取结肠 3D VR　　　　　　　　　　　　　3D VR 透明模式显示

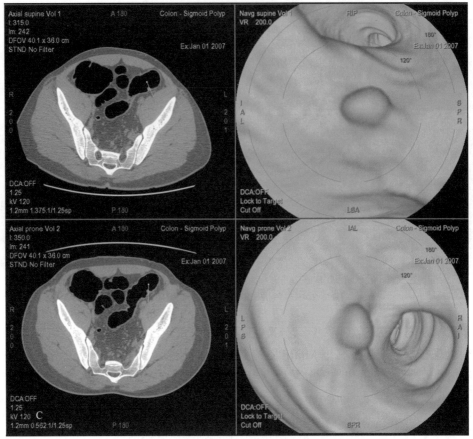

设定观察点和观察方向

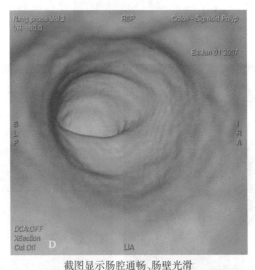

截图显示肠腔通畅、肠壁光滑

图 2-3-46　3D VR 图和管腔内显示图

任务评价:良好的术前准备,细致的检查后处理,提取出的 CTVE 图像,可以无创性地自腔内观察到从回盲部到肛门附近整段结肠管腔有无增宽或变窄,结肠袋有无增宽或消失,黏膜有无病变,有无异常突向于管腔的结构。

诊断结果:结肠全段通畅,黏膜光滑,未见溃疡性或增生性病变。

任务7　血管灌注成像处理

一、任务案例

(一) 基本信息

姓名:袁××;性别:男;年龄:63 岁;民族:汉;职业:农民;婚姻状况:已婚;住址:四川省自贡市。

(二) 临床信息

1. 就诊信息　入院时间:2019 年 1 月 20 日;就诊科室:神经内科;主治医生:刘××。

2. 临床信息

(1)主诉:突发言语不清、左侧肢体无力 2h。

(2)现病史:患者入院 2h 前无明显诱因突发言语不清、左侧肢体无力,主要表现为言语含混不清、左侧肢体不能抬离床面,当时伴有可疑呼之不应表现,不伴双眼凝视、口吐白沫、牙关紧闭、肢体抽搐、大小便失禁、呕吐、便血等不适,院外未予以特殊诊治,为进一步治疗急诊入院,在急诊完善头颅 CT 后以"脑梗死"收入我科。患者精神差,未进食,大小便未解,近期体征无明显加重。

(3)体格检查:T 36.7℃,P 72 次 /min,R 18 次 /min,BP 128/76mmHg,SPO$_2$ 95%。发育正常,营养良好,无异常面容,表情自如,被动体位。全身皮肤、黏膜无黄染,无皮疹、皮下出血、皮下结节、瘢痕,皮下无水肿,无肝掌、蜘蛛痣。全身浅表淋巴结无肿大。头颅正常,无眼睑水肿,结膜无苍白,眼球无突出,巩膜无黄染。胸廓正常,双侧呼吸动度对称,肋间隙正常,胸骨无压痛,呼吸音清晰,未闻及明显干湿性啰音。心前区无隆起,心尖搏动无移位,无心包摩擦感,心率 72 次 /min,律齐,各瓣膜听诊区未闻及杂音。腹软且平坦,无压痛、反跳痛,腹部无包块。

专科检查情况:意识恍惚,言语含混不清,对答、时空定向力、记忆力、计算力、判断力、视空间能力检查不配合。脑神经:嗅觉未查,双眼视力、视野检查不能配合,双侧额纹对称,左侧鼻唇沟较右侧稍浅,闭目有力,鼓腮、吹气、示齿不能完全配合,口角无歪斜,味觉无减退。测试双耳听力正常。舌未伸出,无舌肌萎缩及震颤。悬雍垂居中,双侧软腭动度正常,上抬有力,咽反射存在,转颈、耸肩有力,四肢肌肉无萎缩,无挤压痛,左侧肢体肌张力稍低,左上肢肌力 2 级,左下肢肌力 2 级,右侧肢体肌张力正常,右侧肢体肌力 5 级。参照美国国立卫生研究院卒中量表(National Institute of Health stroke scale,NIHSS)评分为 10 分,其中意识评定为 1 分,言语评定为 2 分,面瘫评定为 1 分,左上肢评定为 3 分,左下肢评定为 3 分;改良 RANKIN 量表(modified Rankin scale,MRS)评分为 5 分;吞咽功能评估为 5 级(差)。

(4)既往病史:平素身体健康,状况一般。

（三）检查信息

1. 检查项目 CT 血管灌注成像。

2. 扫描参数 患者取仰卧位,头先进,头置于扫描架中,身体正中矢状面与床面长轴中线垂直并重合,下颌尽量内收,使扫描范围避开晶状体并加以固定。采用头颅侧位定位像,行全脑灌注,范围从颅底到颅顶,管电压参数为 80kV,管电流参数分别为 50mAs,准直器宽度为 192×0.6mm,螺旋扫描层厚 0.625mm,FOV 200mm,螺距 0.7,对比剂使用碘海醇(浓度为 350mgI/ml),用量 48ml,流速 6.0ml/s,连续扫描 23 期。脑组织窗显示 WL=70HU,WW=260HU。

3. 序列图像 见图 2-3-47。

二、任务分析

（一）图像质量分析

CT 灌注成像原始序列,因每一期所用剂量小,脑实质噪声大,细节显示较差,无法判断脑实质有无梗死及梗死程度。

（二）图像处理方法

CT 灌注成像后处理是指在静脉快速灌注对比剂时,对感兴趣区层面进行连续 CT 扫描,从而获得感兴趣区时间-密度曲线,并利用不同的数学模型,计算出各种灌注参数值,并组成新的数字矩阵,最后通过数/

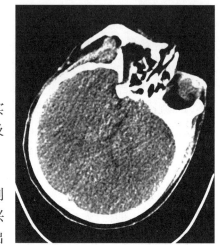

图 2-3-47　CTPI 原始图像

模(D/A)转换获得灌注图像,不同的灰阶以伪彩色显示,获得直观、清楚的各参数彩色图像能更有效、量化反映局部组织血流灌注量的改变,这是一种 CT 应用领域的前沿科技,对明确病灶的血液供应具有重要意义。脑灌注参数如下:

血流量(blood flow,BF):单位是 ml/(100g·min),是指单位体积组织(100g)在单位时间内的血液供应量,与组织器官或病变的血容量、组织耗氧量、静脉引流和淋巴回流状况等因素有关。

血容量(blood volume,BV):单位是 ml/100g,是指组织微血管内所含有的血量占整个组织的体积比,反映了组织或器官的血液灌注量,与脉管系统的容量及毛细血管开放的数量有关。

峰值时间(time to peak,TTP):单位是 s,是指对比剂进入组织达到峰值的时间。

平均通过时间(mean transit time,MTT):单位是 s,是指对比剂由供血动脉进入组织并到达引流静脉所需的时间的平均值。

表面通透性(permeability surface,PS):单位是 ml/(min·100g),是指对比剂单向通过毛细血管内皮进入组织间隙的传输速率,反映毛细血管内皮细胞完整性及血管壁通透性。

（三）CT 灌注成像的临床应用

CTPI 是一种定量的检查方法,能在病变产生形态学改变之前较早反映病变组织的血流动力学改变。目前应用较多的是脑血流灌注,对缺血性脑梗死的早期诊断具有明显的优势,而且简便易行；在肿瘤病变的鉴别诊断和分级诊断以及其他方面的应用也具有较好的应用前景。

(四) CT 灌注成像注意事项

影像技师在扫描过程中要根据患者实际情况选择合适的给药量、给药速度、扫描次数，保证检查安全的同时保证一个完整的循环过程被采集并严格控制辐射剂量。在处理过程中，严格按照处理规范进行，避免产生假象，带来误诊或漏诊。

三、任务操作

以某品牌软件为例，介绍最新 CT 灌注成像的操作流程。点击灌注扫描获得的数据信息，选择 CT 神经灌注序列进行处理。点击屏幕右上角"选择以启动"根据数据情况选择"stroke"或者"Tumor"启动后处理。

1. 运动校正

(1) 拖动时间滑块或者鼠标右键观察不同期相是否存在运动，如果某些期相存在明显运动，可以使用排除选项将选择的期相删除，如果某个期相之后的所有数据均不需要，可以使用排除范围将某个期相之后的所有数据排除。观察完运动后，选择在相对居中的扫描时相作为运动校正的标准位置，选择该期相数据，点击"对准基线"。

(2) 点击"TAC"(time attenuation curve，时间衰减曲线)，然后选择影像右上角的绘制 TAC ROI 图标，在动脉血管中绘制 ROI，选择对比剂到来之前的数据作为基线，点击基线图标可以将该期相之前的所有数据定义为基线。

(3) 点击"对准"，进行运动校正。运动校正完成后可以再浏览一遍，查看运动校正的效果。

由于扫描时我们对患者进行了固定，控制了患者的运动，对扫描时间也进行了控制，因此不大会出现二次循环，因此在运动校正这一步中，可以直接点击"对准"进行运动校正即可(图 2-3-48)。

2. 分割　这一步主要是对图像质量进行优化，选择降噪进行四维降噪。降噪完成后，图像质量会有明显改善，图像噪声更低，图像质量更好。对图像进行分离，最大值和最小值的确定需要依靠对图像进行观察，将需要评估的组织都显示出来，而不需要评估的组织尽可能减少(图 2-3-49)。

3. 血管定义　自动找到参考血管和动脉，并自动确定血管标记为紫色伪彩，自动识别两侧大脑半球的对称中线。

选择窗值，我们可以根据需要对血管伪彩进行调整，目标是将主要大血管都标记成紫色伪彩，这些组织将在随后的灌注分析中去除，因为灌注是组织的灌注，不是血管，因此需要去除。

观察动脉和静脉的时间密度曲线，如果参考血管和动脉血管自动识别的位置不正确，可以手动修改。通常将较粗的大脑前、中、后分支设定为流入动脉，输出静脉脉选择上矢状窦(图 2-3-50)。

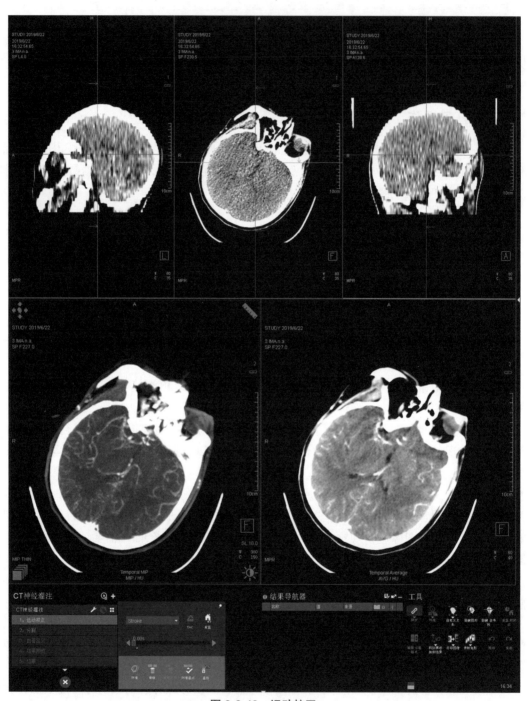

图 2-3-48　运动校正

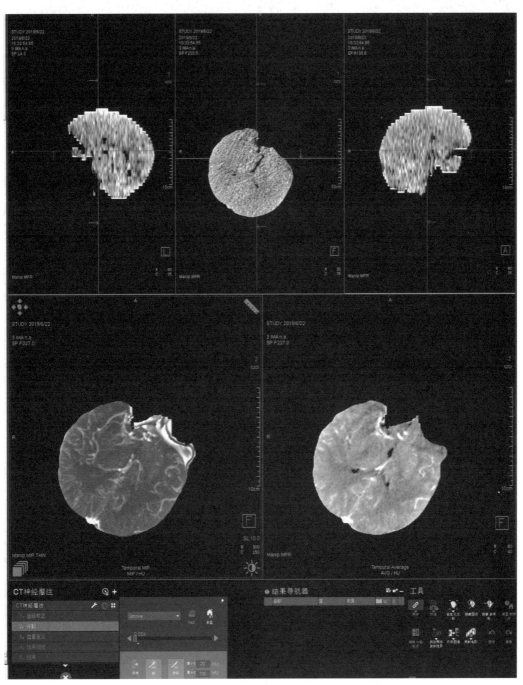

图 2-3-49 分割

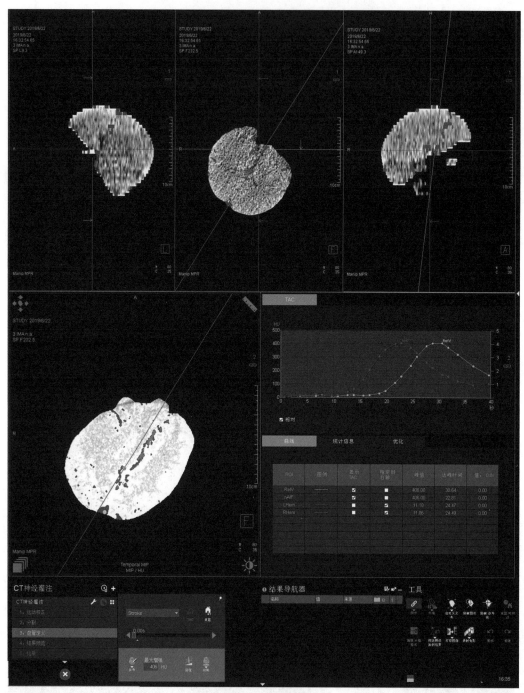

图 2-3-50 血管定义

4. 结果预览　这一步主要是观察结果是否正确,如果没有问题,点击"确认"进入下一步,如果存在问题,可以返回前面的步骤进行编辑(图 2-3-51)。

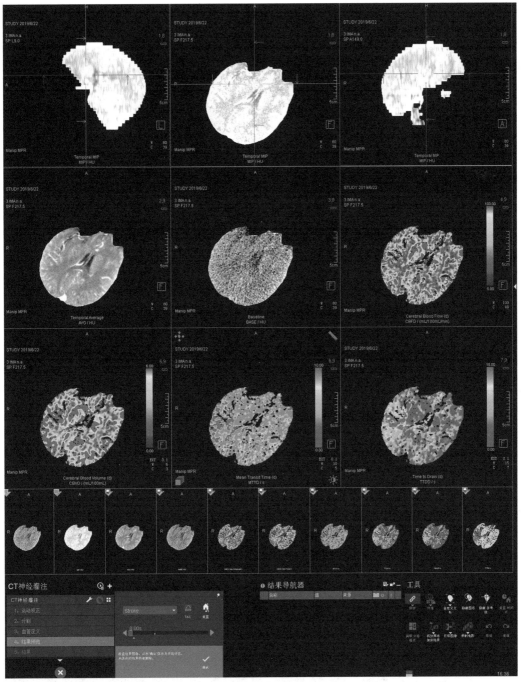

图 2-3-51　结果预览

5. **结果** 选择"圆形"或"手画"工具对感兴趣区的灌注参数进行测量。点击"显示"图标可以选择显示或者不显示中线,如果显示中线,对侧区的数据将自动计算出来。为了方便两侧对比,一般选择显示中线。使用对准图像,可以将两侧对准以消除由于患者检查时两侧位置不对称导致测量结果的差别。(图 2-3-52)

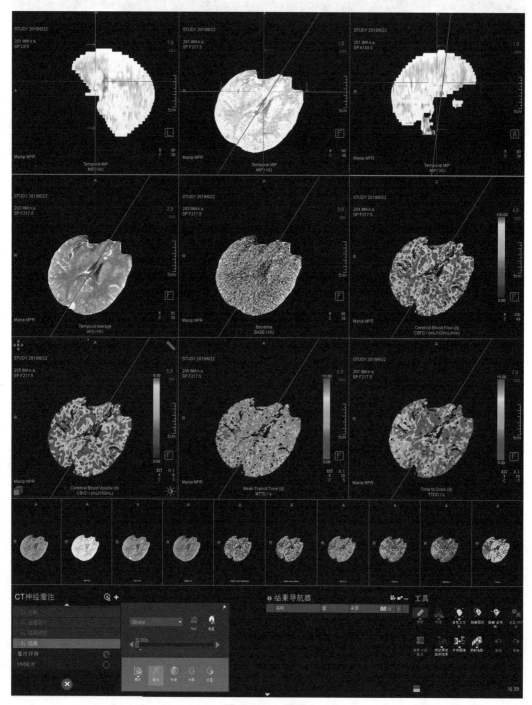

图 2-3-52 结果

　　选择"半影",可以评估缺血半暗带和梗死核心。选择"设置"可以对评估参数进行设置和更改,目前一般使用脑血流达峰时间大于 6s 表示缺血半暗带(图 2-3-53)。

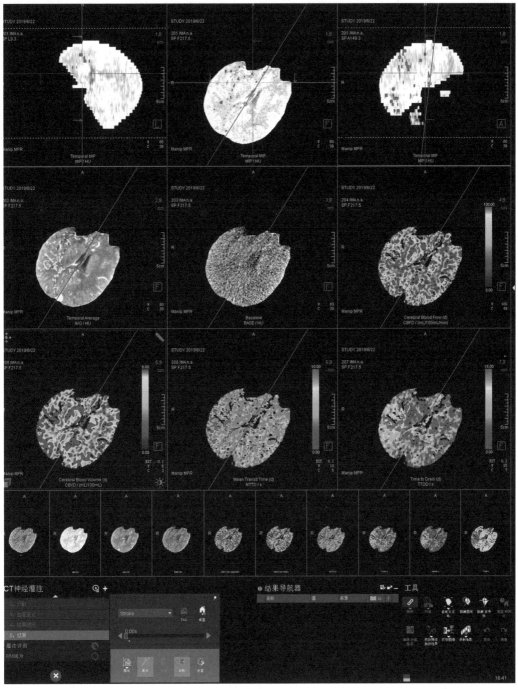

图 2-3-53　半影

可以选择"限制为灰质"将计算范围限定在灰质,因为灰白质本身灌注参数有明显区别。右下角像格会自动计算梗死核心和半暗带的体积,并计算半暗带所占的比例(图 2-3-54)。

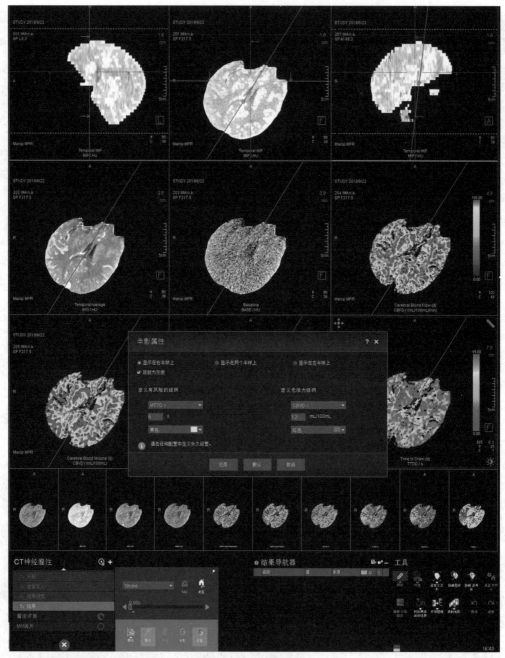

图 2-3-54 设置参数

四、任务评价

1. **影像处理结果** CT 灌注图像经过处理后,患者图像较处理前缺血及梗死灶显示得更清晰,为临床诊断及治疗提供了准确的影像支持。

诊断结果:左侧大脑半球 CBV、CBF 减少,MTT、TTP 延长,提示左侧大脑半球脑梗死。CTPI 对缺血性脑梗死的早期诊断具有明显的优势。

2. 处理技术标准　CT 灌注成像反映了造影剂从进入组织或病灶的瞬间开始一直到大部分离开组织或病灶为止。通过动态分析模块获得感兴趣区的时间 - 密度曲线,并计算灌注参数值,最后根据像素的色阶值形成各参数图。因此,后处理必须结合临床的实际需要,对不同组织或病变采用不同的处理方法以获得不同参数值。例如,针对脑实质灌注,需获得

脑血流量(CBF)、脑血容量(BV)、峰值时间(TTP)、平均通过时间(MTT)、表面通透性(PS)等参数;对于肝脏灌注,需获得肝动脉灌注量(HAP)、门静脉灌注量(PVP)、总肝灌注量(TLP)、肝动脉灌注指数(HPI)、分布容积(DV)、平均通过时间(MTT)等参数。

3. 相关案例分析　李 × ×,女,62 岁。临床症状:因 "右侧肢体无力 3h" 入院。CT 平扫未见异常(图 2-3-55)。

申请 CT 灌注成像进一步检查,患者影像经处理结果见图 2-3-56。

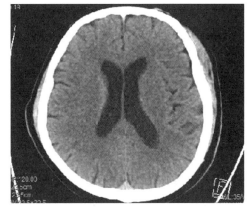

图 2-3-55　平扫未见异常

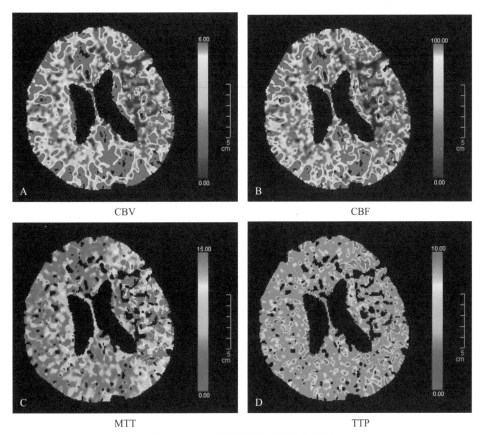

图 2-3-56　CTPI 后处理参数伪彩图

任务评价：所示左侧大脑半球 CBV、CBF 减少，MTT 延长，TTP 稍延长，提示左侧大脑半球脑梗死。

诊断结果：左侧大脑半球脑梗死。

PPT：CT 影像
处理

扫一扫，测一测

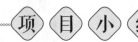

项目小结

　　随着多层螺旋 CT（MSCT）硬件技术的发展，单次扫描就能重建数千幅图像，提供的数据包含患者大量解剖、病理和生理信息。功能性软件的开发使图像后处理日益强大，后处理功能越来越多元化。高质量的 CT 图像重建技术及重组技术使影像信息得到充分利用，通过后处理技术可以得到多个观察面的、立体的、仿真的、更加形象和直观的影像学信息，为临床提供丰富逼真的显示手段和定量分析工具，在临床诊断、指导外科手术、引导治疗等方面得到广泛应用。同时，各种后处理方法也各有优缺点，我们要在临床实践中，准确运用扫描技术提高图像质量，并根据病变显示需要，联合应用多种后处理方法，以更好地显示病变，为临床提供更多有益的诊断信息。

　　常用 CT 图像处理技术包括多平面重组（MPR）、曲面重组（CPR）、最大密度投影（MIP）、容积再现（VR）、CT 灌注成像（CTPI）等。MPR 图像对病灶定位及组织结构的空间位置关系的判断有重要意义，临床上多用于观察全身各系统组织器官的形态学改变；CPR 处理技术可把走向弯曲的器官或结构拉开展平，将其显示在一个平面上，主要用于走行扭曲重叠的血管、支气管的观察；MIP 图像可以较真实地反映组织的密度差异，临床常用于判断颈部、肺门、纵隔、腹部、血管等解剖结构复杂部位的病变性质、侵及范围及毗邻关系，且对小的骨折碎片、动脉夹层破口及胆道、输尿管结石的定位诊断具有明显优势；VR 用于显示组织器官的表面及内部任意层次的形态，帮助确定病灶与周围重要结构间的位置关系，且 3D 空间解剖关系清晰，色彩逼真，常用于显示骨骼系统、血管系统、泌尿系统、胆道系统和肿瘤等；CTPI 是一种定量的处理技术，能在病变产生形态学改变之前较早反映病变组织的血流动力学改变，目前应用较多的是脑血流灌注，对缺血性脑梗死的早期诊断具有明显的优势，在肿瘤病变的鉴别诊断和分级诊断以及其他方面的应用也具有较好的应用前景。

思考题

1. 简述 MPR 技术的原理及临床应用。
2. 简述 VR 技术的原理及临床应用。

3. 简述 MIP 技术的原理及临床应用。

4. 简述 CPR 技术的原理及临床应用。

5. 简述 CTVE 技术的原理及临床应用。

6. 简述 CPR 处理的注意事项及技术标准。

7. 简述 VR 处理的注意事项及技术标准。

8. 简述 MIP 处理的注意事项及技术标准。

9. 简述 CTPI 处理的参数及意义。

10. 简述 CTPI 技术的原理及临床应用。

11. 简述冠状动脉 CTA 的图像处理技术。

12. 简述头颈部血管 CTA 的图像处理技术。

（李 冰 陈锡建 雷智鑫 杨德武）

项目四　MRI 影像处理

任务 1　血管成像处理

一、任务案例

(一)基本信息

姓名:高××;性别:女;年龄:49 岁;民族:汉;婚姻状况:已婚;职业:工人;住址:山东省济南市。

(二)临床信息

1. 就诊信息　入院时间:2019 年 5 月 25 日;就诊科室:神经外科;主治医生:葛××。

2. 临床信息

(1)主诉:左侧肢体活动不灵 8h。

(2)现病史:患者 8h 前突发左侧肢体活动不灵,伴有言语不清、头晕、头痛、左侧口角歪斜,无胸闷、胸痛,无咳嗽、咳痰,无视物旋转及视物模糊,无肢体麻木、饮水呛咳及吞咽困难,无肢体抽搐及意识障碍。

（3）体格检查：T 36.5℃,P 74 次 /min,R 19 次 /min,BP 197/97mmHg。神经内科检查：神志清楚,精神差,语言欠清晰、流利,查体合作。计算能力、理解能力、定向力等高级神经功能正常。测试嗅觉正常。双眼视力测试正常,视野无缺损。双侧瞳孔等大、等圆,直径约2.5mm,右侧瞳孔直接对光反射及间接对光反射迟钝,左侧瞳孔对光反射正常。左侧眼睑闭合欠佳,双侧额纹及鼻唇沟对称,饮水无呛咳,吞咽无困难。悬雍垂居中,咽反射可。伸舌偏向左侧,无舌肌萎缩及震颤。左上肢肌力Ⅰ级,左下肢肌力Ⅲ级,右侧肢体肌力Ⅴ级,肌张力正常。四肢腱反射(++),左侧巴氏征(+),右侧巴氏征(−)。脑膜刺激征(−)。

（4）既往史：既往体健。

（三）检查信息

1. **检查项目**　申请颅脑磁共振血管成像（magnetic resonance angiography,MRA）。

2. **扫描序列**　TOF_3D_multi-slab_MRA 序列,TR:20ms,TE:3.3ms,体素:0.6mm × 0.6mm × 0.6mm,average:1,FOV read:220mm,FOV phase:75%,Flip angle:18deg,Bandwidth:186Hz/Px,Base resolution:384,Phase resolution:90%。

3. **扫描定位**　先通过 scout 序列得到轴位、冠状面、矢状面三个空间位置的定位图像,在定位像上制订扫描计划。在矢状定位图中,横轴位定位线应平行于前颅凹底;在冠状位定位图中,横轴位定位线应平行于两侧颞叶底部连线(图 2-4-1),可得到轴位原始图像(图 2-4-2)。

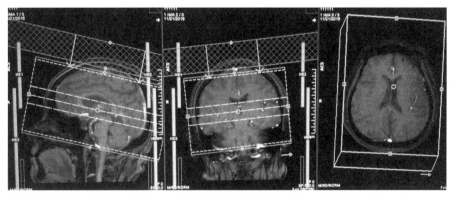

图 2-4-1　颅脑 MRA 定位图像

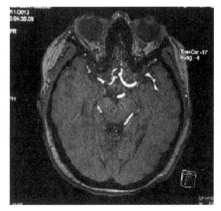
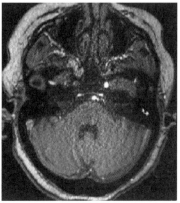

图 2-4-2　颅脑 MRA 原始图像

二、任务分析

(一) 图像质量分析

在颅脑 MRA 原始序列中,因原始序列为横轴位采集图像,对颅脑血管的整体解剖结构显示较差,无法准确地评价血管的狭窄、硬化及血管的解剖变异。

(二) 图像处理方法

1. 对比度调节　通过调节窗宽、窗位来获得更好的观察效果,使 MRA 血管与背景形成良好的组织对比度。

2. 最大密度投影　利用投影成像原理,将三维数据朝着任意方向进行投影。按一定方向作多条平行的投影线,以每条投影线经过的所有体素中的最大信号强度的体素作为投影图像的像素,这些像素所组成的图像就是最大密度投影图像。利用此技术可以将血管周围组织去除并进行 3D 重建,可以清晰显示 MRA 图像,便于观察和诊断。

3. 容积再现技术　将多个平面图像合成三维图像的方法,将所有体素的信号强度设定为不同的透明度,由完全不透明到完全透明,同时利用虚拟照明效应,用不同的灰阶或伪彩显示三维立体图像。此项技术类似于 3DMIP,在背景抑制上面优于 MIP 重建,并且应用伪彩显示三维立体图像,可以增加组织间的对比。

(三) 磁共振血管成像的临床应用

磁共振血管成像按照检查部位可应用于颅脑血管、颈部血管及四肢血管等。

(四) 磁共振血管成像注意事项

根据临床所开展的血管检查项目的不同,在进行血管 MRA 后处理中,影像技师应首先根据临床要求选择相应的处理方法以显示血管的解剖结构,利用 MIP 或 VRT 进行血管的 3D 重建处理。其次,调节适当的图像对比度以更好地突出血管对比。

三、任务操作

(一) 最大密度投影

以此患者颅脑 MRA 血管成像为例,血管成像处理操作如下:

1. 先将扫描完成的 TOF_3D_multi-slab_MRA 血管序列用 3DMIP 打开(图 2-4-3)。

2. 进入 3DMIP 后可得到血管重建图像(图 2-4-4)。

3. 通过 3DMIP 重建卡中的 VOI Punch Mode 工具(图 2-4-5),将 3DMIP 得到的血管重建图像进行剪切,尽量去除信号较高的背景组织及颈外动脉的颅内分支血管(图 2-4-6),将需要提取的血管用"▣"画出,点击"▣"进行裁剪,处理结果见图 2-4-7。

4. 处理后图像保存　将剪切好的处理图像调整到合适的位置(建议调整到标准的三方位图像),点击"▣"创建图像保存的范围(图 2-4-8)。

点击"Start"后进行保存范围的图像预览,点击"▣"将图像保存。

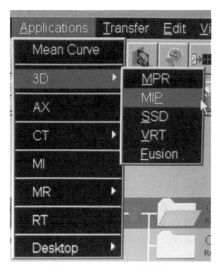

图 2-4-3 MIP 应用选择

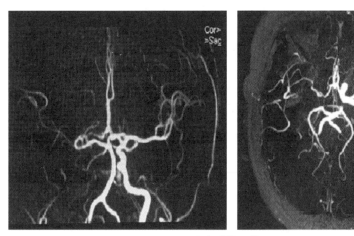

图 2-4-4 重建后的血管 3DMIP

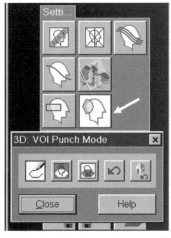

图 2-4-5 VOI Punch Mode 工具
（箭头所示）

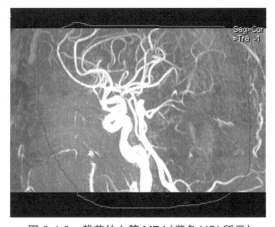

图 2-4-6 裁剪的血管 MRA（紫色 VOI 所示）

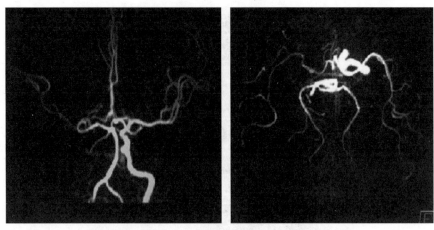

图 2-4-7 去除信号较高背景组织后的 MRA 重建图像

(二)容积再现技术

1. 先将扫描完成的 TOF_3D_multi-slab_MRA 血管序列在 3D 处理卡中用 VRT 打开（图 2-4-9）。

2. 图像通过 VRT 打开后,右键点击"▣"打开伪彩选择界面 3D VRT Gallery（图 2-4-10）,选择相应的伪彩图即可得到重建后的血管图像（图 2-4-11）,同过调整窗宽、窗位,提高血管伪彩对比。

3. **图像测量** 在 VRT 血管重建后,可以根据临床需要进行血管的管径测量（图 2-4-12）,点击"▨"即可在血管上进行长度测量（图 2-4-13）。

4. **处理后图像保存** 可按照 3DMIP 保存图像的方法创建图像保存。

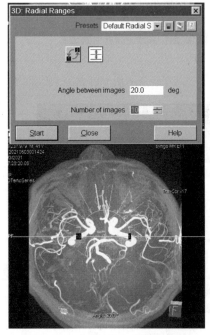

图 2-4-8 血管 MRA 的保存范围

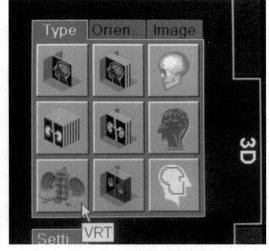

图 2-4-9 容积再现重建选择

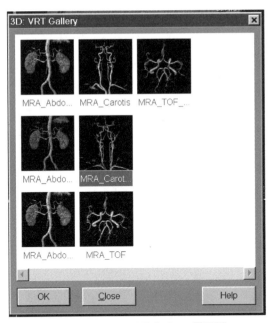

图 2-4-10　3D VRT Gallery 界面图

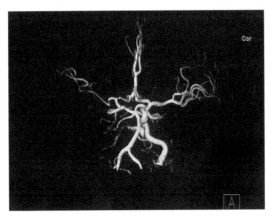

图 2-4-11　血管容积再现重建图

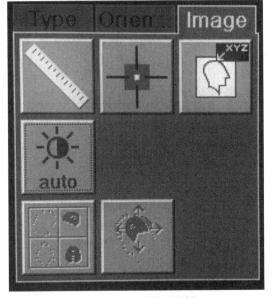

图 2-4-12　测量工具栏

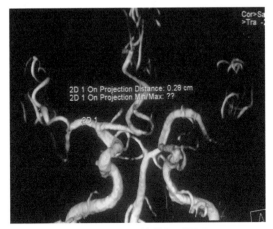

图 2-4-13　血管管径测量图

四、任务评价

1. **影像处理结果**　根据最大密度投影、容积再现技术、对比度调节等处理后,患者图像较处理前血管的解剖结构、三维空间位置关系明确,为临床诊断提供了准确的影像信息。

诊断结果:右侧大脑中动脉供血区急性或亚急性脑梗死,右侧颈内动脉颅内段闭塞 MRA 表现。

2. 处理技术标准　血管成像处理技术在应用于血管的时间飞跃法 MRA（time of flight MRA，TOF-MRA）、相位对比法 MRA（phase contrast MRA，PC-MRA）及对比增强 MRA（contrast enhanced，CE-MRA）后处理中，选择合适的重建方法可以得到清晰的血管重建图像，突出显示出 MRA 血管的整体形态及空间结构。因此，血管成像处理技术的标准需要结合血管解剖知识及患者的临床症状等。在保证清晰显示 MRA 血管形态及分支结构的前提下，尽量去除 MRA 血管周围的高信号背景组织，以便提高血管处理的图像质量。

3. 相关案例　赵 ××，女，43 岁。临床症状：头晕 3d，伴有恶心和一侧肢体麻木。临床申请颈部 MRA 血管检查，对比患者影像处理前后结果见图 2-4-14，图 2-4-15。

任务评价：双侧颈内动脉、左侧椎动脉显像良好，未见明显扩张或狭窄。右侧椎动脉可见多发狭窄。

诊断结果：符合颈动脉硬化 MRA 表现。

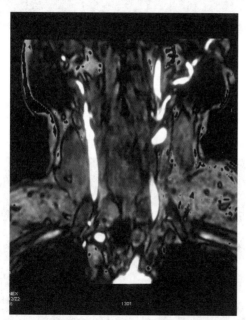 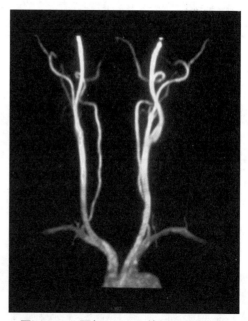

图 2-4-14　颈部 MRA 原始图像　　　　图 2-4-15　颈部 MRA 血管处理后的图像

任务 2　水成像处理

一、任务案例

（一）基本信息

姓名：张 ××；性别：男；年龄：58 岁；民族：汉；婚姻状况：已婚；职业：工人；住址：山东省济南市。

（二）临床信息

1. **就诊信息** 入院时间：2019年3月20日；就诊科室：肝胆外科；主治医生：王××。

2. **临床信息**

（1）主诉：皮肤黄染1周。

（2）现病史：患者1周前无明显诱因出现皮肤黄染，继之大小便发黄，为浓茶色，伴上腹部及背部胀痛不适，伴有食欲缺乏、乏力，伴有嗳气、排便，无呕血、黑便，无尿频、尿急、尿痛，尿量正常。

（3）体格检查：T 36.9℃，P 72次/min，R 18次/min，BP 112/68mmHg。患者为中年男性，发育正常，营养中等，神志清楚，自主体位，查体合作。全身皮肤黄染，无瘀点、出血点。全身浅表淋巴结未触及肿大。头颅发育正常，毛发分布均匀，眼睑无水肿，结膜无充血，巩膜有轻度黄染，双侧瞳孔等大、等圆，对光反射及调节反射存在，耳、鼻无异常，口唇无发绀，咽部无充血，扁桃体无肿大。颈软，无抵抗，颈静脉无怒张，双侧颈动脉未闻及杂音，气管居中，甲状腺无肿大。胸廓对称、无畸形，双肺呼吸音清晰，未闻及干湿性啰音。心前区无隆起及凹陷，心界无扩大，心率72次/min，节律规整，各瓣膜听诊区未闻及病理性杂音。腹部平坦，腹软，无压痛，无反跳痛。肝、脾肋下未触及。墨菲征阴性，肝、肾区无叩痛，肠鸣音无亢进，移动性浊音阴性。脊柱无畸形，四肢无畸形，双下肢无水肿。双下肢足背动脉搏动正常。肱二头肌反射正常，膝腱反射正常，腹壁反射正常。巴宾斯基征阴性，布鲁津斯基征阴性。

（4）既往史：既往体健。

（三）检查信息

1. **检查项目** 耳蜗水成像。

2. **扫描序列** T_2序列，TR：1 000ms，TE：137ms，体素：0.5mm×0.5mm×0.5mm，average：2，FOV read：200mm，FOV phase：100%，Bandwidth：289Hz/Px，Base resolution：384，Phase resolution：100%。或Ax FIESTA-C序列，TR：5.5ms，TE：Min Full，ZIP 2，NEX：2，Bandwidth：83.33，Freq.FOV：18，FOV phase：1，Frequency：288，Phase：288，Flip Angle：65。

3. **扫描定位** 依据磁共振内听道检查技术规范，患者取仰卧位，人体正中矢状面与床面长轴中线一致，双手置于身体两侧，使用头部线圈。序列设置为横轴位，包面听神经内听道段，定位图像见图2-4-16，图像结果见图2-4-17。

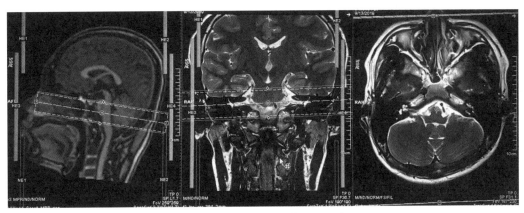

图2-4-16 耳蜗水成像定位图像

二、任务分析

(一) 图像质量分析

在耳蜗水成像原始序列图像中,可以直接观察面听神经,但耳蜗因与周围脑脊液都呈高信号,且耳蜗及半规管无法整体显示,故在判断耳蜗和半规管有无器质性病变时存在不足。

(二) 图像处理方法

1. 多平面重组　多平面重组是指把横断扫描所得的以像素为单位的二维图像,重组成以体素为单位的三维数据,再用冠状面、矢状面、横断面或斜面去截取三维数据,得到重组的二维图像。对显示内听道内的面听神经之间的关系尤为重要。

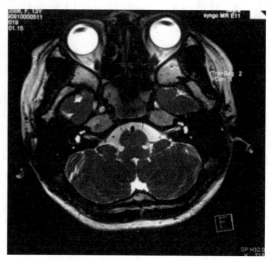

图 2-4-17　耳蜗水成像原始图像

2. 最大密度投影　利用投影成像原理,将三维数据朝着任意方向进行投影。按一定方向作多条平行的投影线,以每条投影线经过的所有体素中的最大信号强度的体素作为投影图像的像素,这些像素所组成的图像就是最大密度投影图像。

3. 容积再现技术　将多个平面图像合成三维图像的方法,将所有体素的信号强度设定为不同的透明度,由完全不透明到完全透明,同时利用虚拟照明效应,用不同的灰阶或伪彩显示三维立体图像。此项技术类似于 3DMIP,在背景抑制上面优于 MIP 重建,并且应用伪彩显示三维立体图像,可以增加组织间的对比。此方法可以抑制周围背景信号干扰,突出显示耳蜗及半规管的解剖结构。

(三) 磁共振水成像的临床应用

按照检查部位可应用于耳蜗水成像、胰胆管水成像(magnetic resonance cholangiopancreatography,MRCP)、泌尿系统成像(magnetic resonance urography,MRU)、脊髓成像(magnetic resonance myelography,MRM)等检查项目。

(四) 磁共振水成像注意事项

根据临床所开展的水成像检查项目的不同,在进行水成像 MRI 后处理中,影像技师应首先根据临床要求选择相应的处理方法以显示检查部位解剖结构,利用 MPR、MIP 或 VRT 进行水成像的 3D 重建处理。其次,调节适当的图像对比度以更好地显示相应的部位。

三、任务操作

(一) 容积再现技术

以上述患者耳蜗水成像为例,水成像处理操作如下:

1. 先将扫描完成的 T_2 序列用 VRT 打开(图 2-4-18)。

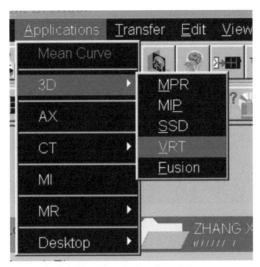

图 2-4-18 VRT 应用选择

2. 进入 VRT 后可得到耳蜗水成像重建图像,并通过 VRT 重建卡中的 VOI Punch Mode 工具(图 2-4-19),将 VRT 得到的耳蜗图像重建图像进行剪切,去除较高的背景信号及脑脊液的信号(图 2-4-20),将需要裁减掉的部分用"▣"画出,点击"▣"进行裁剪,处理结果见图 2-4-21。

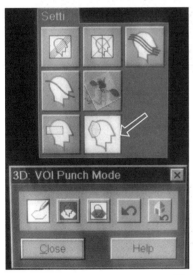

图 2-4-19 VOI Punch Mode 工具
(箭头所示)

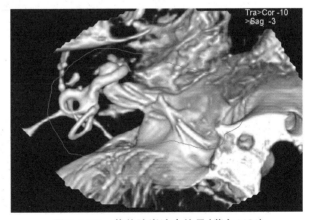

图 2-4-20 裁剪脑脊液高信号(紫色 VOI)

3. 将剪切好的处理图像调整到合适的位置(建议调整到侧面观),点击"▣"创建图像保存的范围(图 2-4-22)。点击"Start"后进行保存范围的图像预览,点击"▣"将图像保存。

4. 标记已保存的耳蜗水成像,在 browser 列表中,将重建好的图像拖入显示区域中,点击"▣"图标后,在图像上标记左右(图 2-4-23)。

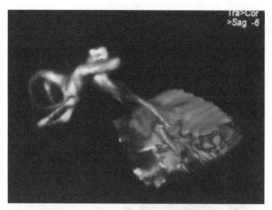

图 2-4-21　重建后的耳蜗水成像 VRT 图

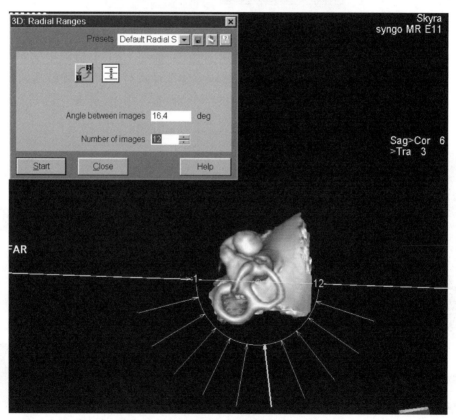

图 2-4-22　耳蜗水成像的保存范围图

(二) 多平面重组

以此患者耳蜗水成像为例,水成像 MPR 处理操作如下:

1. 先将扫描完成的 T_2 序列用 MPR 打开(图 2-4-24)。

2. 点击 settings 工具栏中的 "🖼" 按钮,打开"生成平行范围选项"(图 2-4-25)。

3. 垂直于面听神经走行,进行斜矢状位的图像生成(图 2-4-26)。

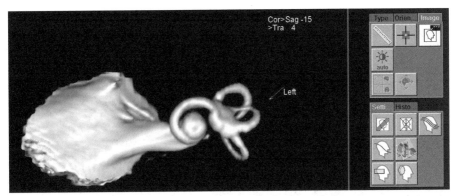

图 2-4-23 耳蜗水成像标记图

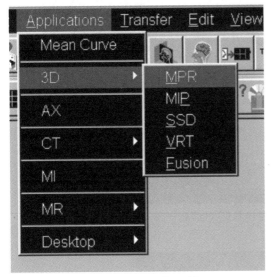

图 2-4-24 MPR 应用选择

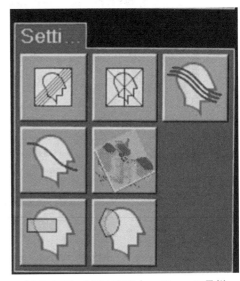

图 2-4-25 MPR 应用中 settings 工具栏

4. 点击"Start"后进行保存范围的图像预览,点击"⊠"将图像保存(图 2-4-27)。

四、任务评价

1. **影像处理结果** 根据容积再现、对比度调节等处理后,患者图像较处理前耳蜗及半规管解剖结构、三维空间位置关系明确,能够立体显示迷路、内听道等结构及相互关系,为临床诊断提供了准确的影像信息。通过 MPR 技术对面听神经重组后所得到的图像可作为对容积再现处理的影像信息补充。

诊断结果:双侧内听道大小、形态正常,内未见异常信号,所见双侧面听神经走行区未见异常信号。双侧膜迷路形态、信号、结构未见异常。

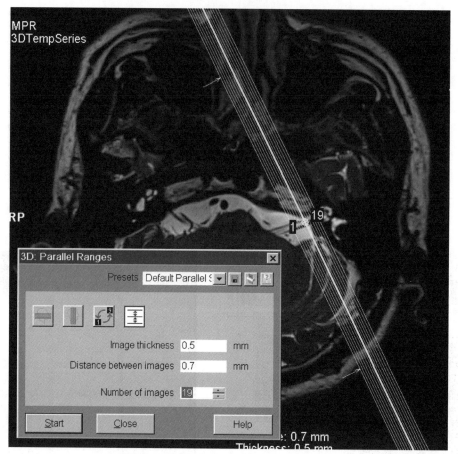

图 2-4-26　左侧面听神经斜矢状位 MPR 图

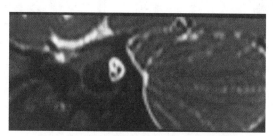

图 2-4-27　左侧面听神经 MPR 重建图

2. 处理技术标准　水成像处理技术,在应用于 MRCP、MRU、内耳成像等后处理中,选择合适的重建方法可以得到清晰的重建图像,突出显示水成像的整体形态及空间结构。因此,水成像处理技术的标准需要结合临床所开展的检查部位项目,选择适合此项目的重建方法,如 MRCP、MRU 推荐使用 MIP 重建,内耳成像推荐使用 VRT 重建。在保证清晰显示检查部位水成像图像形态、结构及病变的前提下,尽量去除周围的高信号背景组织干扰,以便提高图像质量。

3. 相关案例　姓名:张 ××;性别:男;年龄:58 岁;患者主诉:皮肤黄染 1 周。临床医生申请腹部 MRCP 成像检查,对比患者影像处理前后结果见图 2-4-28,图 2-4-29。

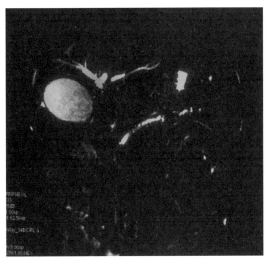
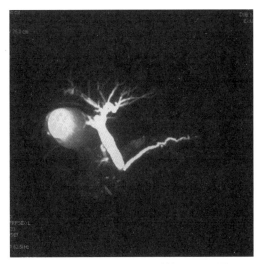

图 2-4-28　MRCP 原始图　　　　　　　图 2-4-29　MRCP 处理后的 3DMIP 图

任务评价：通过对原始数据进行 3DMIP 处理，可以清晰显示胆囊、肝内胆管及胰胆管的整体形态及空间位置。

任务结果：肝内肝管未见扩张，胆总管扩张，直径约为 1.2cm，未见梗阻及确切占位病变。胆囊体积增大，胆囊信号降低。

任务 3　弥散成像处理

一、任务案例 1

（一）基本信息

姓名：程 ××；性别：女；年龄：62 岁；民族：汉；职业：其他；婚姻状况：已婚；住址：吉林省长春市。

（二）临床信息

1. **就诊信息**　入院时间：2019 年 4 月 23 日；就诊科室：肿瘤中心血液科；主治医生：王 ××。

2. **临床信息**

（1）主诉：确诊多发性骨髓瘤 1 年余，4 周期化疗后。

（2）现病史：患者因 1 年前无明显诱因间断出现腹部不适、恶心、乏力、食欲减退，无呕吐，伴有反酸，就诊于当地医院消化科，行相关检查，提示尿蛋白升高、低蛋白血症，遂转入肾病科，行血清免疫固定电泳 IgG，λ 泳道发现异常单克隆条带，单克隆免疫球蛋白类型为 IgG-λ 型，后行骨髓穿刺，提示不除外多发性骨髓瘤，综上，诊断为多发性骨髓瘤 IgG λ 轻链型 ISS Ⅲ期 /DS Ⅰ期 B，于 2017 年 2 月 21 日给予 1 疗程 VD（velcade + dexamethasone，硼替佐米 + 地塞米松）方案化疗，后评价部分缓解（partial response，PR），于 2017 年 3 月 21 日、2017 年 4 月 15 日、2017 年 5 月 18 日分别给予 3 疗程 VTD（velcade + thalidomide +

dexamethasone,硼替佐米 + 沙利度胺 + 地塞米松)方案治疗,第 3 疗程 VTD 治疗过程中出现肠梗阻,后中断化疗后出院,出院后复查 2 次,具体结果不详,后未规律复查,1 个月前患者体检时发现肌酐及钾离子明显升高后就诊于当地医院,给予保护肾脏、降血钾治疗,自述血钾较前下降,但仍偏高,现为求进一步诊治入院。病程中无发热、盗汗,偶有心悸、胸闷,无头晕、头痛,饮食、睡眠欠佳,便秘,近期体重无明显变化。

(3)体格检查:T 36.5 ℃,P 96 次 /min,R 20 次 /min,Bp 116/70mmHg。一般情况良好,发育正常,神志清楚,精神可,自动体位,查体合作。全身皮肤、黏膜无黄染、皮疹及出血点。全身浅表淋巴结未触及肿大。颈软,气管居中,甲状腺无肿大。胸廓对称、无畸形,无胸壁静脉曲张,双肺呼吸动度一致,语颤对称,叩诊呈清音,双肺呼吸音清,未闻及干湿性啰音。心前区无隆起,心尖搏动无弥散,触诊无震颤,心界不大,心率 96 次 /min,律齐,各瓣膜听诊区未闻及病理性杂音。脊柱生理弯曲正常,椎旁无叩击痛。肛门及外生殖器未查。生理反射存在,病理反射未引出。双侧膝反射、跟腱反射正常,巴宾斯基征阴性,克尼格征阴性。

(4)既往病史:平素健康状况异常,冠心病病史 10 余年,间断胸闷,应用丹参滴丸治疗,有结核性胸膜炎病史 10 余年,抗结核治疗后已治愈。

(三) 检查信息

1. **检查项目**　全身 PET 核磁。

2. **序列参数**

1)Ⅰ_localizer——第一段定位像。

2)Ⅱ_localizer_F 220mm——第二段定位像。

3)Ⅲ_localizer_F 430mm——第三段定位像。

4)DWI 序列——弥散加权轴位扫描。

FOV:380~400mm,FOV phase:70%~80%,Slices:<30,Slice thickness:4~5mm;Bandwidth:合适的大小,TR:与层数和 TI 有关,TE:最小 TE 值,base resolution:100~140。

3. **DWI 原理及相关注意事项**　弥散加权成像(diffusion weighted imaging,DWI)是临床应用最多的一个磁共振功能序列,是一个可以测量水分子弥散运动以及成像的序列。序列中有两个 b 值的图像,在扫描完成后系统自动生成表观扩散系数(apparent diffusion coefficient,ADC)图。两组或多组 b 值的原始图像经 DWI 后处理软件处理生成 ADC 图,在 ADC 图像上可测量 ADC 值,有利于缺血性脑梗死的早期诊断,有助于肿瘤及一些囊性病变的鉴别诊断。全身 PET 核磁检查对骨骼、软组织、淋巴结、实质脏器的转移性病变均有较高的敏感性,对于肿瘤的诊断、分期、疗效及预后评价有着十分重要的价值。

在检查过程中,充分尊重患者对检查时间的知情权,利用各种软垫,尽量保证患者处于舒适的状态下接受检查。全身弥散检查时要注意拼接问题,在进行弥散成像后处理过程中,影像技师应首先根据诊断的需求选择相应的处理方法,调节合适的对比度以更好地显示病变部位。其次,由于肝脏弥散加权成像对运动不敏感,可在自由呼吸下直接扫描,根据图像显示效果,影像技师进一步对图像进行重建,更好地显示病变组织及其转移灶的位置。

4. **序列图像**　依据磁共振全身弥散检查技术规范,患者取仰卧位,使患者肩部贴近头颈联合线圈下方,左右居中,头部两侧使用海绵垫固定,使用头、颈、腹部线圈及脊柱线圈;定位时激光定位十字线位于患者眉心。全身弥散成像是个大范围的扫描,所以全身弥散成像是使用一个弥散序列来重复地无间隔扫描,系统自动完成拼接(图 2-4-30)。

二、任务案例 2

(一)基本信息

姓名:张 ××;性别:女;年龄:48 岁;民族:汉;职业:农民;婚姻状况:已婚;住址:吉林省长春市。

(二)临床信息

1. 就诊信息 入院时间:2019 年 5 月 31 日;就诊科室:神经内科;主治医生:靳 ×。

2. 临床信息

(1)主诉:左侧肢体活动不灵且言语笨拙 3h。

(2)现病史:患者于 3h 前突发左侧肢体活动不灵,言语笨拙,肢体活动不灵,表现为左侧上肢可轻微抬举,下肢不能独立行走,言语表现为吐字不清。入院就诊后头部 CT 显示未见高密度影。发病以来一般状态尚可,二便正常,体重无明显变化。

(3)体格检查:T 36.5℃,P 60 次 /min,R 16 次 /min,Bp 158/88mmHg。一般情况良好,发育正常,神志清楚,精神可,自动体位,查体合作。全身皮肤黏膜无黄染、皮疹及出血点。全身浅表淋巴结未触及肿大。颈软,气管居中,甲状腺无肿大。胸廓对称、无

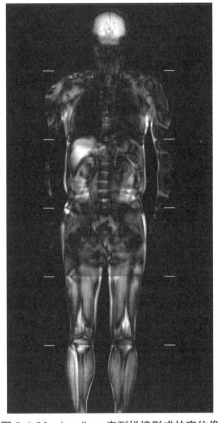

图 2-4-30 localizer 序列拼接形成的定位像

畸形,无胸壁静脉曲张,双肺呼吸动度一致,语颤对称,叩诊呈清音,双肺呼吸音清,未闻及干湿啰音。心前区无隆起,心尖搏动无弥散,触诊无震颤,心界不大,心律齐。左侧巴宾斯基征阳性,左侧查多克征阳性,克尼格征阴性。

(4)既往病史:平素健康状况良好。

(三)检查信息

1. 检查项目 磁共振头部平扫 + 弥散加权成像 + 血管成像 + 灌注成像

2. 序列参数 DWI 序列,TR:3 000~5 000ms,TE:最短 TE,层厚:5~6mm,IPAT factor:2,average:1~2,b 值:0 和 1 000,Matrix:192 × 100%。

3. 序列图像 弥散加权扫描对病变具有非常高的敏感性,特别是在颅脑扫描时,弥散加权成像能够快速、敏感地探测急性脑梗死(高 b 值图像)及脑出血(低 b 值图像)。该序列对磁场和磁化率不均匀的区域易产生变形及磁化率伪影,所以在扫描过程中要避免金属义齿等干扰因素对图像的影响。序列中有两个 b 值的图像,分别为 b 值 0 和 b 值 1 000 的图像,在扫描完成后系统自动生成 ADC 图。2 组或多组 b 值的原始图像经 DWI 后处理软件处理生成表观扩散系数(ADC)图,在 ADC 图像上可测量 ADC 值(图 2-4-31)。

三、任务案例3

(一) 基本信息

姓名:邢××;性别:男;年龄:66岁;民族:汉;职业:职员;婚姻状况:已婚;住址:吉林省长春市。

(二) 临床信息

1. 就诊信息　入院时间:2019年6月10日;就诊科室:肿瘤中心;主治医生:李××。

2. 临床信息

(1)主诉:排便习惯改变伴腹痛1个月。

(2)现病史:患者肠镜结果显示,结肠肝曲处可见一处不规则隆起形肿物,管腔变形(狭窄),狭

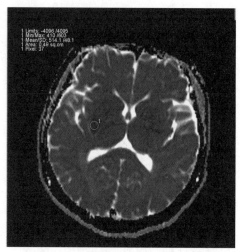

图2-4-31　腔隙性脑梗死的弥散成像

窄处距肛缘60cm,结肠可见大小约1.5cm×1.5cm黏膜隆起。腹部多层CT平扫影像诊断:①考虑脂肪肝。②右肾囊肿。③结肠肝曲肠壁可疑增厚,伴周围多发淋巴结略大,并远端小肠及升结肠扩张,待除外占位性病变,建议进一步检查。④盆腔微量积液。病理结果显示,结肠肝区符合中分化腺癌,距肛缘60cm疑似管状腺瘤,上皮中重度异型增生,乙状结肠疑似管状腺瘤,上皮中度异型增生。全麻下行腹腔镜下结肠癌根治术,术后病理结果显示,结肠中分化腺癌,侵及浆膜下结缔组织,病灶体积3cm×3cm×1.5cm,脉管及神经可见癌浸润,两切缘及环周切缘未见癌,并见管状腺癌3枚,网膜未见癌,阑尾未见癌,肠系膜淋巴结可见癌转移。2019年5月29日复查发现肝右叶占位性病变,考虑转移瘤可能性大,右半结肠术后改变,吻合口壁略增厚,吻合口旁结节影,现为进一步治疗入院。

(3)体格检查:腹部平坦,未见胃肠型及蠕动波,未见腹壁静脉曲张,腹式呼吸不受限。全腹软,无压痛、反跳痛及肌紧张。腹部未触及包块,肝脾肋下未触及,胆囊未触及,墨菲征阴性。移动性浊音阴性,未闻及气过水声及振水音。

(4)既往病史:高血压病史7年,血压最高达150/90mmHg,不规律服药。吸烟30年,5支/d。否认糖尿病、冠心病等慢性病病史,否认肝炎、结核等传染病病史,否认食物过敏史,否认手术史。

(三) 检查信息

1. 检查项目　磁共振肝、胆、脾平扫＋增强扫描＋弥散加权成像。

2. 序列参数　DWI序列,TR:4 000~6 000ms,TE:最短TE,层厚:5~6mm,IPAT factor 2,b值:50/400/800,FOV:380~400mm,Average:4~8,IPAT factor:2,Slice thickness:5~6mm,Concatenation:1。

3. 序列图像　依据磁共振肝脏检查技术规范,患者取仰卧位,扫描过程中,由于扫描时间过长、患者年迈体弱、配合能力差,因此在检查前要给予适当的呼吸训练,对于能够配合的患者,可双手上举,避免选择多的线圈,防止脂肪抑制不均。

肝脏检查中弥散加权成像建议作为常规序列之一;因弥散加权成像对运动不敏感,可在自由呼吸下直接扫描。b值可扫描2~3个甚至更多,低b值可选0或50,高b值可在400或

1 000 范围内选择,如 400/800 或 500/1 000,ADC 可通过弥散选项卡进行在线计算。弥散加权成像通常利用平面回波(EPI)技术采集信号,受磁敏感伪影的影响较大,若有金属或肠胀气等因素,图像质量会有所下降(图 2-4-32,图 2-4-33)。

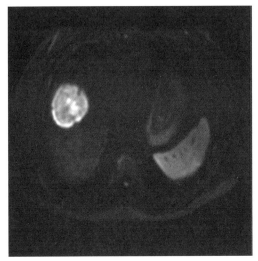

图 2-4-32　肝囊肿的弥散 b 值成像

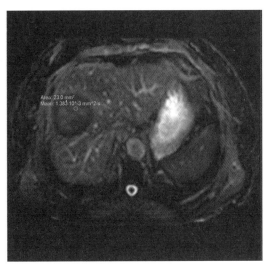

图 2-4-33　肝囊肿的弥散 ADC 图像

四、任务分析

(一) 图像质量分析

DWI 是反映体内水分子弥散运动状况的 MRI 图像,对于全身弥散成像,只能粗略地观察其流动情况,无法抑制其他器官(淋巴结、外周神经、肿瘤等)显示多种病变,所以需要使用专用软件对原始图像进行后处理,方便临床定量直观地分析患者情况。

以全身 PET 核磁检查为例,由于全身弥散成像是个大范围的扫描,且扫描时间长,要保证每一段扫描范围的参数一致,定位框连续且无间隔,否则会导致系统自动拼接失败,细节显示较差,无法准确显示病变与身体位置的关系。

(二) 图像处理方法

1. **对比度调节**　通过调节窗宽、窗位来获得更好的观察效果,使病变与身体的不同部位形成良好的对比度。

2. **最大密度投影**　指对容积数据中的数据,以视线方向作为投影线,把该投影线上遇到的最大像素值投影到与视线垂直的平面上,把全部投影数据通过计算机重组处理,形成 MIP 图像,能够从任意方位观察病变位置及个数,MIP 图像又可以进行黑白翻转以及添加伪彩等处理。

3. **多平面重组**　多平面重组是指利用原始断面图像的三维容积数据在任意平面上重组二维图像,利用该技术可以进行曲面冠状位和曲面矢状位的重组,能更好地从解剖上观察病变的位置以及与周围组织间的关系。

（三）磁共振弥散成像的临床应用

DWI 是在常规 MRI 序列的基础上，在 X、Y、Z 轴三个互相垂直的方向上施加弥散敏感梯度，获得反映体内水分子弥散运动状况的 MRI 图像。临床常用于缺血性脑梗死的早期诊断；有助于判断肿瘤是囊性还是实性；可鉴别椎体压缩性骨折的良恶性；在前列腺疾病、肝脏弥漫性疾病、肾缺血性疾病以及胸、腹肿瘤性病变的诊断与鉴别诊断中有一定的应用。

全身弥散加权成像（whole body DWI，WB-DWI）或背景抑制 DWI（DWI with background body signal suppression，DWIBS）是在 DWI 的基础上，使背景组织被抑制而显示病变的成像，其临床应用主要有以下几方面：①肿瘤的定位与定性。②发现转移瘤或寻找原发病灶。③为恶性肿瘤的 TNM 分期提供依据。④监测肿瘤的放疗、化疗的效果。

（四）弥散成像注意事项

1. 进行颅脑弥散成像时，应采取倾斜层面以尽量避开颅底界面的磁敏感伪影，在扫描过程中要避免金属义齿等干扰因素对图像的影响。

2. 全身 DWI 扫描时，各段扫描的层厚、层间距、FOV、视野、矩阵、TR、TE、b 值应保持一致；为保证重建图像的连续性，相连的两段之间应该有一定的重叠。

五、任务操作

以全身 PET 核磁检查为例。

（一）多平面重组

在 local database 中将所有序列全选拖拽到 3D 选项中，系统将自动完成拼接。冠状位曲面重组和矢状位曲面重组，主要从解剖上观察病变的位置以及与周围组织的关系（图 2-4-34，图 2-4-35）。

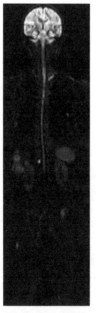 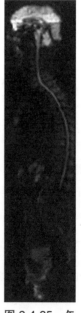

图 2-4-34　冠状位的曲面重组　　图 2-4-35　矢状位的曲面重组

（二）最大密度投影

鼠标左键选择最大密度投影 MIP，调节对比度，形成斜位和前后位的 MIP 图像，能够从任意方位观察病变位置及个数。MIP 图像又可以进行黑白翻转以及添加伪彩等处理。灰阶 MIP 图像为未进行任何处理的全身弥散图像；反转灰阶 MIP 图像为进行黑白反转的全身弥散图像；Color MIP 图像为加上伪彩的全身弥散成像。黑白翻转及添加伪彩：在 3D 卡上方 "Image" 菜单栏里的 "Lookup Table" 中，选择黑白反转为 "Invert Gray scale"，伪彩可灵活选择，对比图像结果见图 2-4-36~ 图 2-4-38。

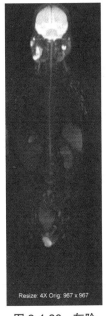

图 2-4-36　灰阶
MIP 图像

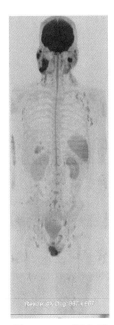

图 2-4-37　黑白反
转 MIP 图像

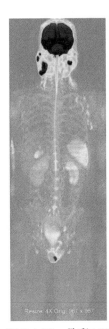

图 2-4-38　伪彩 MIP
图像

六、任务评价

1. **影像处理结果**　在 local database 中将所有序列全选拖拽到 3D 选项中，系统将自动完成拼接。主要从解剖上观察病变的位置以及与周围组织的关系。根据多平面重组、最大密度投影、对比度调节等处理后，患者图像较处理前病变与组织之间的显示更清晰，位置毗邻关系明确，肝脏见多发类圆形的长 T_2 信号影，右侧胸腔见少许长 T_2 信号影，为临床诊断及治疗提供了准确的影像支持。

诊断结果：双侧锁骨、胸骨、双侧肩胛骨、双侧部分肋骨、椎骨、骨盆组成骨、双侧股骨、胫腓骨及右侧肱骨弥漫性可疑信号改变，符合多发性骨髓瘤治疗后改变；双肺可疑信号改变，不除外炎症病变；右侧胸腔积液；肝脏多发囊肿或血管瘤，必要时需行进一步检查；盆腔有少许积液，左侧腹股沟区有少许异常信号，考虑病变为良性。

2. **处理技术标准**　磁共振弥散成像技术能够一次性全身大范围扫描，在抑制肌肉、脂肪、肝脏等组织背景信号的基础上，突出病变的显示，提高了病变组织包括恶性肿瘤及其转移灶的检出率,实现全身肿瘤的筛查和良恶性肿瘤的鉴别,必须结合临床诊断的需要,选择合适的成像技术及处理方法,以突出病变的显示为处理技术标准。

3. 相关案例分析　张××,女,48岁,因"左侧肢体活动不灵,伴有言语笨拙3h"入院。医生申请磁共振头部平扫＋弥散加权成像＋血管成像＋灌注成像检查,患者影像经处理结果见图2-4-39~图2-4-41。

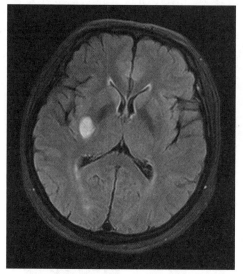 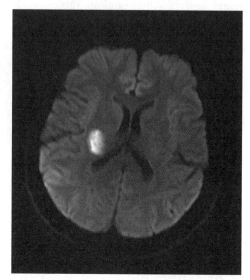

图 2-4-39　颅脑 T₂WI 成像　　　　　　　　图 2-4-40　颅脑 Flair 成像

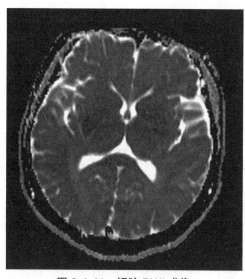

图 2-4-41　颅脑 DWI 成像

任务评价:右侧基底节区、放射冠见斑片状稍长 T_1 稍长 T_2 信号,Flair 呈高信号,DWI 呈高信号,双侧半卵圆中心见点片状及稍长 T_1 稍长 T_2 异常信号,Flair 呈稍高信号。脑室系统未见异常;中线结构无移位。双侧大脑后动脉走行信号未见异常。

诊断结果:右侧基底节区、放射冠急性期脑梗死;脑内多发缺血灶及腔隙性脑梗死。

任务 4　波谱分析成像处理

一、任务案例

(一) 基本信息

姓名:孙××;性别:男;年龄:41 岁;民族:汉;住址:山东省济南市。

(二) 临床信息

1. 就诊信息　入院时间:2017 年 9 月 29 日;就诊科室:神经外科;主治医生:曲××。

2. 临床信息

(1)主诉:头晕、恶心 10d。

(2)现病史:患者发病后无四肢活动障碍,无大小便障碍,无癫痫发作。未行特殊处理。患者到当地医院就诊,行颅脑 CT 及 MRI 检查发现左侧小脑半球占位。为求进一步诊治来院就诊,门诊以"左侧小脑半球占位"收入院。

(3)体格检查:中年男性,生命体征稳定,神志清楚,精神正常,双瞳孔等大、等圆,直径约 3mm,对光反射灵敏,伸舌居中,示齿对称,双侧鼻唇沟对称,颈部无抵抗感,双肺呼吸音清,无明显干湿性啰音,腹部平软,无压痛、反跳痛,肠鸣音正常,四肢肌力、肌张力可。全身感觉无异常,生理反射存在,病理反射未引出。

(4)既往病史:既往体健。

(三) 检查信息

1. 检查项目　颅脑磁共振波谱分析。

2. 序列参数　2D_PRESS_144 波谱分析序列。体素:10mm × 10mm × 10mm;TR:2 000ms;TE:144ms。FOV:110mm × 100mm;NSA:1;REST Slabs(饱和带):1;type(饱和带模式):circular(环绕式)。

3. 序列图像　依据磁共振波谱分析检查技术规范,患者取仰卧位,人体正中矢状面与床面长轴中线一致,使用头颅正交线圈。序列设置为横轴位,以肿瘤为中心包括全部病变范围,成像区域尽量少包含骨组织、液体、空气等成分,可添加饱和带将上述影响成像质量的因素剔除。同时,参照序列定位方式见图 2-4-42。

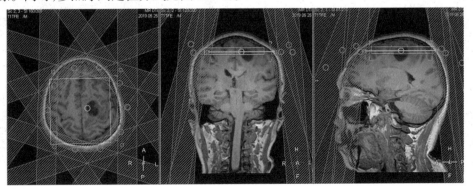

图 2-4-42　波谱分析序列定位图像

二、任务分析

(一)图像质量分析

序列完成后,不能自动生成图像,需要进入波谱分析软件进行分析才可生成可视的图表数据。

(二)图像处理方法

选择 2D_PRESS_144 序列,进入 Spectro View 波谱分析专用软件进行后处理(图 2-4-43)。

(三)磁共振波谱分析的临床应用

1. 磁共振波谱分析按类型可分为单体素波谱和多体素波谱。波谱分析是目前唯一可以无创观察活体组织的代谢情况及生化变化的检查技术。

2. 按检查项目可分为以下内容:

(1)神经系统:颅内肿瘤、囊性病变、癫痫、代谢性脑病、缺血缺氧性脑病、阿尔茨海默病等。

(2)前列腺:可无创地反映前列腺内的代谢特征,对前列腺癌的鉴别诊断有一定帮助。

(3)乳腺:磁共振波谱技术作为目前能够进行活体组织内化学物质定量检测的唯一方法,在鉴别肿瘤良恶性、指导治疗方案的制订及对治疗效果进行监测方面显示出独到的优势。

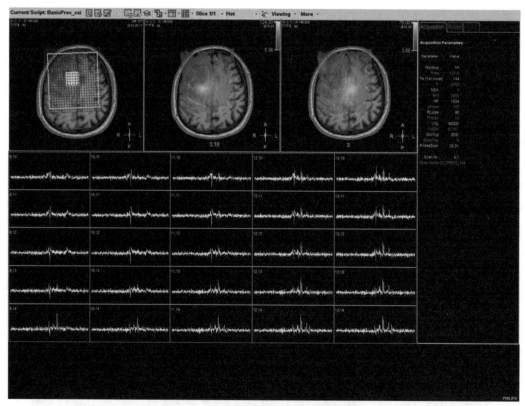

图 2-4-43　Spectro View 波谱分析软件

(四) 波谱分析注意事项

根据临床应用部位的不同,处理时选择不同的解剖结构,如 Brain(颅脑)、Breast(乳腺)、Liver(肝脏)、Muscle(肌肉)、Prostate(前列腺)等。FWHM(半高宽)单体素控制在 15 以下,多体素控制在 15~30,数值超出上述范围会影响谱线及分析结果。

三、任务操作

(一) 选择脚本

点击"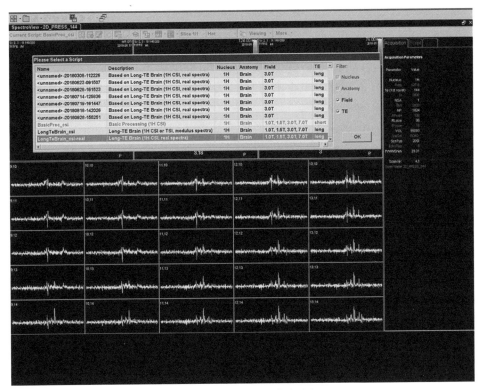",进入波谱脚本选择,因序列参数 TE 值为 144ms,大于 75ms,所以脚本选择"LONG TE"(图 2-4-44)。

(二) 指定代谢物

1. 因使用机型为 3.0T 磁共振,将机型选定为 3.0T。

2. 需要添加的代谢物在设置中进行选定,处理时可显示相应代谢物的谱线进行分析(图 2-4-45)。

3. **常见代谢物**　N- 乙酰天门冬氨酸(NAA): 正常神经元的标志物,仅见于神经组织。NAA 降低常见于非特异的神经元脱失或功能异常,包括缺血、创伤、炎症、感染、肿瘤、痴呆、胶质增生等。

肌酸(Cr): 脑组织能量代谢提示物。Cr 病理性升高见于创伤、高渗状态,Cr 降低见于缺氧、卒中、肿瘤等。

图 2-4-44　波谱分析脚本选择

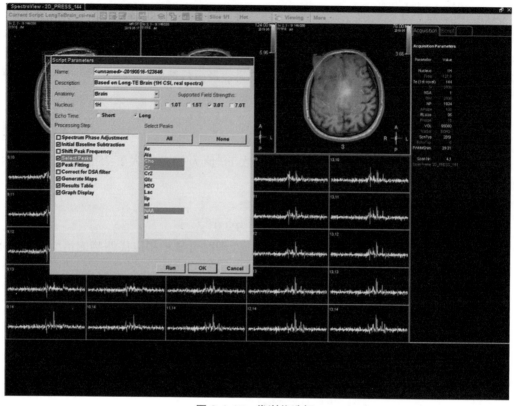

图 2-4-45 代谢物选择

胆碱化合物(Cho):主要是自由胆碱,是细胞膜合成的标志,白质中含量高于灰质。Cho 升高见于肿瘤、炎症、慢性缺氧,Cho 降低见于卒中、肝性脑病等。

移动脂肪(Lipids):正常脑组织中不可见,是细胞坏死提示物。Lipids 升高见于高分化 的肿瘤、脓肿、急性炎症、急性卒中等。

乳酸(Lac):正常脑组织中不可见,是无氧代谢的标志。Lac 升高见于缺血、先天性代谢 异常、各级别肿瘤、脓肿、炎症等。

肌醇(MI):是胶质细胞的标志物,反映渗透压的异常。

谷氨酸类化合物(Glx):脑组织缺血缺氧及肝性脑病时增加。

(三) 兴趣区选择

点击"▦"进行兴趣区选择,完成后点击"▤"进行数据分析展示(图 2-4-46)。

四、任务评价

1. **影像处理结果** 诊断结果:MRS 示病灶中心 NAA 峰明显降低;Cho 峰明显升高,未 见明显 Lip 峰;病灶周围 MRS 谱线未见明显异常,左侧小脑半球占位病变;考虑淋巴瘤可 能,转移瘤不完全排除。患者波谱数据分析结果如图 2-4-47 所示。根据波谱分析处理后,生 成波谱为临床诊断及治疗提供了准确的影像支持。

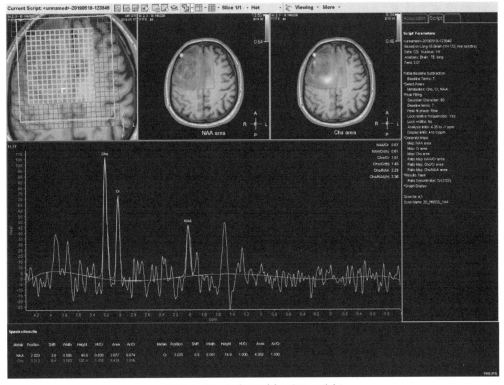

图 2-4-46　兴趣区选择后显示分析

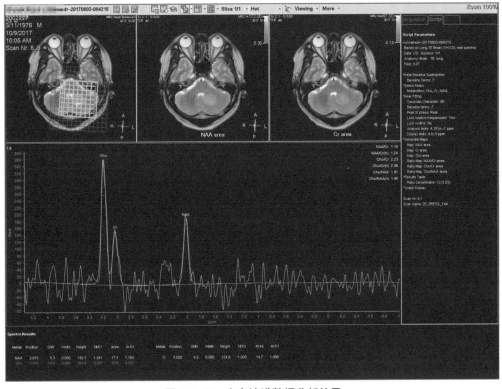

图 2-4-47　患者波谱数据分析结果

2. 处理技术标准 选择适合的成像方法如单体素与多体素的使用,对于周围骨组织。空气及液体等较多的小的病变,可以选择单体素,以减轻周围组织对病变位置波谱的影响。多体素优势是范围大可以分析较多的区域信息,但受磁场均匀性的影响较大,根据实际情况来选择方法。

对于检查的不同部位,选择相应的代谢产物用以观察分析。①对于颅内肿瘤等占位性病变,应先选择单体素采集,体素应尽量设置在肿瘤实性部分以帮助定性,然后采用多体素采集,了解病变范围及边缘情况。②对于囊性病变,若考虑为囊性病变应在边缘的区域进行采集,囊性区域为液化坏死物质,一般没有可探查的代谢物;对于怀疑是脑脓肿的囊性病变,由于其脓液中含有细菌代谢的特殊蛋白质成分,因此体素要放在液性区域,容易检出特征性谱线。③对于癫痫患者,应选择在正冠状位上定位,双侧体素放置保持对称。④对于代谢性脑病、缺血缺氧性脑病、阿尔茨海默病等脑弥漫改变的病变,可选择固定的位置、标准体素大小及参数进行谱线采集,位置有后扣带回、侧脑室后角旁白质区、前扣带回、侧脑室前角旁白质等。

序列设置完成,扫描过程中半高宽的显示值如果超标应及时停止,对序列的定位及饱和带的设置加以改进,减少周围组织对病变区域的干扰。半高宽(full wave at half maximum,FWHM)单体素控制在 15 以下,多体素控制在 15~30。

3. 相关案例分析

窦 ××,男,45 岁。临床症状:阵发性头痛,伴恶心、呕吐 10d,不伴言语不利、肢体活动不灵、肢体抽搐等症状。患者就诊于当地医院,行颅脑 CT,结果示颅内占位,院外未行特殊处理。现患者为求手术治疗,门诊以"左额叶占位性病变"收入院。患者近期理解力、智力、记忆力正常,言语流利,无乏力及明显消瘦。

为明确诊断,医生申请颅脑 MRI 平扫和波谱分析检查(图 2-4-48)。

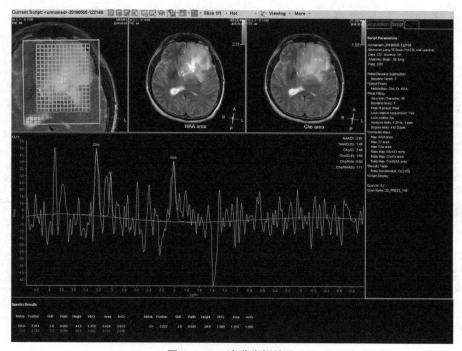

图 2-4-48 波谱分析结果

任务评价:MRI波谱扫描显示病变区域见不同程度 NAA 降低,Cho 上升,Cho/Cr 和 Cho/NAA 比值上升。

诊断结果:符合脑胶质瘤 MRI 平扫及 MRS 改变,考虑胶质瘤,需结合临床表现。

任务5　神经成像处理

一、任务案例

(一) 基本信息

姓名:李×× ;性别:男;年龄:27 岁;民族:汉;职业:工人;婚姻状况:已婚;住址:山东省济南市。

(二) 临床信息

1. 就诊信息　入院时间:2019 年 3 月 25 日;就诊科室:手足外科一室;主治医生:官××。

2. 临床信息

(1)主诉:发现左锁骨上肿瘤 2 个月余,左上肢酸痛、发胀 3 个月余。

(2)现病史:左锁骨上可触及约 3cm×5cm 椭圆形包块,皮肤表面光滑,质硬,无活动性,叩击肿物及相邻组织时,左上肢放射性麻木感至左手各指指端。左上肢肩外展、外旋力量较对侧正常,手部肌肉无明显萎缩,手部肌肉无明显变化,左手并指对掌功能正常,头向健侧偏,头后仰颈部无异常感觉。

(3)体格检查:T 36.6℃ ,P 80 次 /min,R 20 次 /min,Bp 116/76mmHg。一般情况良好,发育正常,神志清楚,精神可,自动体位,查体合作。全身皮肤、黏膜无黄染、皮疹及出血点。全身浅表淋巴结未及肿大。颈软,气管居中,甲状腺无肿大。胸廓对称、无畸形,无胸壁静脉曲张,双肺呼吸动度一致,语颤对称,叩诊呈清音,双肺呼吸音清,未闻及干湿啰音。心前区无隆起,心尖搏动无弥散,触诊无震颤,心界不大,心率 80 次 /min,律齐,各瓣膜听诊区未闻及病理性杂音。脊柱生理弯曲正常,椎旁无叩击痛。肛门及外生殖器未查。生理反射存在,病理反射未引出。双侧膝反射、跟腱反射正常,巴宾斯基征阴性,克尼格征阴性。

(4)既往病史:既往体健。

(三) 检查信息

1. 检查项目　臂丛神经 MRI+ 增强扫描。

2. 序列参数　3D_STIR_TSE 序列。TR:3 600ms;TI:230ms;TE:249ms;体素:1.2mm×1.2mm×1.2mm;NSA:2 ;FOV:340mm×420mm;slices:72 ;Fat Suppression(脂肪抑制方式):SPIR;strength(脂肪抑制强度):strong。

3. 序列图像　依据磁共振臂丛神经检查技术规范,患者取仰卧位,人体正中矢状面与床面长轴中线一致,使用颅颈部线圈以及加盖体部线圈。序列设置为冠状位,包括全臂丛神经走行区域(图 2-4-49)。

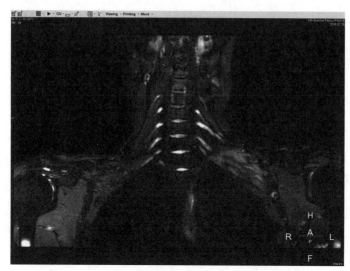

图 2-4-49　3D_STIR_TSE 序列臂丛神经原始图像

二、任务分析

(一)图像质量分析

臂丛神经成像原始序列,因臂丛神经与周围软组织及肿物的交叠,细节显示较差,无法清晰显示臂丛神经与肿物位置关系,从而无法判断臂丛神经的损伤程度。

(二)图像处理方法

1. **对比度调节**　通过调节窗宽、窗位来获得更好的观察效果,使病变与臂丛神经形成良好的对比度。

2. **最大密度投影(MIP)**　指对容积数据中的数据,以视线方向作为投影线,把该投影线上遇到的最大像素值投影到与视线垂直的平面上,把全部投影数据通过计算机重组处理形成 MIP 图像。利用该技术可将周围软组织、骨组织等影像剔除,只显示臂丛神经的影像,便于观察诊断。

3. **多平面重组(MPR)**　多平面重组是指利用原始断面图像的三维容积数据在任意平面上重组二维图像,利用该技术可以沿病变部位与神经走行方向重建,更好地观察两者间的位置关系及显示神经被侵犯程度。

(三)磁共振周围神经成像的临床应用

1. **按检查部位**　应用领域包括:

(1)脑神经:嗅神经(Ⅰ)、视神经(Ⅱ)、动眼神经(Ⅲ)、滑车神经(Ⅳ)、三叉神经(Ⅴ)、展神经(Ⅵ)、面神经(Ⅶ)、前庭蜗神经(Ⅷ)、舌咽神经(Ⅸ)、迷走神经(Ⅹ)、副神经(Ⅺ)、舌下神经(Ⅻ)。

(2)脊神经:臂丛神经、腰骶丛神经。

(3)四肢神经:桡神经、尺神经等。

2. **按检查目的**　应用范围包括肿瘤性病变、炎症性病变、外伤性病变、放射性损伤等。

（四）周围神经成像注意事项

根据临床应用目的和方法特点的不同,在进行神经成像后处理过程中,影像技师应首先根据诊断的需求选择相应的处理方法,调节合适的对比度以更好地显示神经与病变部位。其次,根据图像显示效果和感兴趣区域的不同,影像技师进一步对图像重建,更好地显示神经与病变部位的空间关系,从而判断损伤程度。

三、任务操作

（一）多平面重组

选择"3D_STIR_TSE 序列",进入"Volume View"图像处理界面（图 2-4-50）。

1. Orientation 项目中的 Sagittal 重建出矢状位,Coronal 重建出冠状位,Transverse 重建出横轴位。

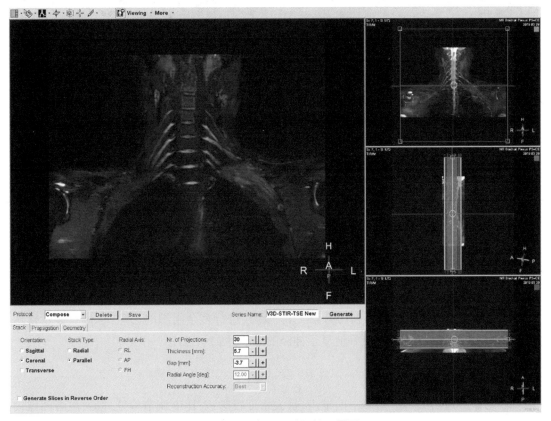

图 2-4-50　多平面重组处理界面

2. Stack Type 中"Parallel"代表重建为平面重建,MPR 多用此法进行重建,"Radial"代表重建为旋转重建,分别可以以左右方向（RL）、前后方向（AP）、上下方向（FH）为轴进行旋转重建,MIP 多用此法进行重建生成图像。"Nr.Of Projection"代表重建的层数,"Thickness"代表重建层厚,"Gap"代表重建间隔,"Generate"可将重建好的图像生成为新的序列。

根据目标区域范围设置重建层数、层厚、间隔等参数,依经验可将间隔设置为负数值,层厚设置为正数值,使两者的和为 2 左右效果较好。例如层厚选择 10,间隔选择 8。还可以沿病变及神经区域转动重建层面以更好显示臂丛神经与病变的细节(图 2-4-51)。

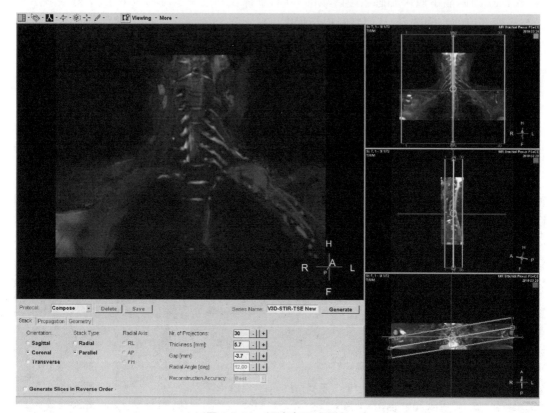

图 2-4-51　沿病变区域重建

完成参数设置及沿病变神经旋转后,点击"Generate"生成处理结果(图 2-4-52)。

(二) 最大密度投影

点击最大密度投影"　",利用剪切工具"　"进行多余组织的去除,尽量只显示臂丛神经的影像。调节对比度,以更好地显示神经的细节(图 2-4-53)。

四、任务评价

1. **影像处理结果**　根据多平面重组、最大密度投影、对比度调节等处理后,患者图像较处理前神经与病变细节显示得更清晰,位置毗邻关系明确,为临床诊断及治疗提供了准确的影像支持。

诊断结果:左侧颈根部、锁骨上区占位性病变,病灶累及左侧斜角肌,包绕臂丛神经,并沿斜角肌间隙、臂丛神经($C_6\sim C_7$ 间隙)向上达椎旁神经节;向远端达腋窝水平;病灶包绕锁骨下动脉、腋动脉。

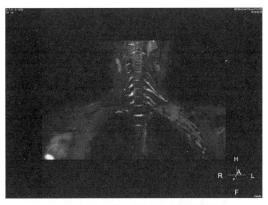

图 2-4-52　多平面重组处理结果

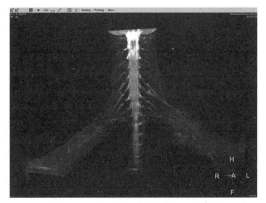

图 2-4-53　最大密度投影处理结果

2. 处理技术标准　磁共振神经成像技术的目的是更好地显示神经与周围组织及病变部位的关系,突出显示神经的成像,因此必须结合临床诊断的实际需要。例如,针对颅内神经、脊神经、四肢神经等不同部位有相应的序列及处理方法:对于病变性质的不同如肿瘤性病变、炎症性病变、外伤性病变、放射性损伤等有相应的观察处理侧重点,需结合患者的临床症状及诊断需要,选择合适的成像技术及处理方法,以突出神经与病变部位的显示为处理技术标准。

(1)颅内神经运用多平面重组技术,按相应神经的走向进行重建,重点显示神经与周围血管、组织的关系,以判断神经是否受损或是否有周围压迫情况。

(2)臂丛神经扫描范围:上下包括 C_4 椎体上缘至 T_2 椎体下缘水平,前后包括椎体前缘和椎管后缘,双侧包括肩关节。对于臂丛神经节前神经根的观察,采用轴位扫描较为理想,对于节后神经部分采用冠状位扫描较好。

(3)腰骶丛神经的扫描:垂直冠状位与水平轴位是其常规成像方法,运用多平面重组技术,可进行任意方向的重建,明显提高腰骶丛神经显示效果。重建时还可延神经走行重建,重点显示神经与周围组织及肿瘤、损伤的位置关系。

3. 相关案例分析　刘 × × ,女,62 岁。临床症状:因"双足麻木、疼痛10个月余"入院。医生申请腰骶丛神经磁共振检查,患者影像处理后结果见图 2-4-54,图 2-4-55。

任务评价:所示腰段脊髓走行及形态可,S_2 椎体水平骶管内见囊状的长 T_2 信号,S_2 双侧神经根与骶管囊肿分界不清,局部受压;双侧腰骶丛神经末端形态及信号未见明显异常。

诊断结果:骶管囊肿,双侧 S_2 神经根受压。

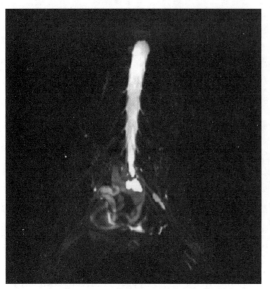

图 2-4-54 腰骶丛神经后处理图像

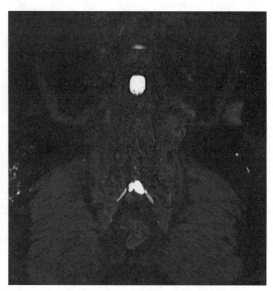

图 2-4-55 腰骶丛神经薄层图像

任务 6 灌注成像处理

一、任务案例

(一)基本信息

姓名:周××;性别:男;年龄:61 岁;民族:汉;职业:退休人员;婚姻状况:已婚;住址:吉林省长春市。

(二)临床信息

1. 就诊信息 入院时间:2019 年 5 月 30 日;就诊科室:神经内科;主治医生:赵××。

2. 临床信息

(1)主诉:左下肢沉重感 7h。

(2)现病史:患者于入院前 7h 无明显诱因出现左侧不适感,表现为左下肢沉重感,尚能行走,就诊于当地医院,行颅脑 MRI,结果显示脑梗死,未治疗,症状持续不缓解,为求进一步诊治,转院就诊,急诊以脑梗死收入院。病程中患者无饮水呛咳、吞咽困难、咳嗽、咳痰,无头痛、视物双影、耳鸣、听力下降,无意识障碍、抽搐发作。自发病以来,患者饮食、睡眠尚可,大小便正常,体重未见明显增减。

(3)体格检查:T 36.7℃,脉搏:64 次/min,呼吸:18 次/min,血压:127/82mmHg。一般情况良好,发育正常,神志清楚,精神可,自动体位,查体合作。全身皮肤黏膜无黄染、皮疹及出血点。全身浅表淋巴结未触及肿大。颈软,气管居中,甲状腺无肿大。胸廓对称、无畸形,无胸壁静脉曲张,双肺呼吸动度一致,语颤对称,叩诊呈清音,双肺呼吸音清,未闻及干湿啰音。心前区无隆起,心尖搏动无弥散,触诊无震颤,心界不大,心率 64 次/min,律齐,各瓣膜听诊区未闻及病理性杂音。脊柱生理弯曲正常,椎旁无叩击痛。肛门及外生殖器未查。生理反射存在,病理反射未引出。双侧膝反射、跟腱反射正常,巴宾斯基征阴性,克尼格征阴性。

(4)既往病史:平素健康状况异常,3 个月前曾患脑梗死,未遗留后遗症。

(三)检查信息

1. 检查项目　磁共振颅脑 MRI 灌注加权成像(perfusion weighted imaging,PWI)检查。

2. 序列参数　ep2d_perf_p2_basic 序列,FOV:230mm × 100%,Slices:19,Slice thickness:5mm,TR:1 400ms,TE:30ms,Measurements:60,EPI factor:128,Dist.factor:30%。

3. PWI 原理及相关注意事项　PWI 按示踪剂的来源分为内源性灌注加权成像(也叫动脉自旋标记 ASL)和动态磁敏感对比(DSC)两类,DSC 采用 GRE-EPI T2* 序列,采集高浓度对比剂首过灌注导致的信号减低,用于反映脑血流灌注情况,其技术成熟,空间分辨率高,临床应用广泛;ASL(动脉自旋标记),则不需要使用外源性对比剂,无创,利用自身血液标记前后扫描对比,空间分辨率相对较低,是当前临床研究热点。

PWI 检查过程中,进行定位操作后,连接高压针筒及设置造影剂 GDPA:注射剂量0.2mmol/kg;注射速率 4~5ml/s;并等速等量注射生理盐水(Nacl),嘱患者保持不动并启动灌注增强扫描序列,在序列扫描 5 期以后启动高压注射器注射造影剂并持续扫描直至 60 期扫描结束。

4. 序列图像　依据磁共振 PWI 检查技术规范,患者取仰卧位,人体正中矢状面与床面长轴中线一致,使用头线圈或头颈联合线圈。同时,参照颅脑常规扫描的定位方法(图 2-4-56)。

二、任务分析

(一)图像质量分析

PWI 用来反映组织的微血管分布和血流灌注情况,灌注成像原始序列无法清晰显示血流动力学方面的信息,必须通过重建才能获得相关信息辅助临床诊断。

(二)磁共振灌注成像的临床应用

MTT:平均通过时间;TTP:峰值时间;relCBF:相对脑血流量;relCBV:相对脑血容量。

1. 联合 DWI 检查,进行急性期脑梗死的诊断及临床治疗指导。

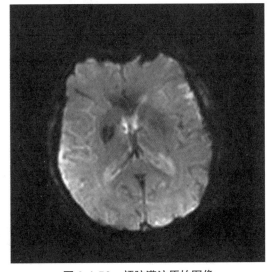

图 2-4-56　颅脑灌注原始图像

(1)PWI 显示灌注异常的区域明显大于DWI 显示的异常区域:DWI 异常区域代表梗死核心区,而 PWI 异常的区域包括梗死核心区、缺血半影区(ischemic penumbra,IP)和贫血区,PWI 和 DWI 的不匹配可能包含 IP,积极治疗可减少最终梗死范围。

(2)DWI 与 PWI 显示异常范围一致:多为缺乏侧支循环的大面积梗死灶,发病早期即为不可逆性损伤。

（3）DWI异常而PWI不能显示灌注缺损区,或者显示过度灌注区:其最终随访所显示的梗死区域都与DWI显示者大小相仿或较小,可能因血管部分或完全的自发性再通所致,较少见。

2. 短暂性脑缺血发作（TIA）的辅助诊断。

3. 用于脑肿瘤的术前分级、疗效及预后判断;肿瘤边界的确定;肿瘤的复发与放射性坏死的鉴别诊断。

4. 对评价阿尔茨海默病（AD）、多发性硬化（MS）有价值。

三、任务操作

1. 将上述序列所生成的图像传输到Perfusion（MRI）任务卡,并在左上角像格中滚动浏览图像,找出合适的基本图像用于定位AIF ROI,一般脑梗死在梗死灶对侧皮质区及脑沟裂附近,脑肿瘤在肿瘤邻近正常脑组织（图2-4-57,图2-4-58）。

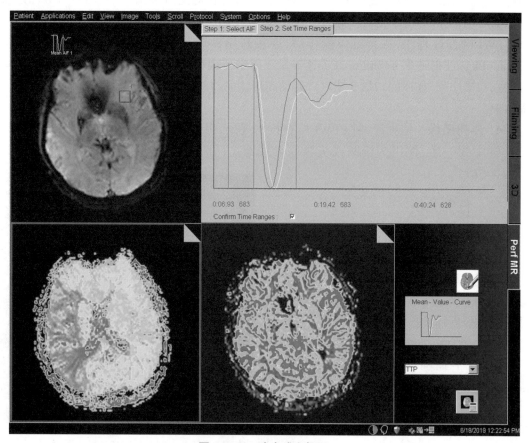

图 2-4-57　确定感兴趣区

2. 对于AIF ROI内的所有像素,控制区会显示AIF子任务卡上的各个像素平均AIF曲线及该层面平均AIF曲线。它指示了用户所选AIF曲线的算术平均值。在用户所选AIF均值曲线上移动蓝色线条,分别标记灌注起始、结束等线。一般起始线放于第5期,即第5个点,第二条放置于V形线起始处,第三条放于V形线结束处。

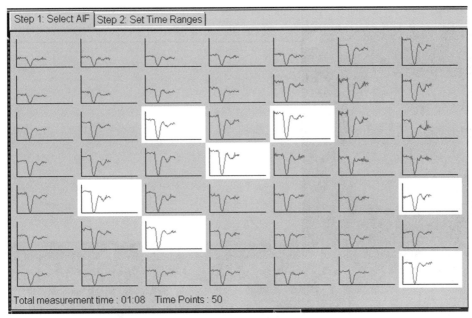

图 2-4-58 确定 AIF(动脉输入函数)

3. 选择 "Confirm Time Ranges" 并点击 "⬛" 开始参数图计算。

4. 经计算机后台计算,可得到用户所希望获得的相关参数图。在数据库列表内可直接生成相关参数图序列,也可另存为彩色参数图(图 2-4-59,图 2-4-60)。

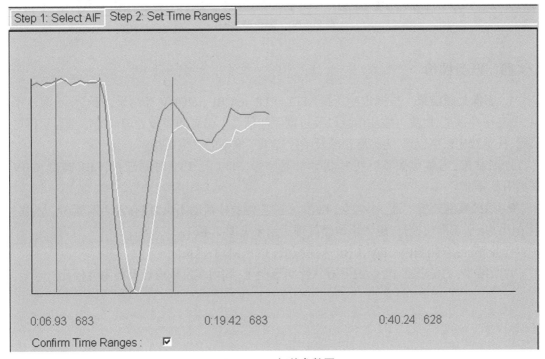

图 2-4-59 相关参数图

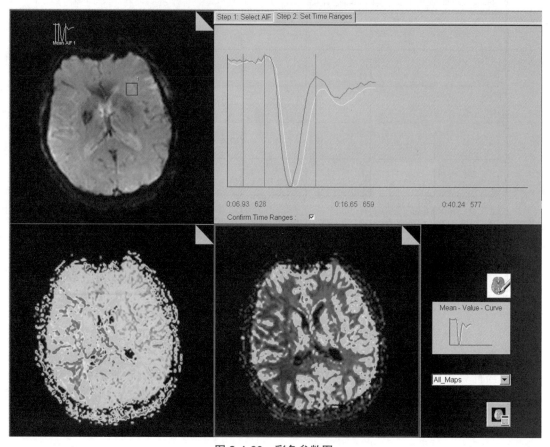

图 2-4-60　彩色参数图

四、任务评价

1. **影像处理结果**　根据重建所得 MTT、TTP、relCBF、relCBV 等结果,能够显示灌注不足、侧支循环信息、血流再灌注信息以及过度灌注信息。患者图像较处理前的信息显示得更明确,各参数比较更直观,为临床诊断及治疗提供了准确的影像支持。

诊断结果:右侧额颞顶叶见片状异常灌注影,MTT 及 TTP 时间延长,CBF 减低,CBV 未见明显异常。

2. **相关案例分析**　张 × ×,女,48 岁,因"左侧肢体活动不灵,伴有言语笨拙 3h"入院,申请磁共振头部灌注检查,患者影像经处理后结果见图 2-4-61。

任务评价:双侧脑内 CBV、CBF 未见减低,TTP、MTT 延长。

诊断结果:右侧基底节区、放射冠急性期脑梗死;脑内多发缺血灶及腔隙性梗死。

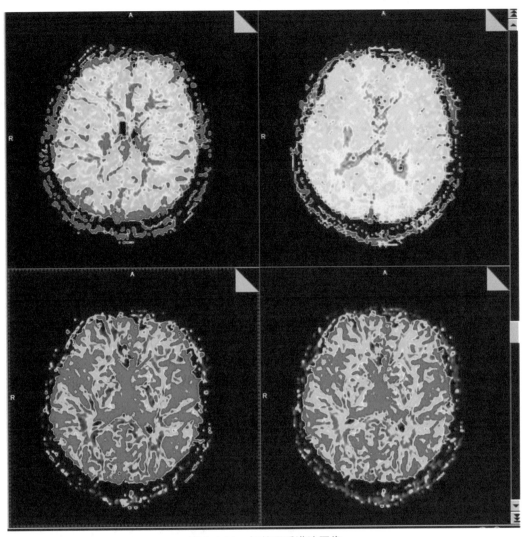

图 2-4-61 经处理后灌注图像

任务 7 流量分析成像处理

一、任务案例

(一) 基本信息

姓名:孟 ××;性别:女;年龄:38 岁;民族:汉;职业:工人;婚姻状况:已婚;住址:山东省济南市。

(二) 临床信息

1. 就诊信息 入院时间:2018 年 12 月 23 日;就诊科室:神经内科;主治医生:孙 ××。

2. 临床信息

（1）主诉：头痛 2 个月余。

（2）现病史：发病后口服药物治疗（具体不详），患者头痛无明显减轻。半个月前患者就诊于济南市 ×× 医院，诊为"鼻炎、鼻中隔偏曲"，给予鼻中隔偏曲矫正手术，术后患者头痛加重，性质同前，伴头晕，头晕非旋转性，伴恶心、呕吐，呕吐物为胃内容物，无发热，无其他不适，给予清理鼻腔后可缓解，后仍有反复头痛，药物治疗后（具体不详）效果欠佳。行颅脑 MRI，结果显示脑 MRI 未见明显异常，鼻窦炎，右侧横窦、乙状窦发育差。临床诊断为头痛、颅内高压，怀疑静脉窦血栓。

（3）体格检查：神志清楚，精神可，查体合作，双肺呼吸音清，未闻及干湿性啰音，心律齐，心脏听诊无阳性发现，腹软，无压痛、反跳痛。神经系统查体：言语清晰，双瞳孔等大、等圆，直径 3mm，对光反射灵敏，双眼球各方向活动灵活，无口角歪斜，伸舌居中。深、浅感觉正常，四肢肌张力正常，四肢腱反射活跃，双侧巴宾斯基征阴性，颈软，克尼格征阴性。

（4）既往病史：既往体健。

（三）检查信息

1. 检查项目　静脉窦高分辨血管壁成像及静脉窦电影流速分析

2. 序列参数　序列 CSF_QF，体素：0.59mm × 0.84mm × 4.0mm，TR：12ms，TE：7.4ms，PC velocity：20cm/s。FOV：150mm × 150mm，NSA：1，cardiac device：PPU（脉搏门控），flip angle：15。

依据流量分析成像检查技术规范，患者取仰卧位，人体正中矢状面与床面长轴中线一致，使用颅脑正交线圈。CSF_QF 序列定位时垂直于病变静脉血管扫描，生成患者原始图像（图 2-4-62~ 图 2-4-64）。

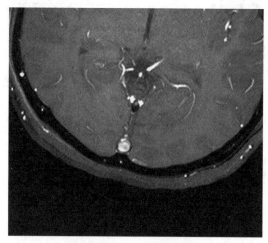

图 2-4-62　FFE/M（解剖图）

图 2-4-63　PCA/M（模数图）

二、任务分析

（一）图像质量分析

生成的原始序列包含 FFE/M（解剖图）、PCA/M（模数图）、PCA/P 图像（相位图）。通过播放功能，只能粗略地观察其流动情况，无法对其进行定量分析，所以需要使用专用软件对原始图像进行后处理,方便临床定量、直观地分析患者情况。

（二）图像处理方法

选择序列,进入 Q_Flow 软件进行图像后处理,生成流速等图表数据及曲线,直观观察液体流动情况。

（三）流量分析成像的临床应用

流量分析成像是一种无创、直观且定量的流量分析方法,临床应用中能清晰显示脑脊液、静脉窦、心脏大血管等部位的液体流动情况,经 MRI Q_Flow 软件后处理,可定量计算、分析流速、流率情况。分析结果包括心脏每搏输出量、前向和逆向血流量、每搏输出距离、平均流速、最大流速、最小流速、峰流速和血管面积。

图 2-4-64 PCA/P 图像（相位图）

（四）流量分析成像注意事项

1. CSF_QF 序列定位时垂直于目标血管或中脑导水管扫描,得到的图像数据更加可靠。

2. 序列流速编码的设置需要视目标区域的流速而定,如果流速编码设置偏差较多则无法生成正确的图像。

3. 兴趣区选取时要选在目标范围内,尽量不要包到目标区域外的组织,这样会影响图像数据。如果选取错误,需要重新选择兴趣区。

三、任务操作

1. **启动 Q_Flow 分析软件** 选择"CSF_QF"序列,点击鼠标右键,弹出下拉菜单,选取"Q_Flow"后处理软件,进入软件界面（图 2-4-65）。

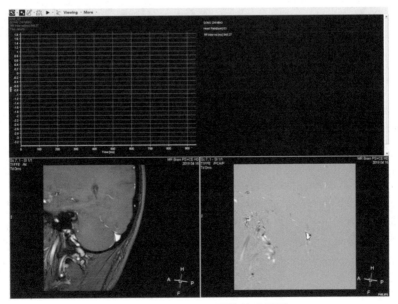

图 2-4-65 Q_Flow 图像处理界面

2. **兴趣区选择** 鼠标左键选择一种兴趣区标记模式（平滑多边形、椭圆形、随意图形等）进行标记。在兴趣区位置点击鼠标右键，选择"Propagate All"（图 2-4-66）进行分析（图 2-4-67）。

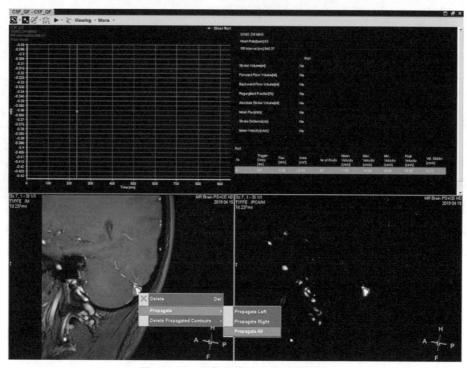

图 2-4-66 兴趣区选取生成曲线数据

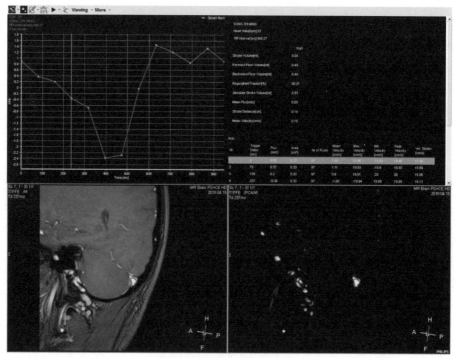

图 2-4-67 生成的分析结果

3. 流动信号伪彩标记　点击"▨"对流动的信号进行伪彩标记,对于判断液体的流动情况及是否反流具有一定的意义(图 2-4-68)。

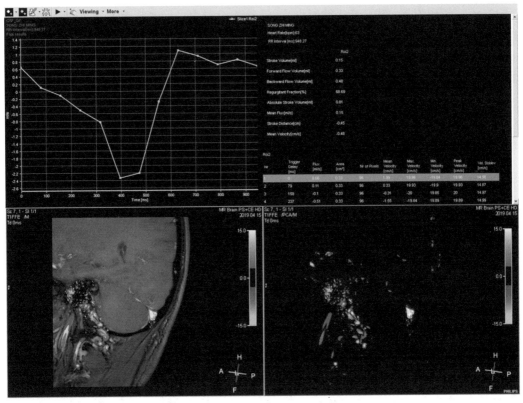

图 2-4-68　流动信号伪彩标记

4. 电影播放　点击播放按钮"▶",可进行序列电影播放功能,下拉箭头可打开播放控制器,调整播放速度或暂停等。还可以在视图窗口点住鼠标左键向左(减慢播放速度)或右(加快播放速度)拖动。

四、任务评价

1. 影像处理结果　根据流量分析成像处理后,患者图像较处理前除可以电影播放动态观察目标血管内血液流动状态外,还可以定量计算和分析流速、流率情况,对患者进行更全面的分析。

诊断结果:左侧乙状窦、左侧横窦、窦汇、直窦、上矢状窦的窦腔增宽,静脉窦脑脊液电影显示:左侧乙状窦、左侧横窦、直窦、上矢状窦的流动信号消失,曲线异常,上矢状窦平均流速 0.05cm/s。结合颅脑高分辨强化序列,符合左侧乙状窦、左侧横窦、直窦、上矢状窦的血栓形成的表现。

2. 处理技术标准　流量分析成像技术的目的除了能清晰显示脑脊液、血管等部位的液体流动情况,还可以定量分析流速情况,因此必须结合临床诊断的实际需要。例如,针对检查部位的不同,液体本身的流动速度差别是较大的,在序列设置时应根据目标区域正常流速范围设置流速编码。根据液体流动的电影播放及分析的流速数据,结合病史作出诊断。

(1)层面选择:脑积水患者,序列选取垂直中脑导水管层面,颅内静脉窦检查,序列选取垂直于目标血管长轴。心脏动脉血管,序列选取垂直于目标血管。

(2)流速编码设置:对于流速编码设置,经验法设置为目标血管流速的120%,如果设置过小,测出的流速方向相反,发生相位卷褶伪影。中脑导水管、静脉窦等部位流速编码可设置为20cm/s。

(3)兴趣区选择:兴趣区不要超过目标血管的管腔,选取的截面积尽量保持一致,便于数据分析与对照。

3. 相关案例分析　孙××,女,72岁。临床症状:患者因双上肢不自主抖动伴双下肢行动不便2年余入院。2019年3月29日颅脑 MRI:幕上及幕下脑室系统均扩大(请结合临床),脑内多发缺血、变性病灶。医生申请脑脊液电影成像流速测定磁共振检查,对比患者影像处理前后结果见图 2-4-69,图 2-4-70。

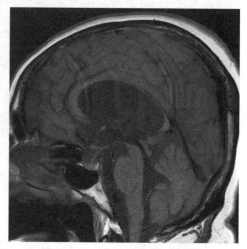

图 2-4-69　中脑导水管层面图像

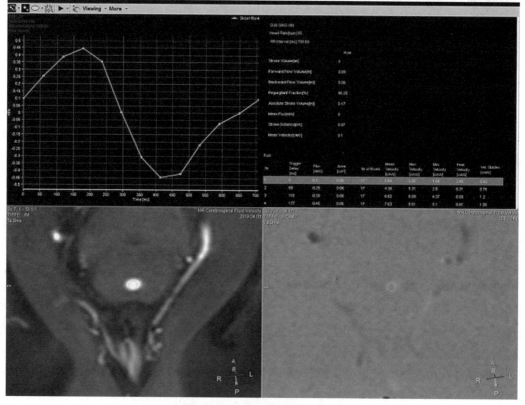

图 2-4-70　流速测定数据分析

任务评价：脑脊液电影成像，相位图可见中脑导水管区脑脊液往复流动形式存在，呈正弦流动曲线；平均流速约 0.1cm/s，收缩期最大流速为 9.37cm/s，舒张期最大流速为 9.81cm/s；反流分数约为 95.25%。

诊断结果：中脑导水管区峰值流速增大，提示交通性脑积水。

任务8　磁敏感加权 SWI 成像处理

一、任务案例

（一）基本信息

姓名：王 ××；性别：男；年龄：58 岁；民族：汉；职业：其他；婚姻状况：已婚；住址：内蒙古自治区兴安盟科尔沁右翼前旗。

（二）临床信息

1. 就诊信息　入院时间：2019 年 2 月 12 日；就诊科室：神经血管病外科；主治医生：李 ××。

2. 临床信息

（1）主诉：因突发口齿不清 2 个月入院。

（2）体格检查：神志清楚，口齿不清，双侧瞳孔等大、等圆，直径 3mm，直接和间接对光反射灵敏。四肢活动自如，肌力 V 级，肌张力正常，全身深、浅感觉检查无异常。双侧深、浅反射正常存在，双侧病理反射未引出。无颈项强直，克尼格征阴性。心肺腹查体未见异常。

（3）辅助检查

1）头 MRI（自带）：脑干前方异常信号，考虑动脉瘤可能。双侧多发腔隙性脑梗死。

2）头 CTA（自带）：双侧椎动脉 V_4 段可见异常改变，考虑夹层动脉瘤可能。

（4）既往病史：平素健康状况异常，高血压病史 6 个月，最高可达 160/100mmHg，具体控制不详。2018 年 8 月出现头晕，保守治疗后好转。

（三）检查信息

1. 检查项目　磁共振 SWI 检查

2. 序列参数　SWI 序列，FOV：230mm*100%，FOV phase：75%，Slice thickness：1.20mm，Base resolution：320，Phase resolution：92%，Slice resolution：100%，TR：1 400ms，TE：30ms，Measurements：60，EPI factor：128，Dist.factor：20%。

SWI 是一般在常规颅脑扫描基础上增加检查内容，可选择 1.6mm 层厚或 2mm 层厚的 3D SWI 序列，若无以上序列可以使用 fl2d_hemo 2D 序列或 3D medic 序列，扫描得到 T_2^* 对比的图像。此外，SWI 检查对出血也比较敏感。

3. SWI 原理及相关注意事项

（1）磁敏感加权成像（susceptibility weighted imaging，SWI）是一种组织高分辨率的 T_2^* 三维梯度成像技术，重点探查血液代谢所产生的具有顺磁性的物质在图像上的表现，在临床诊断中运用了后处理方法来呈现磁共振成像中的相位成像（phase imaging）信息，因此可以非常敏感地发现静脉血管内的脱氧血液（deoxygenated blood）以及血管外脱氧的血液代谢物,组织间的磁敏感性的差异不同于常规的依赖质子密度的 MRI 幅度成像(magnitude imaging),如 T_1 加权、T_2 加权等,是 SWI 成像的关键因素。SWI 成像的表现方式是与周围组织相比拥有不同磁敏感性的物质将失去相位,因此 SWI 图像的组成有相位信息的参与。在临床诊断中所用的 SWI 包括了相位图像(phase imaging)和幅度图像,两者可以分别进行分析,也可以经后处理进行图像融合产生可观性较强的 SWI 图像。

(2)注意事项

1)投射或导弹效应:是指铁磁性物体靠近磁体时,因受磁场吸引而获得很快的速度向磁体方向飞行。可对患者和工作人员造成灾难性甚至致命性伤害。因此应禁止将铁磁性氧气活塞、推车、担架、剪刀、镊子等非 MRI 兼容性急救设备、监护仪器、呼吸器以及钥匙、硬币、发夹、手机、手表等金属物体带入扫描室内。

2)对 MRI 检查的安全性,操作者一定要引起重视。检查前必须详细询问,弄清楚是否在禁忌范围,以及禁止将金属物品带入扫描室,以确保患者的人身安全及图像的质量保证。

4. 序列图像　依据磁共振 SWI 检查技术规范,患者仰卧位,人体正中矢状面与床面长轴中线一致,使用头线圈或头颈联合线圈。参照扫描定位方法(图 2-4-71)和图像结果(图 2-4-72)。

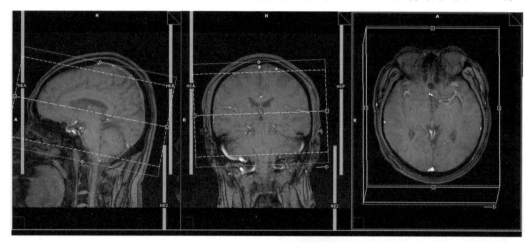

图 2-4-71　SWI 扫描定位图

二、任务分析

(一)图像质量分析

以往普通的头部及血管检查只能观察明显大血管的出血或畸形等病变,不能完全显示小血管特别是小静脉,由于 SWI 对顺磁性成分如去氧血红蛋白等十分敏感,因此其对于小静脉的显示有非常大的优势。目前临床上主要应用于中枢神经系统,包括脑创伤、血管畸形尤其是小血管及静脉畸形、脑血管病、退行性神经变性病以及脑肿瘤等疾病的检查和血管评价。SWI 原始图

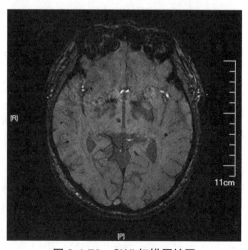

图 2-4-72　SWI 扫描原始图

像未经校正,图像显示不够清晰,不易观察静脉血管,未经计算的图像信息对发现磁敏感性代谢物质不敏感。

（二）磁敏感加权成像的临床应用

1. **血管畸形**　对于一些拥有低流速的血管畸形,SWI 显示具有非常大的优势,如静脉血管瘤、海绵状血管瘤和毛细血管扩张症(图 2-4-73)。

2. **脑血管病**　对于出血性病变所致或凝血障碍所致的颅内出血

3. **脑肿瘤**　对于肿瘤并发的出血、钙化,以及一些肿瘤的新生血管,这些极有可能会被常规成像所遗漏,而 SWI 用于肿瘤扫描,可以清晰显示肿瘤内部的血液代谢产物,特别是出血及钙化。

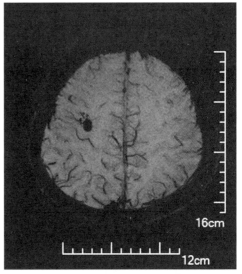

图 2-4-73　SWI 显示畸形静脉

4. **创伤**　对于创伤性脑损害(traumatic brain injury,TBI),特别对于创伤导致的深部小出血,如弥漫性轴索损伤(diffuse axonal injury, DAI),由剪切力引起的脑白质弥漫性损伤,通常伴有多发小出血灶,SWI 能明确显示出血灶的大小、位置及数目(图 2-4-74、图 2-4-75),这些都是常规 MRI 或 CT 做不到的,对于病情与预后的评估极其有价值。

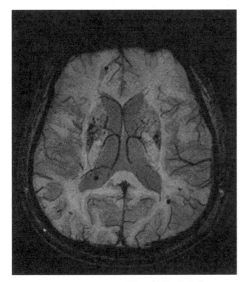

图 2-4-74　SWI 显示创伤后改变

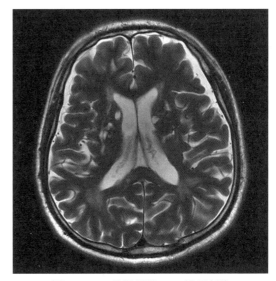

图 2-4-75　普通颅脑 MRI 显示创伤

5. **发现铁沉积和钙化**　不论顺磁或逆磁性效应,只要改变局部磁场均匀性,就会造成失相位。因此,SWI 对于发现和显示顺磁性铁沉积与逆磁性钙化也相当敏感。铁元素是人体中合成血红蛋白与 ATP 的重要物质。在神经系统中,铁的失调会导致氧自由基的累积和神经元的凋亡。帕金森病、阿尔茨海默病、亨廷顿病、苍白球黑质红核色素变性、多发性硬化都具有异常铁质沉积的共性。因此,SWI 可发现黑质、苍白球、丘脑、皮质等处的铁沉积,提供了一种用来提示疾病存在的依据。脑内钙化灶同样在一些疾病诊断中有重要作用。基底核钙化症、甲状旁腺功能低下、结节性硬化、少突胶质细胞瘤都具有钙质沉积的共性。钙的相位与出血或静脉的相位相反。在 SWI 相位图上,肿瘤区内的亮点认为是静脉,与此相反,相位图上的低信号则认为是钙化。有的厂家钙化在相位图像显示高信号,运用下面的操作可以和其他厂家保持一致。"Viewing"界面选择菜单栏"Image",选择图像"Invert"操作后,可以使用右手定则顺磁性的铁就是黑色(图 2-4-76,图 2-4-77),钙化是白色。

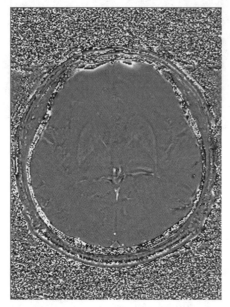

图 2-4-76　SWI 相位图显示出血

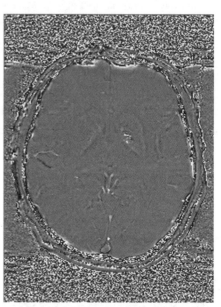

图 2-4-77　SWI 相位图显示钙化

表 2-4-1　动脉、静脉、钙化、出血、含铁沉积在 SWI 图及相位图(反转后)上的信号表现

	动脉	静脉	钙化	出血	含铁沉积
SWI	高信号	低信号	低信号	低信号	低信号
相位图(反转后)	高信号	低信号	高信号	高低混杂信号	低信号

三、任务操作

经定位扫描以后,SWI 序列会生成 4 组不同的序列(图 2-4-78~图 2-4-81):

1. **强度图**　与普通 MRI 生成的图像一样,与校正的相位信息共同计算出 SWI 图。

2. **相位图**　经校正以后的相位图像。

3. **MinIP 图**　对 SWI 图进行 MinIP,利于观察静脉血管。

4. **SWI 图**　强度信息与相位信息计算后得到的,能更敏感地发现磁敏感性代谢物质。

注意事项:SWI 默认序列扫描出来之后没有相位图,需要在扫描前在 SW 参数项 contrast> dynamic reconstruction 选项卡里面把 magnitude 选成 magnitude/phase。相位图就会自动生成。

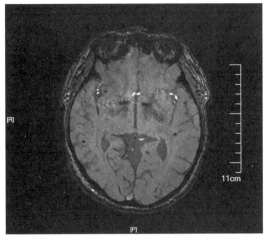

图 2-4-78　幅度图

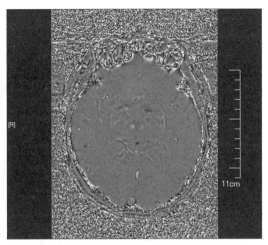

图 2-4-79　相位图

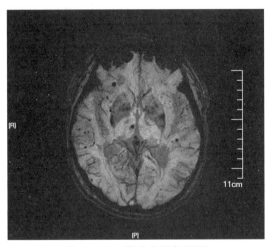

图 2-4-80　最小信号投影图

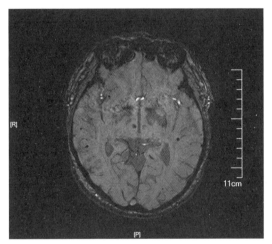

图 2-4-81　原始图

四、任务评价

1. 影像处理结果　根据重建所得相位图、幅度图、最小信号投影图、SWI 图,对静脉血管的观察更加清晰,尤其是对磁敏感性代谢显示更加敏感,患者图像较处理前的信息显示得更明确,尤其对于血管畸形、微出血、钙沉积及含铁血黄素沉着等优势明显,为临床诊断及治疗提供了准确的影像支持。

诊断结果:双侧椎动脉末端至汇合处改变,脑内多发微出血灶或含铁血黄素沉着。

2. 相关案例分析　薛 ××,男,53 岁,因“突发命名不能 2d”入院,申请磁共振头部 SWI 检查,对比患者影像处理前后结果见图 2-4-82 和图 2-4-83。

任务评价:左侧颞顶叶、基底节区、右侧额叶见片状稍高及低信号影,脑室不大,中线结构居中。

诊断结果:脑内多发异常信号,考虑血管畸形合并含铁血黄素沉着可能性大,请结合 MRI 平扫结果。

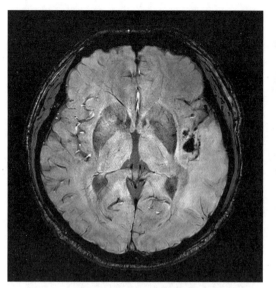

图 2-4-82　SWI 原始图

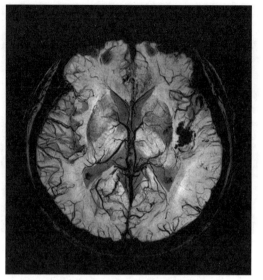

图 2-4-83　SWI 处理后的图像

PPT：MRI 影像
处理

扫一扫,测一测

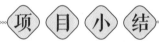

项 目 小 结

　　本项目以案例的模式介绍了磁共振图像的常用的处理方法,通过临床案例分析,从原理讲解到实际后处理操作步骤、后处理软件使用等,展示了临床应用中磁共振图像一系列应用及问题解决方法。本项目具体包括血管成像处理、水成像处理、弥散成像处理、波谱分析成像处理、神经成像处理、灌注成像处理、流量分析成像处理、磁敏感加权 SWI 成像处理等。

　　通过学习学生应熟练掌握磁共振图像的基本处理、血管成像处理、水成像处理、弥散成像处理、波谱分析成像处理、神经成像处理、灌注成像处理、流量分析成像处理、磁敏感加权 SWI 成像处理的操作进程及临床应用;学会磁共振图像的质量评估、基本诊断方法及各处理方法的特点与优势。

　　希望同学们学会各种 MRI 图像处理方法以便得到更准确、更清晰的影像信息,提高图像的精确性从而有利于诊断,并为今后更好地胜任临床工作打下基础。

思考题

1. 简述 MRI 血管成像后处理的方法及其原理。
2. 简述 MRI 血管成像 3DMIP 处理步骤。
3. 简述水成像后处理的方法及其原理。
4. 简述 MRI 水成像包括哪些检查?
5. 什么是磁共振弥散加权成像?
6. 简述波谱分析的临床应用。
7. 简述磁共振波谱技术的原理。
8. 简述波谱分析后处理技术的应用标准。
9. 简述臂丛神经磁共振的后处理方法。
10. 简述周围神经成像的临床应用。
11. 简述周围神经成像技术处理标准。
12. 简述流量分析成像的临床应用。
13. 简述流量分析成像后处理技术。
14. 简述磁敏感加权成像的临床应用。

(李苗苗　王　哲　杨钱龙　王　卓　吴振暄　尹红霞)

参考文献

[1] 包志华,汤乐民.医学图像处理、存档与通信[M].3版.北京:科学出版社,2013.

[2] 付海鸿,胡军武.医学影像信息学[M].北京:人民卫生出版社,2016.

[3] 李萌,樊先茂.医学影像检查技术[M].3版.北京:人民卫生出版社,2014.

[4] 李月卿.医学影像成像理论[M].2版.北京:人民卫生出版社,2010.

[5] 秦维昌,刘传亚.X线摄影曝光参数[M].北京:人民卫生出版社,2014.

[6] 杨德武,蔡惠芳.医学影像信息技术[M].北京:科学出版社,2017.

[7] 杨正汉,冯逢,王霄英.磁共振成像技术指南[M].北京:人民军医出版社,2010.

[8] 俞承杭.信息安全技术[M].2版.北京:科学出版社,2014.

[9] 余建明.实用医学影像技术[M].北京:人民卫生出版社,2015.

[10] 于兹喜.医学影像检查技术学[M].2版.北京:人民卫生出版社,2010.

[11] 张晓康,张卫萍.医学影像成像原理[M].3版.北京:人民卫生出版社,2015.